健康中国2030
——家庭养生保健丛书——

普及健康生活，提高全民健康素养

图解 儿童经络按摩刮痧全集

钱丽旗◎主编

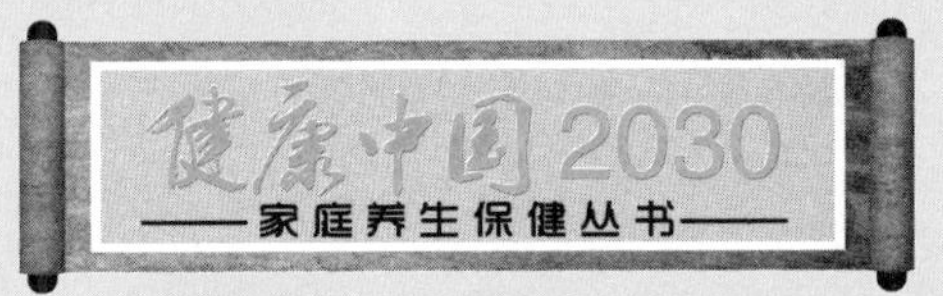

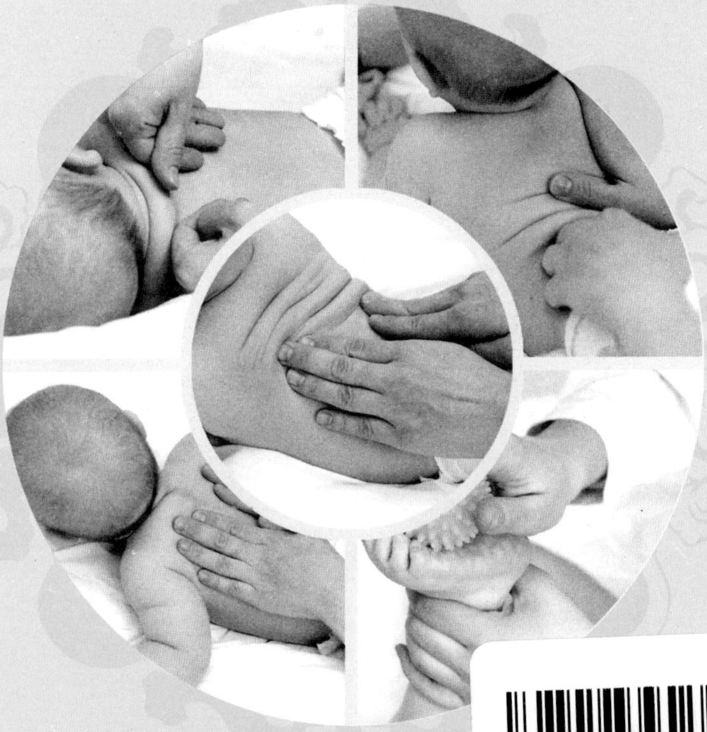

中国人口出版社
China Population Publishing House
全国百佳出版单位

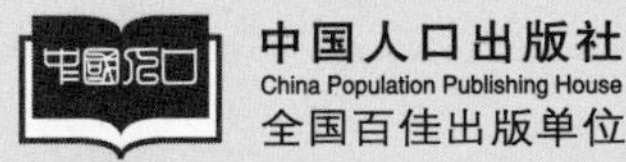

图书在版编目（CIP）数据

图解儿童经络按摩刮痧全集 / 钱丽旗主编. -- 北京：中国人口出版社, 2018.4

（健康中国2030家庭养生保健丛书）

ISBN 978-7-5101-4772-2

Ⅰ.①图… Ⅱ.①钱… Ⅲ.①儿童—经络—按摩疗法（中医）-图解 ② 儿童-经络-刮搓疗法-图解 Ⅳ.①R244-64

中国版本图书馆CIP数据核字(2017)第005311号

图解儿童经络按摩刮痧全集

钱丽旗　主编

出版发行　中国人口出版社
印　　刷　天津泰宇印务有限公司
开　　本　787mm×1092mm　1/16
印　　张　16
字　　数　240千字
版　　次　2018年4月第1版
印　　次　2018年4月第1次印刷
书　　号　ISBN 978-7-5101-4772-2
定　　价　48.00元

社　　长　邱立
网　　址　www. rkcbs. net
电子信箱　rkcbs@126.com
总编室电话　(010)83519392
发行部电话　(010)83530809
传　　真　(010)83518190
地　　址　北京市西城区广安门南街80号中加大厦
邮政编码　100054

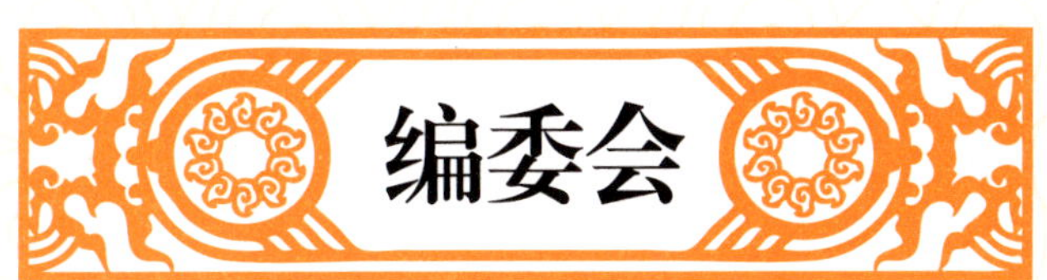
编委会

序言

健康，是每个国民的立身之本，也是一个国家的立国之基。健康，是民族昌盛和国家富强的重要标志，也是广大人民群众的共同追求。“没有全民健康，就没有全面小康。我们把健康列为小康的组成部分，更能体现出我们社会的文明进步。”“把人民健康放在优先发展战略地位。”当前，我国进入全面建成小康社会决胜阶段，随着经济社会的不断发展，科学技术的不断进步，人们的生活水平不断提高的同时，种种不良的生活方式也使人们越来越多地遭受到疾病的困扰。因此“要倡导健康文明的生活方式，树立大卫生、大健康的理念，把以治病为中心转变为以人民健康为中心，建立健全健康教育体系，提升全民健康素养，推动全民健身和全民健康深度融合。”我们编撰《健康中国2030家庭保健养生丛书》就是基于大健康，大卫生的理念，依据中医养生的核心——“以人为本，以和为贵”，调理身体气机的中心思想，将养生保健的科学生活习惯融入到日常的生活中。

中国的养生文化，已经流传了几千年，备受人们热捧。三千多年前我们祖先就已经广泛运用艾灸疗法来养生、防病治病。近年来，人们开始关注养生文化，养生保健种类日益丰富，可以说，“养生”理念已逐渐融入人们的日常生活中。

基于养生保健思想的日益普及，我们编写了这套养生系列丛书，其中包含20本分册，分为五个类型，分别为防治病、养生经、自疗、三分钟疗法类，传统疗法类。其中，防治病包括《图解—刮痧防治病》，《图解—艾灸防治病》，《图解—拔罐防治病》，《图解—推拿防治病》；养生经包括《图解—黄帝内经体质养生》，《图解—本草纲目对症养生》；自疗类包括《图解—颈椎病自疗》，《图解—腰椎病自疗》，《图解—常见病自查自疗》；三分钟疗法类包括《图解—三分钟足疗》，《图解—三分钟手疗》，《图解—三分钟面诊》；传统疗法类包括《图解—人体经络》，《图解—百病从腿养》，《图解—小疗法大健康》，《图解—儿童经络按摩刮痧全集》，《图解—对症按摩》，《图解—小穴位》，《图解—手足对症按摩》，《图解—特效指压疗法》。

这套丛书从各个方面为大家介绍了日常养生的相关内容，语言浅显易懂，将复杂的医学知识用平实通俗的语言表达出来，方便读者理解。同时本书采用图解形式，配了大量插图，帮助认识各个疾病以及穴位的特点、疗法功效。读完本套丛书，你便能掌握一些基本养生知识和常用对症治病的疗法，并灵活加以应用。

本套丛书的编写团队由多家三甲医院的权威中医专家组成，包括解放军总医院第一附属医院钱丽旗主任，中国中医科学院广安门医院倪青教授，解放军总医院窦永起教授，空军总医院马建伟教授，海军总医院李秀玉教授，北京崔月犁传统医学研究中心冯建春教授，武警总医院许建阳教授，中国中西医结合杂志社王卫霞副编审，国家食品药品监督管理局马秀璟教授，中日友好医院夏仲元教授等多位军内外知名学者，汇集了军队、地方最优质的医疗学术资源，着力打造健康类图书精品，是在军队改革新形势下军民融合、资源共享、造福人民的新创举，期冀这一系列丛书为百姓带来真正的健康福音，为健康中国建设添砖加瓦。

当然，书中难免有所纰漏，也望广大读者批评指正。

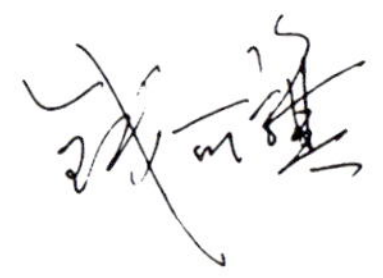

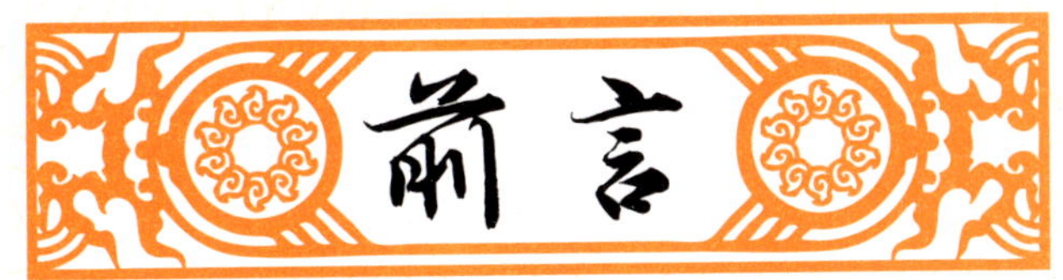

在每个人的体内，都拥有一个强大的自我调节系统，它就是隐藏在我们身体深处拥有无数穴位的经络，它具有“行血气、营阴阳、决死生、处百病”的重大作用。经络将人体内部的各个脏腑器官联系成一个有机整体，保证全身的气血的充足供应，抗御病邪和保护机体，从而成为我们完善健康、对抗疾病的强有力武器。

然而，与成年人的身体状况不同，小儿的生长发育有着自己独有的生理和病理特点，而且年龄越小，变化越显著。儿童的病理特征有：脏腑娇嫩，行气未充；生机旺盛，发育迅速；抵抗力低，极易发病；活力充沛，容易恢复。有关中医诊断疾病所运用的望，闻，问，切四个方面，儿童与成年人也具有不同的诊断方法和病理特征判断。因此，在儿童经络的按摩刮痧方法中，也与成年人有所区别，不能一概而论。通过按摩、刮痧等手法可以有效改善儿童的身体经络，血液循环，畅通经脉巡行，使气血盈润旺盛，本书就此作了具体讲解。

本书共分四个章节。

第一，介绍了儿童生长发育的常识，包括儿童生长发育的各个阶段，儿童生理与病理特征，中医诊断儿童疾病的相关内容，图文结合，简便易懂，分类清晰，正常体征与病理特征相对比，更易查证；

第二，介绍了儿童按摩刮痧的基本常识，包括儿童经络系统表，十二经脉巡行与脏腑症候分类，以及儿童经络穴位图。本章主要以附图的形式介绍了儿童经络及穴位的位置、刮痧顺序等；

第三，介绍了儿童身体的重要穴位，包括头、面部，上肢，腹背部，四指的特效穴位，其中具体的手法操作和配图相结合，形式具体明了；

第四，介绍了按摩刮痧疗法对于儿童常见病的治疗，包括了儿童消化系统，神经系统，呼吸系统，五官，及脏腑疾病的相关疗法；取穴与刮痧流程细化具体，对按摩时间等也作了相关讲解。

本书内容综合全面，实用性强，条理清晰，形式严谨，丰富具体，望大家在通过阅读此书的过程中，了解儿童经络与按摩刮痧的内容方法，家长们也能够在日常生活中做到相关的防治治疗，让孩子们拥有一个健康的童年。

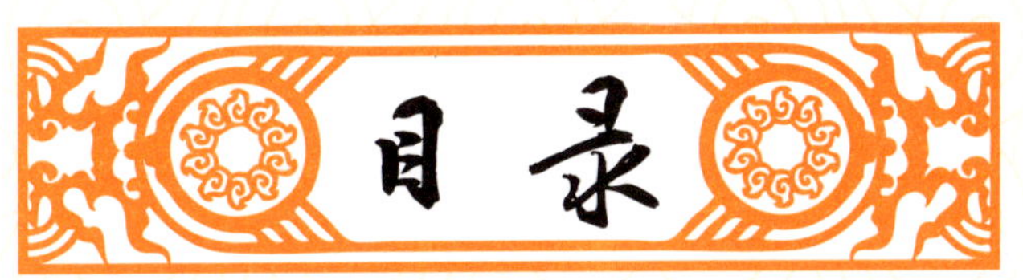

目录

第一章

儿童生长发育常识先知道

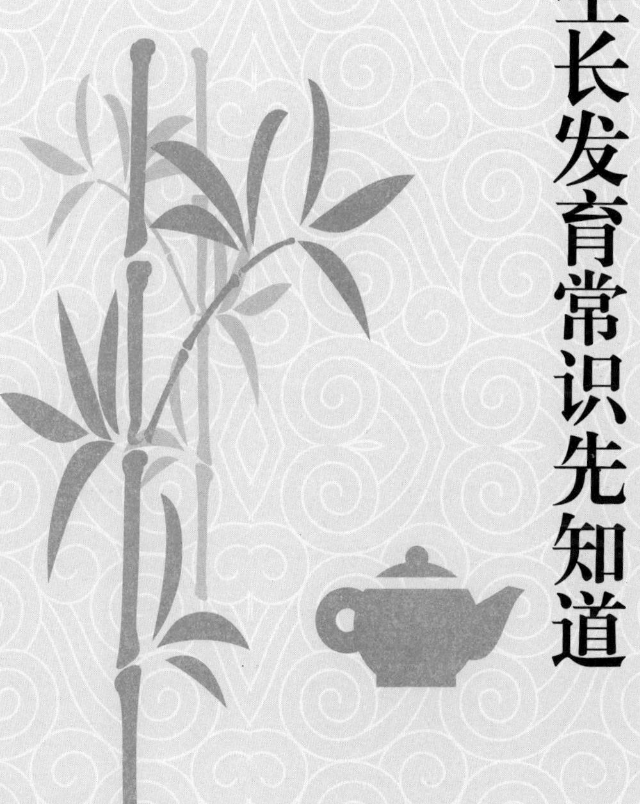

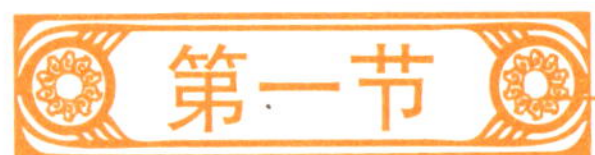

第一节 儿童生长发育各阶段

根据小儿时期生长发育过程变化规律所作的阶段划分，叫年龄分期。

七大时期

阶段名称： 胎儿期

时　　间： 从受孕到分娩共40周。

发育情况： 胎儿完全依靠母体生存，胎儿的各个系统逐步分化形成，妈妈的健康对胎儿的生长发育影响巨大。

健康影响因素： 妈妈的身体若是受到物理或药物损伤、感染、营养缺乏、心理创伤、疾病等因素影响，会直接影响胎儿发育，严重者可导致流产、死胎、先天性疾病或生理缺陷等。

阶段名称： 新生儿期

时　　间： 从出生到满28天为新生儿期。

发育情况： 新生儿开始呼吸和调整血液循环，依靠自己的消化系统和泌尿系统，摄取营养和排泄代谢产物。形体上体重增长迅速，大脑皮层主要处于抑制状态，兴奋度低。

健康影响因素： 新生儿患病死亡率高，如早产、畸形、窒息、胎黄、脐风、呼吸道感染、惊风等，多与分娩以及护理不当有关系。

阶段名称： 婴儿期

时　　间： 从出生28天后到满1周岁。

发育情况： 婴儿生长发育非常快，对营养的要求非常高，多为母乳或牛乳喂养，辅助食品可适当增加。

健康影响因素： 此时的婴儿脏腑娇嫩，行气未充，抗病能力较弱。恶心、呕吐、腹泻、营养不良及感染性疾病易发作。

阶段名称： 幼儿期

时　　间： 从1～3周岁。

发育情况： 幼儿体格增长较前一段时间缓慢，生理功能日趋完善，乳牙逐渐出齐，语言能力发展迅速。

健康影响因素： 饮食不当有可能会引起厌食、呕吐、腹泻以及营养不良等病症，且急性传染病的患病概率增加。

阶段名称： 幼童期

时　　间： 从3～7周岁。

发育情况： 幼童体格生长减缓，而神经系统发育迅速，语言能力进一步提高，理解和模仿能力增强。

健康影响因素： 此时的幼童活泼好动，但又对未知危险没有防范能力，常会导致中毒、溺水、摔伤等意外事故。

阶段名称： 儿童期

时　　间： 从6～7周岁到12～13周岁。

发育情况： 体重增长加快，更换乳牙，除生殖系统外，身体其他器官发育接近成人水平，身体营养需求旺盛。

健康影响因素： 对疾病的抵抗能力进一步增强，学龄儿童的近视发病率大大增加，同时龋齿、肾病综合征、哮喘、过敏性紫癜、风湿等疾病发病率提高。

阶段名称： 青春期

时　　间： 女孩一般从11～12周岁到17～18周岁，男孩一般从12～14周岁到18～20周岁。

发育情况： 生殖系统发育迅速，体格增长快，身高增长明显，第二性征显现，心理和生理变化明显。

健康影响因素： 生长旺盛带来痤疮、第二性征发育异常等疾病。

孩子成长全解图 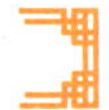

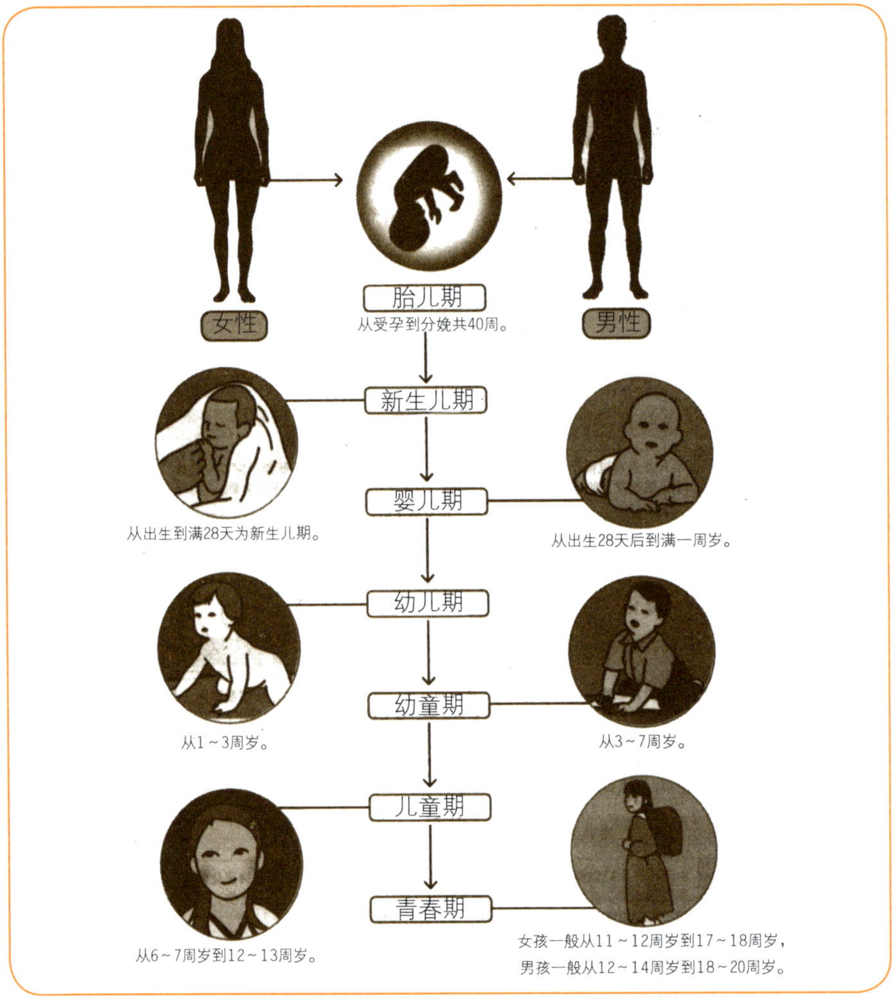

女性

男性

胎儿期

从受孕到分娩共40周。

新生儿期

从出生到满28天为新生儿期。

婴儿期

从出生28天后到满一周岁。

幼儿期

从1～3周岁。

幼童期

从3～7周岁。

儿童期

从6～7周岁到12～13周岁。

青春期

女孩一般从11～12周岁到17～18周岁，男孩一般从12～14周岁到18～20周岁。

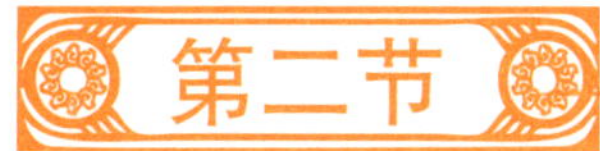

第二节 儿童生理与病理特征

儿童生理与病理特征

与成年人的身体状况不同，小儿的生长发育有着自己独有的生理和病理特点，而且年龄越小，变化越显著。因此，对于小儿生长发育、疾病防治要从他们自身的情况出发，不能简单地以成人观点看待。

生理特征

(1) 脏腑娇嫩，形气未充

释义 五脏六腑稚嫩柔弱而不成熟，四肢百骸、肌肉筋骨、精血津液等形体结构以及肺气、脾气等机体的各种生理功能活动相对不足，以肺、脾、肾最为突出。

特点 稚阴稚阳，即机体柔嫩、经脉未盛、气血未充、神气怯懦、脾胃薄弱、肾气未满、精气未足、筋骨未坚，阴长而阳充，互相生长。

(2) 生机旺盛，发育快速

释义 小儿在发育过程中，无论是体格、智力，还是脏腑功能，均不断趋向完善与成熟，年龄越小，生长发育的速度越快，如旭日初升，草木方萌，蒸蒸日上，欣欣向荣。

特点 纯阳，即正常小儿是有阳无阴或阳亢阴亏的盛阳之体，生机旺盛，蓬勃发展，对水谷精细物质的需求更为迫切。

病理特征

(1) 抵抗力低，极易发病

释义 由于小儿脏腑娇嫩，患病时邪气嚣张而壮热，因小儿神气怯弱，故邪易深入，且小儿得病之后，有变化迅速的特点，其寒热虚实，容易相互转化或同时出现。

特点 易虚易实，易寒易热，即小儿一旦患病，邪气易实而正气易虚，同时由于“稚阴未长”，故易呈阴伤阳亢，表现热的症候；由于“稚阳未充”，机体脆弱，尚有容易呈阳虚衰脱的一面，而表现出阴寒的症候。

(2) 活力充沛，容易恢复

释义 由于小儿生机勃勃、活力充沛，所以小儿患病虽有传变迅速、病情易转恶化的一面，但由于脏气清灵，反应敏捷的特点，加之病因单纯，又少七情之害、色欲之伤，因而在患病之后，如能恰当及时治疗和护理，病情易好转，容易较快恢复健康。

特点 随拨随应，即身体较为容易恢复健康。

儿童的生理与病理

儿童的生理与病理的关系

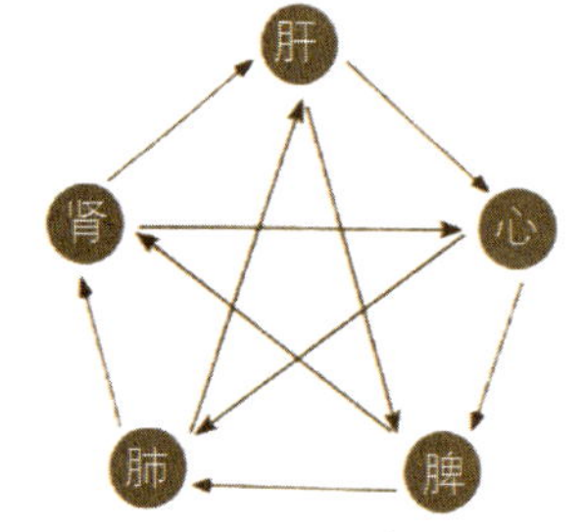

五脏：心、肝、脾、肺、肾。

五脏藏气血、津液、精气等微营养物质。

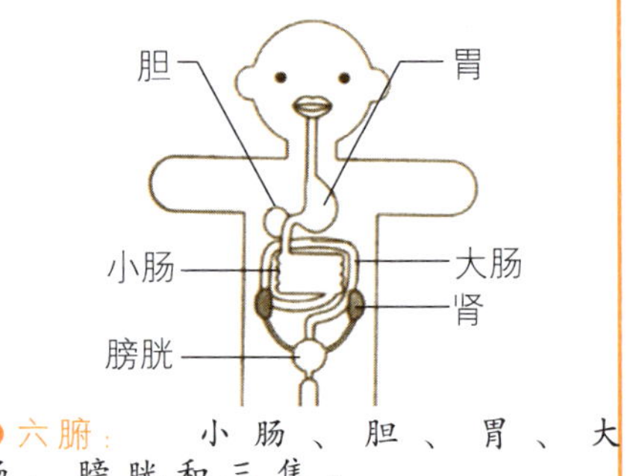

六腑：小肠、胆、胃、大肠、膀胱和三焦。

六腑主要负责对食物的消化、吸收、输送和排泄。

生理特征

脏腑柔嫩　气血未充

●特点　稚阴　稚阳

抵抗力低　极易发病

●特点　生机旺盛　发育快速

病理特征

生机旺盛　发育迅速

●特点　纯阳

活力充沛　容易恢复

●特点　随拨随应

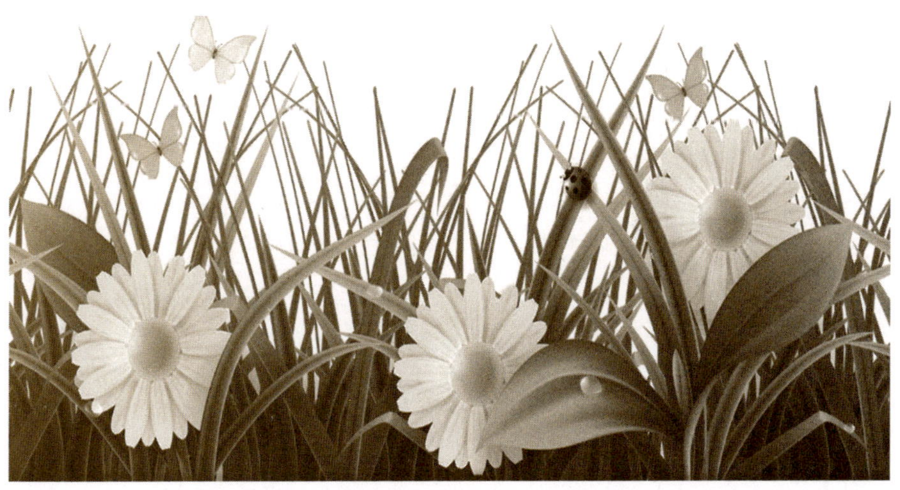

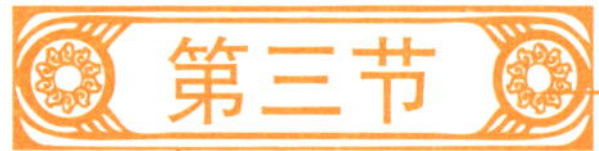

中医诊断儿科疾病

中医四诊观察孩子

望、闻、问、切四诊，是中医诊察疾病的主要方法，儿科疾病的诊断也是根据四诊参合的病史资料进行辨证，诊断为某一性质的证候的过程。同时，由于小儿自身的生理和病理特点，小儿的四诊的运用又与大人的不同。

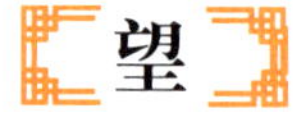

（1）望颜面

面部颜色是脏腑气血盛衰的外部表现，小儿面色以红润而有光泽为正常，枯槁无华为不良。中医望诊的主要色泽以五色主病，即青、赤、黄、白、黑。

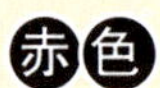

病因

多主热证，气血得热则行，热盛则血脉充盈而红

病症

外感风热：面红耳赤，咽痛

阴虚内热：午后颧红

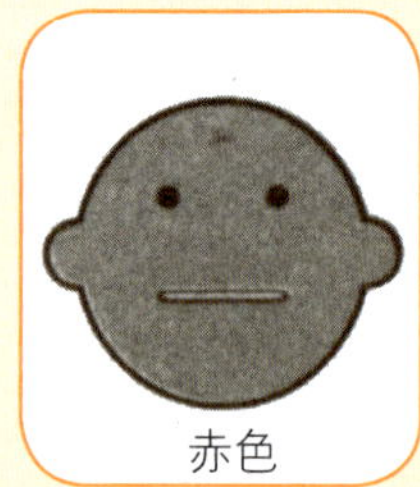
赤色

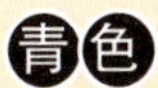

青色

病因

多为寒证、痛证、瘀血和惊风

病症

里寒腹痛：面色青白，愁眉苦脸

惊风或癫痫：面青而晦暗，神昏抽搐

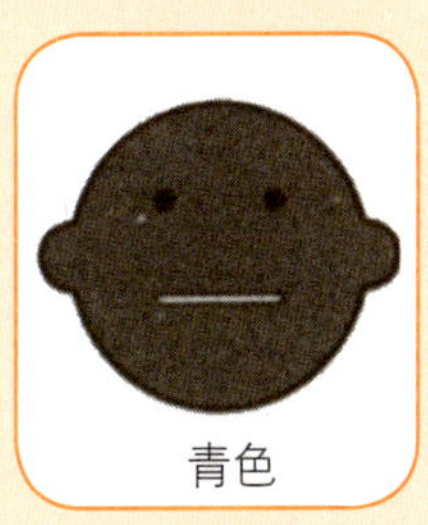
青色

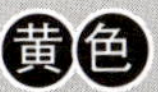

黄色

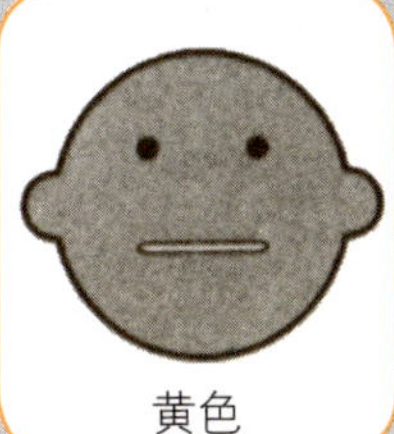
黄色

病因

多属体虚或脾胃湿滞

病症

脾胃失调：面黄肌瘦，腹部膨胀

肠寄生虫病：面黄无华，伴有白斑

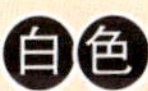

白色

病因

多为寒证、虚证，为气血不荣之候

病症

肾病：面白且有浮肿为阳虚水泛

血虚：面白无华，唇色淡白

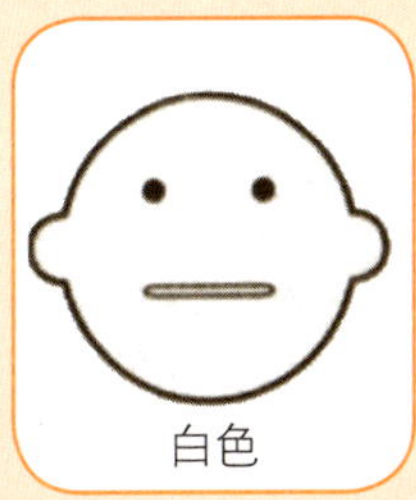
白色

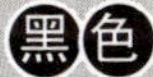

黑色

黑色

病因

多为肾阳虚衰，水饮不化，气化不行，阴寒内盛，血失温养，气血不盛

病症

水饮证：目眶周围色黑

（2）察指纹

指纹是指小儿食指虎口内侧的桡侧面所显露的一条脉络，按指节可分为风关、气关、命关三部分。在光线充足的地方，一手捏住小儿食指，用另一只手拇指桡侧，从小儿食指段命关到风关，用力且适中地推几下，指纹即显露。

正常

▶ 淡红略兼青，不浮不沉，隐现于风关之上。

病症

▶ 浮沉分表里，红紫辨寒热，三关测轻重。

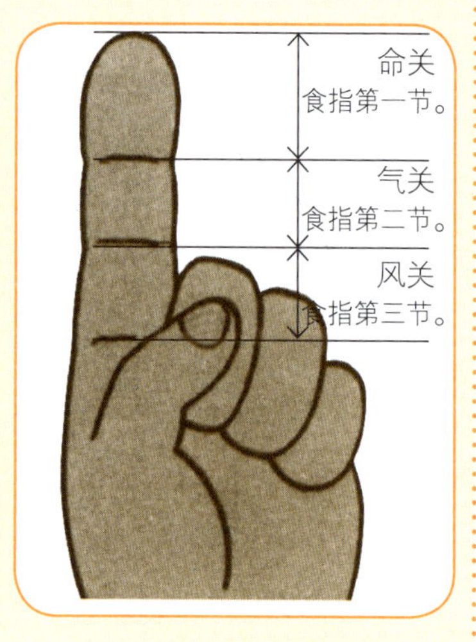

◆ **浮沉分表里**

指纹浮而易现者→主表证

指纹沉而不现者→主里证

◆ **红紫辨寒热**

指纹鲜红→主风寒证

指纹色紫→主热证

指纹深红→胃肠湿热

指纹黯紫→邪热郁滞

反现于风关→多邪浅病轻而易治

◆ **三关测轻重**

达于气关→病情稍重邪已深入

达于命关→病情加重

达于指尖→若非一向如此，则病情危重

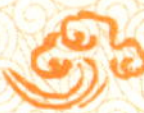

（3）望五官

中医认为，人体内五脏与外在的五官有着密切的关系，脏腑的病变往往反映在五官的变化上。因此，察看五官，可以找到脏腑病变的痕迹。

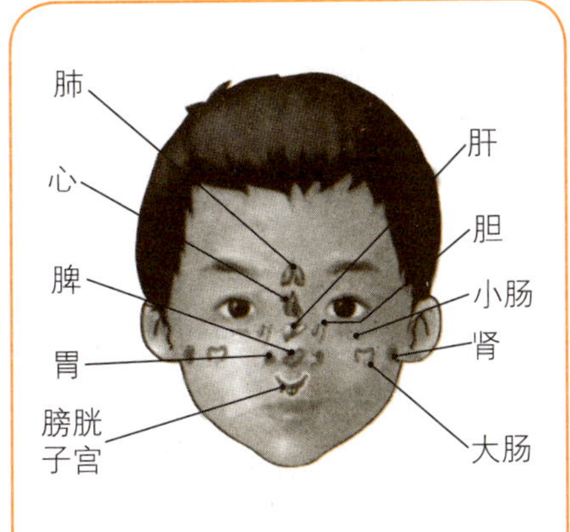

五官与脏腑的关系

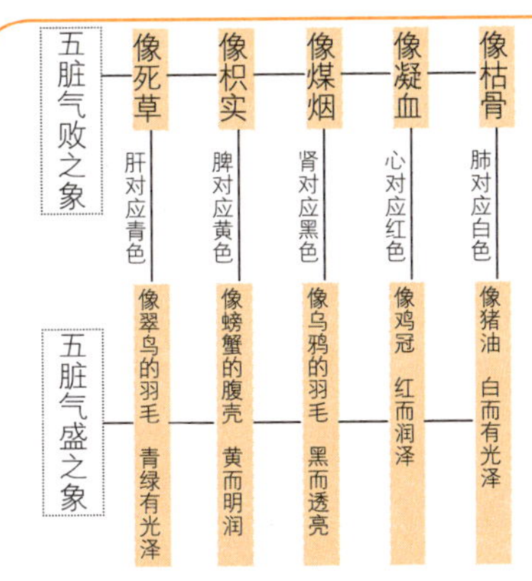

五脏荣枯在面色上的表现

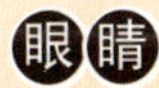

观察部位

目为肝之窍

眼神、眼睑、眼球、瞳孔、巩膜、结膜。

病症

正常：目光有神，光亮灵活，肝肾气血充盈

惊风：两目呆滞或直视上窜

病危：瞳孔缩小或不等或散大或无反应

舌头

观察部位

舌为心之苗

舌体、舌质、舌苔

病症

正常：舌体淡红润泽，活动自如，舌苔薄白而干湿适中

气血虚亏舌质淡白

气滞血瘀：舌质发紫

邪入营血：舌质红绛

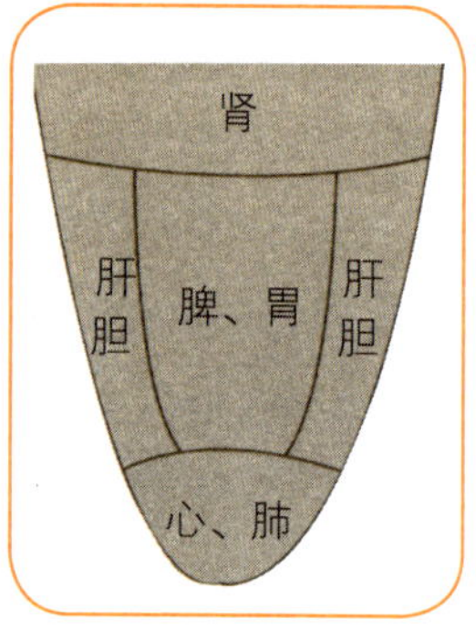

◆ 舌头与人体脏腑经络关系密切。舌体是全舌的肌肉脉络组织，中医认为舌体有赖于气血的濡养和津液的滋润，舌体的形态、舌色与气血的盈亏、运行状态有关系。

嘴

观察部位

脾开窍于口

口唇、牙齿、齿龈、口腔黏膜、咽喉

正常：唇色淡红润泽，齿龈坚固，口中黏膜平滑

病症

血瘀：唇色青紫

胃火上冲：齿龈红肿

鹅口疮：满口白屑

麻疹早期：两颊黏膜有白色小点．周围有红晕

鼻子

▶ 观察部位

肺开窍于鼻

有无分泌物以及分泌物的形状以及鼻子的外观

▶ 病症

正常：鼻孔呼吸正常，无鼻涕外流，鼻孔湿润

感冒：鼻塞流清涕，为外感风寒引起的感冒，鼻流黄浊涕，为外感风热引起的感冒

肺热：鼻孔干燥

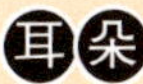

耳朵

▶ 观察部位

耳为肾之窍

耳朵的外形、耳内有无分泌物

▶ 病症

正常：耳廓丰厚，颜色红润，即为先天肾气充足

腮腺炎 以耳垂为中心的周缘弥漫肿胀

中耳炎：耳内疼痛流脓，肝胆火盛

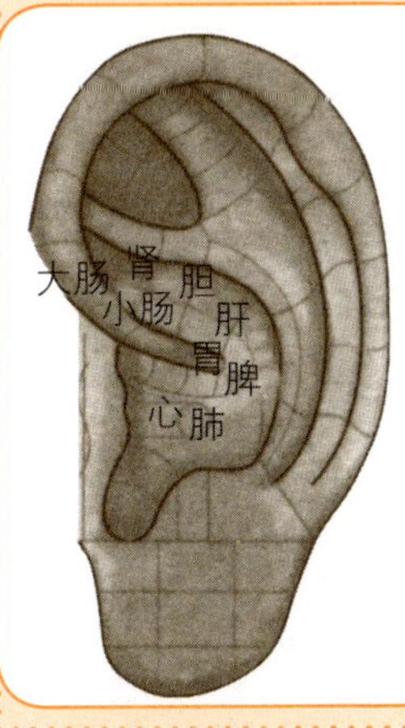

◆ 耳朵与脏腑关系密切，耳朵位于头部两侧，司听觉，主平衡。全身各大脉络皆汇于耳，使耳与全身各部及脏腑发生密切联系。

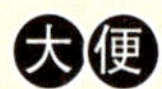

（4）察二便

孩子大小便的变化对疾病诊断有一定意义，尤其是腹泻的患儿，来看病时，家长要带一份新鲜的大便，给医生看看，便于做化验检查。若发现尿有不正常时，就需带一瓶清早的第一次尿，化验检查。

大便

正常

颜色黄而干湿适中，新生儿以及较小婴儿的大便较稀薄

内伤乳食 大便稀薄

内有实热 大便秘结

细菌性痢疾 大便赤白黏冻，为湿热积滞

小便

正常

尿色多清白或微黄

疳证

小便混浊如米泔水，为饮食失调，脾胃虚寒，消化不佳

黄疸

小便色深黄，为湿热内蕴

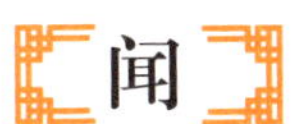

（1）听声音

闻诊，是医生运用听觉，嗅觉诊察病情的方法。

听声音包括听小儿的啼哭、呼吸、咳嗽、言语等。

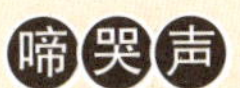

▶ 正常：哭声洪亮而长，并有泪液。

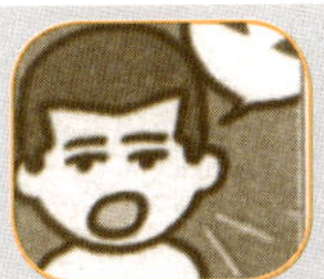

呼吸声

▶ 正常：呼吸均匀，节奏适中，无杂音，无阻碍。

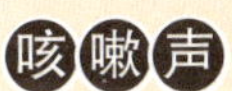

▶ 正常：声音畅利，痰易咳出。

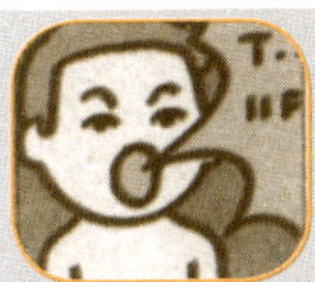

语言声

▶ 正常：语言声息清晰响亮。

▶ 正常：3岁以下正常小儿的心率为每分钟100次以上。

（2）嗅气味

嗅气味包括通过嗅觉辨析口气、呕吐物和大、小便的气味等。

▶ 正常：无异味。

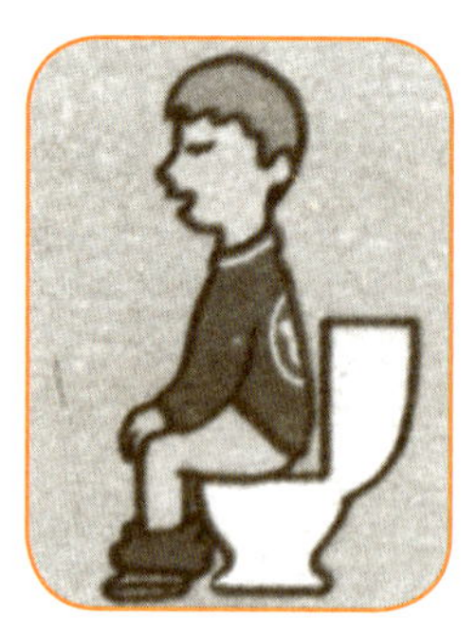

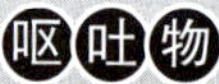

▶ **积食：** 呕吐酸腐夹杂不消化的食物。

▶ **伤食：** 大便酸臭而稀多。

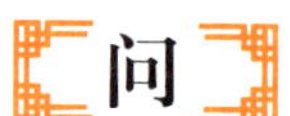

问

由于婴幼儿或者儿童对自我的感受表达不是很清晰，同时对于自己的身体状况了解不全面，因此家长主要观察小儿的发病情况，以及孩子的饮食情况、生活起居等情况。

知寒热

▶ 小儿的寒热应由父母对孩子触摸的感觉得知，如手足心热、头额热、授乳时口热等。

知寒热

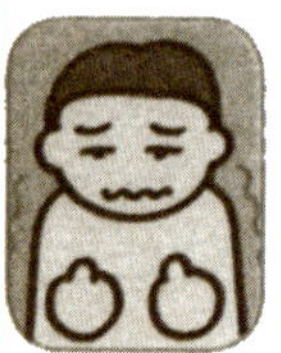

察二便

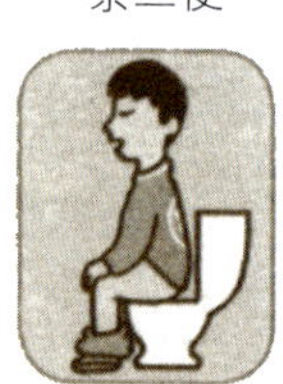

看睡眠

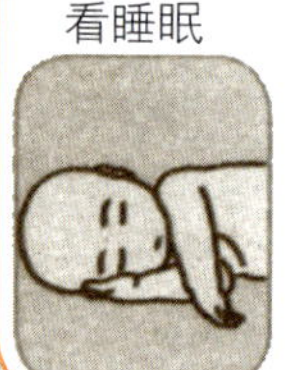

观饮食

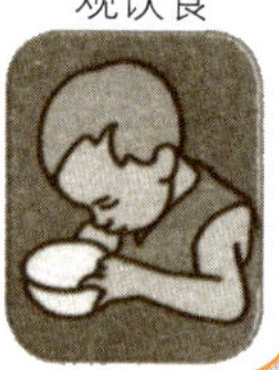

察二便

▶ 父母主要从小儿大便的次数，形状、颜色、质量以及多少来判断孩子的身体状况。

观饮食

▶ 孩子的饮食情况可以反映其脾胃的盛衰，主要包括吃饭和喝水的情况，同时还有口唇的干湿状况。

看睡眠

▶ 正常小儿的睡眠以安静为佳，年龄越小，睡眠时间越长。睡时盗汗、磨牙、惊厥、嗜睡都是身体不正常的反应。

切

切诊主要是父母通过在小儿身体的某些部位按或触，以了解孩子的疾病状况，主要包括脉诊和按诊两个方面。

脉诊

▶一般3岁以下的小儿以看指纹代替脉诊，3周岁以后才采用脉诊。

小儿一般采用“一指定三关”的切脉方法，即用一个拇指或食指面切按寸、关、尺。正常小儿脉象平和，与成人相比软而速。

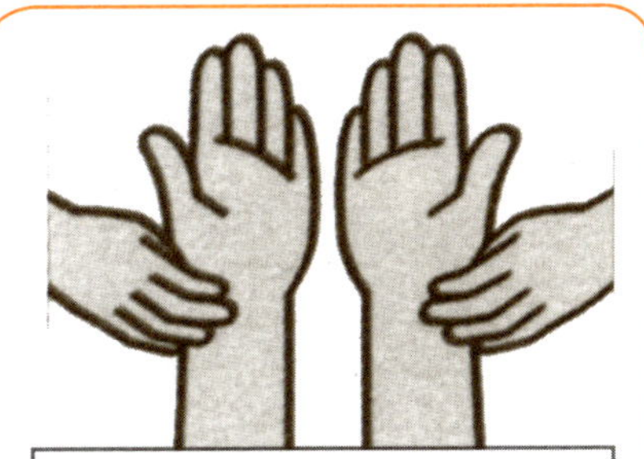

● 小儿一般采用“一指定三关”的切脉方法，即用一个拇指或食指面切按寸、关、尺。

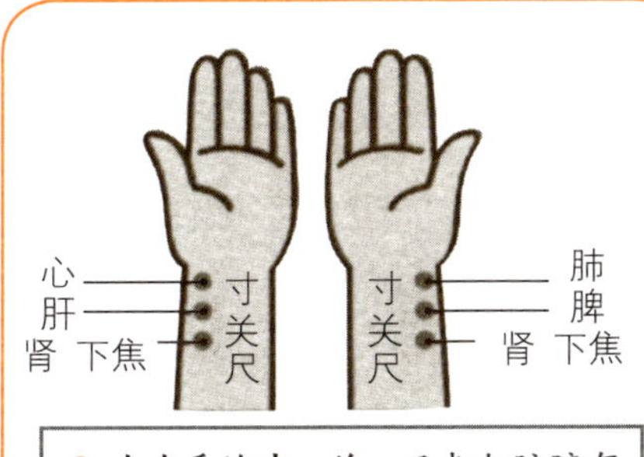

● 左右手的寸、关、尺都与脏腑有着密切的关系。

按诊

▶按诊主要是用手指触摸或者按压患儿的某些部位，以了解疾病的部位、性质和病情轻重，包括触摸、按压、或叩打检查皮肤、淋巴、头颈部、腹部、四肢以及其他位置。

调动敏感的听觉、触觉，嗅觉来观察孩子

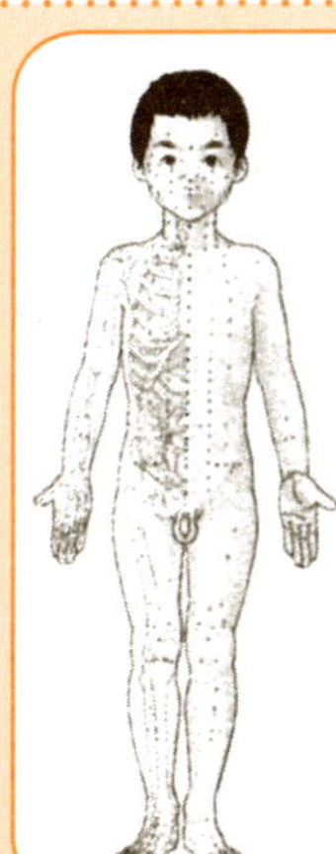

● 皮肤：了解皮肤的寒、热、汗情况。

● 淋巴：了解质地、形状以及是否肿大。

● 头部：检查囟门的闭合，凹陷或隆起等。

● 胸肋部：检查胸骨、脊柱以及肋骨的形状。

● 腹部：检查腹部有无疼痛、有无隆起。

● 四肢：检查四肢以及脊柱的温度、有无畸形以及有无关节肿胀等情况。

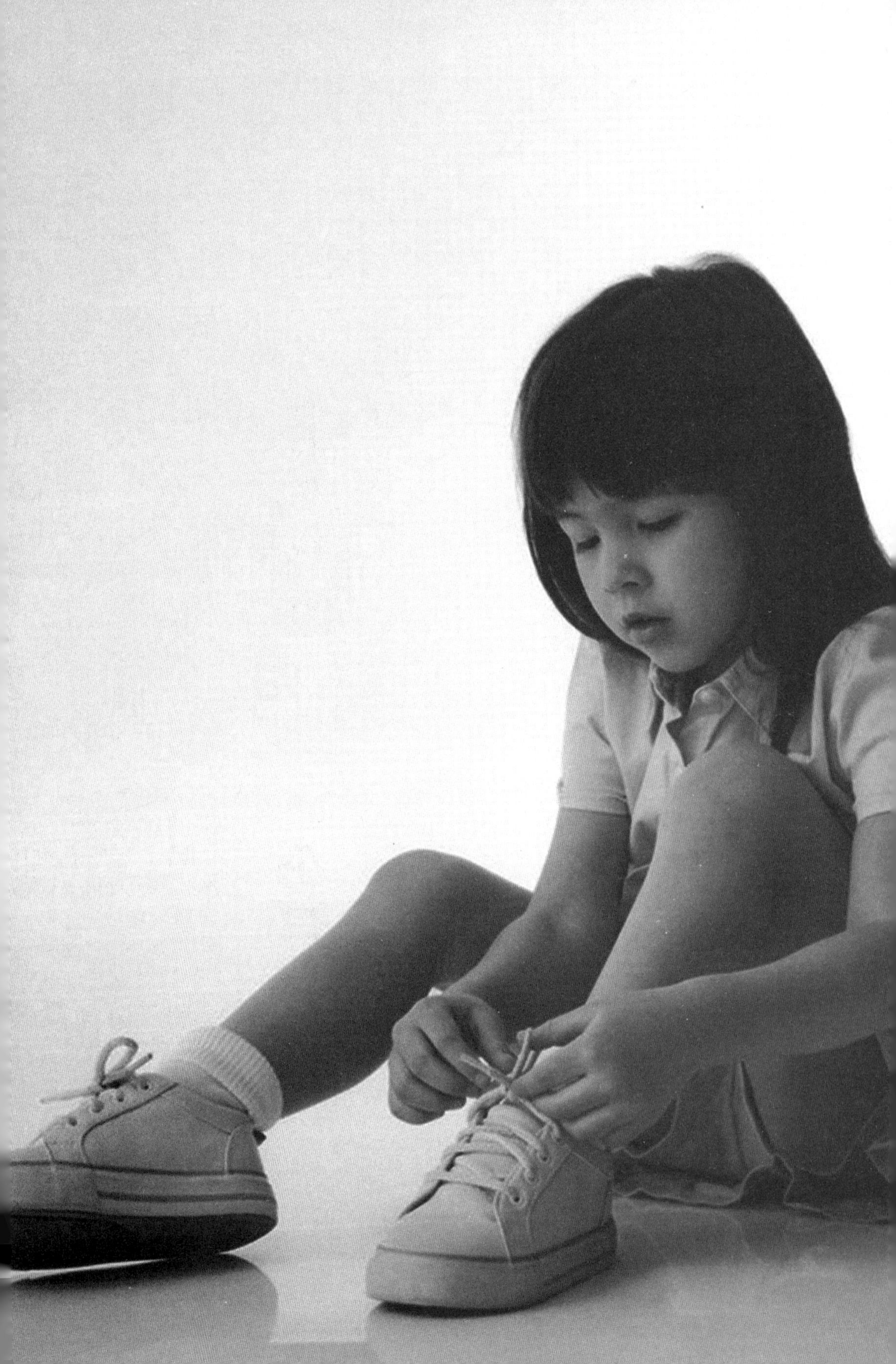

第二章 儿童按摩刮痧基本常识

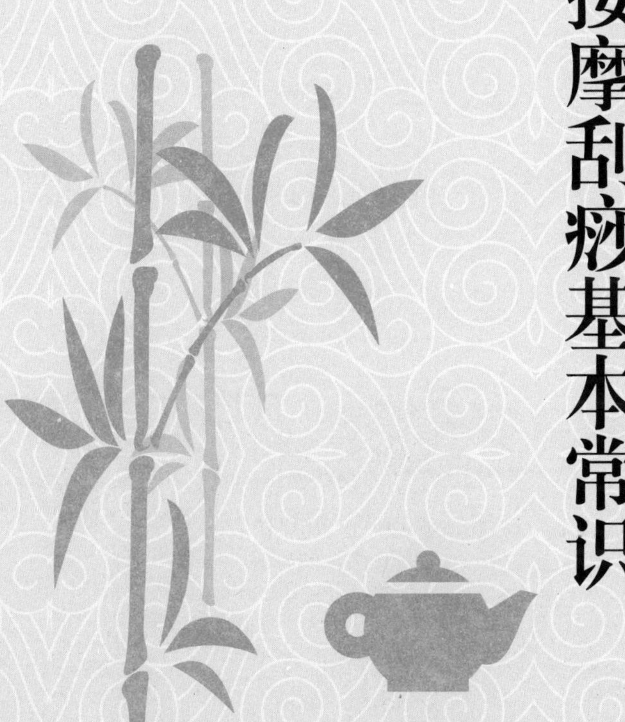

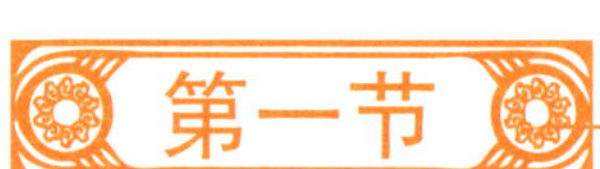

第一节 经络系统表

- **经络系统**
  - 经脉
    - 十二经脉
      - 手三阳经
        - 手阳明大肠经　如偏历
        - 手少阳三焦经　如外关
        - 手太阳小肠经　如支正
      - 手三阴经
        - 手太阴肺经　如列缺
        - 手厥阴心包经　如内关
        - 手少阴心经　如通里
      - 足三阳经
        - 足阳明胃经　如丰隆
        - 足少阳胆经　如光明
        - 足太阳膀胱经　如飞扬
      - 足三阴经
        - 足太阴脾经　如公孙
        - 足厥阴肝经　如蠡沟
        - 足少阴肾经　如大钟
    - 奇经八脉
      - 任脉　如鸠尾
      - 督脉　如长强
      - 冲脉　带脉　阴维脉　阳维脉　阴跷脉　阳跷脉
    - 十二经别、十二经筋、十二皮部
  - 络脉
    - 络脉　十五别络　从经络分出的横斜分支
    - 孙络　自络脉分支而出，数以万计，遍布周身
    - 浮络　体表的络脉

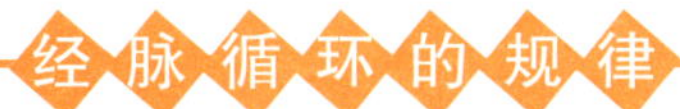

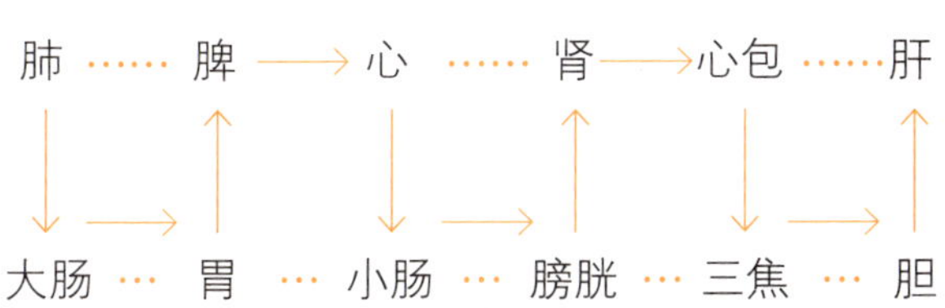

由胸走手

肺经 → 心包经 → 心经

由头走足

胃经 → 胆经 → 膀胱经

从手走头

大肠经 → 三焦经 → 小肠经

从足走胸

脾经 → 肝经 → 肾经

经脉的循环程序

肺 → 大肠 → 胃 → 脾 → 心 → 小肠 → 膀胱 → 肾 → 心包 → 三焦 → 胆 → 肝

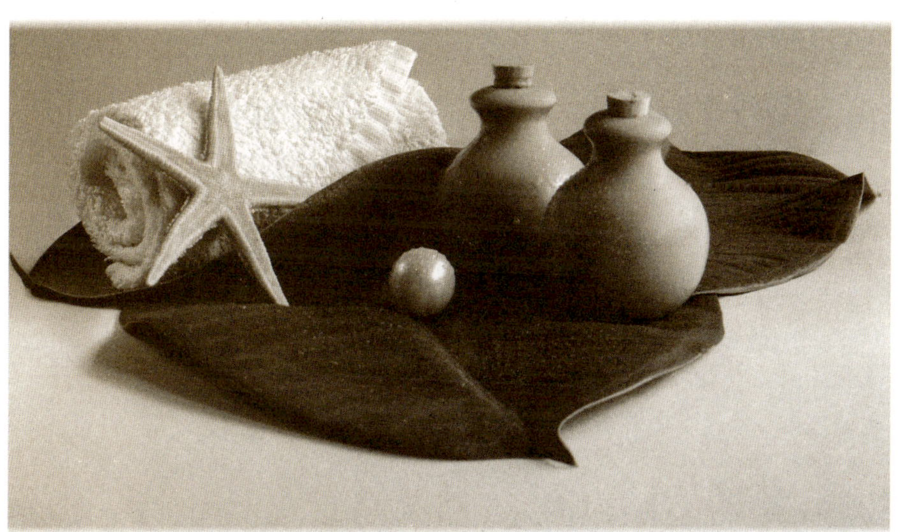

第二节 十二经脉循行与脏腑病候分类

十二经脉循行与脏腑病候分类

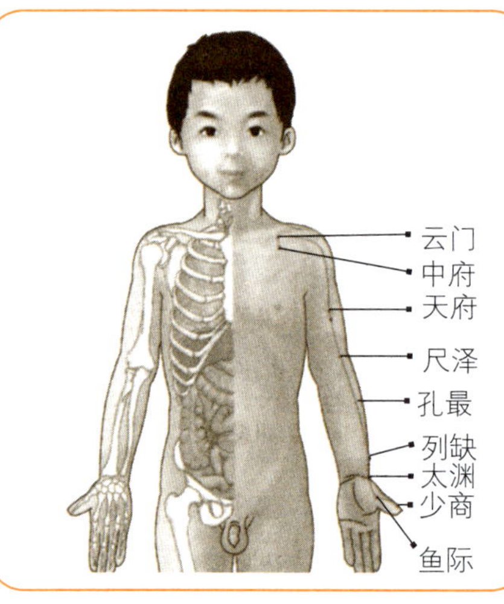

一、手太阴经 肺

● **表现病症：** 咳嗽、气喘、肩背痛、掌中发热。

● **刮痧顺序：**

由中府穴、云门穴向少商穴方向划动，即由臂走手。

以沿线侧出现红紫色痧点为度。

二、手阳明经 大肠

● **表现病症：**

口干、牙痛、咽喉肿痛、腹痛、肠鸣。

● **刮痧顺序：**

由手指商阳穴向上臂、上颈走迎香穴、口禾髎穴，以沿线侧出现红紫色痧点为度。

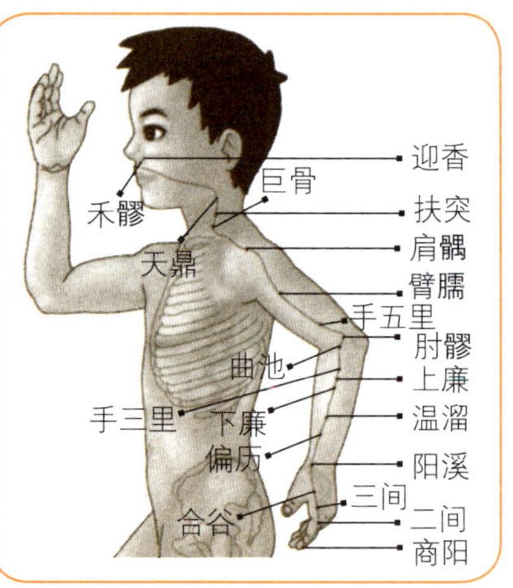

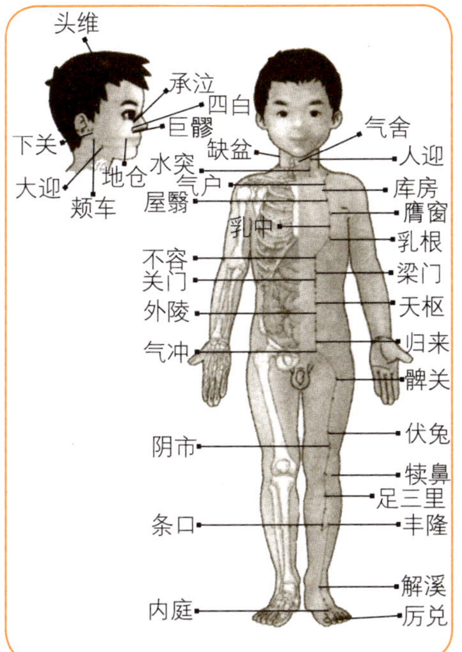

三、足阳明经 胃

● **表现病症**：

头痛、汗出、腹水、尿黄、寒颤。

● **刮痧顺序**：

由头目部承泣穴下面颈入缺盆穴，经胸腹下入到下肢脚趾厉兑穴为止，以沿线侧出现红紫痧点为度。

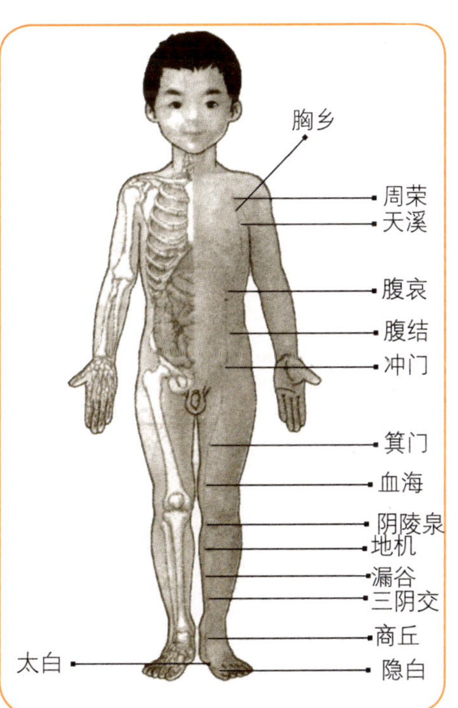

四、足太阴经 脾

● **表现病症**：

呕吐、身沉重、黄疸、面黄、腹满。

● **刮痧顺序**：

由隐白穴经上足背，上行胸腹直至腋前周荣穴、胸乡穴，以出现循经红肿、痧点为度。

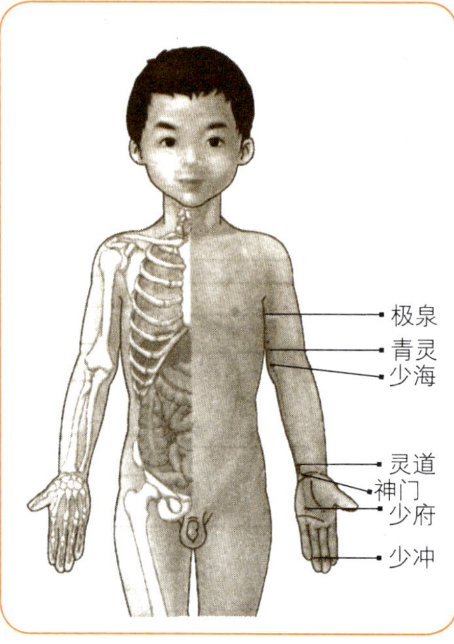

五、手少阴经 

● **表现病症：**

卧不安、肋痛、易心烦。

● **刮痧顺序：**

由手指末端的少冲穴刮至神门穴，渐次经肘入腋窝，以刮至循经两侧出现红肿为度。

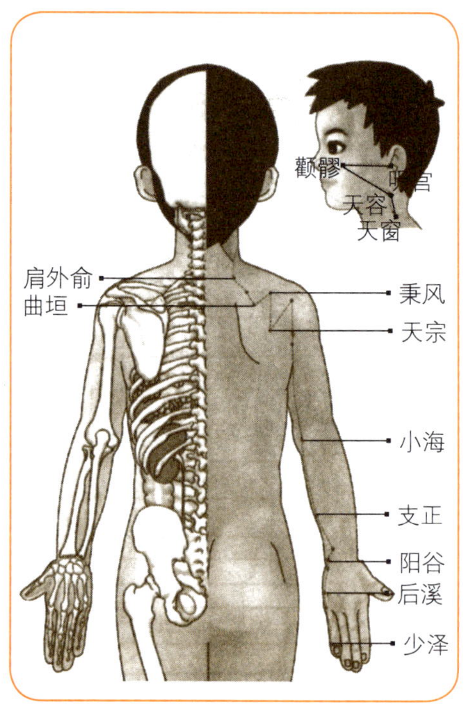

六、手太阳经 小肠

● **表现病症：**

肠中热、尿痛、耳膜黄染、颌肿头不可动。

● **刮痧顺序：**

从手指少泽穴开始逐渐刮上手臂、走肩上头止于耳前的听宫穴、颧髎穴，以沿线侧出现红紫色痧点为度。

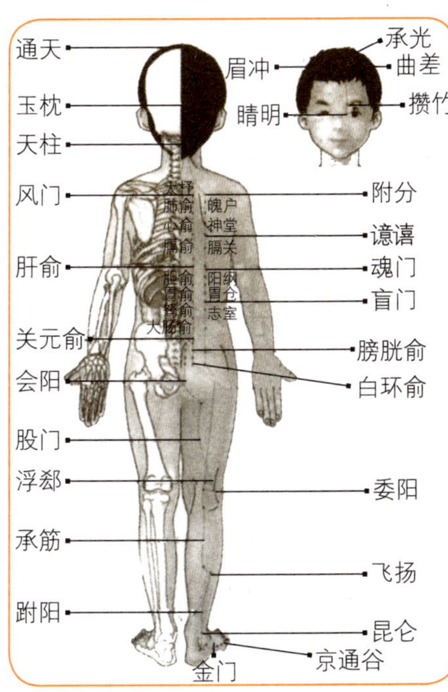

七、足太阳经 膀胱

● **表现病症：**

目刺痛、耳鸣、腰痛、疟疾、癫痫、溢泪、失语。

● **刮痧顺序：**

由足趾至阴穴直上小腿、臂背，上行到头部至通天穴，以沿线出现红肿透斑为度。

八、足少阴经 

● **表现病症：**

久泄、大便艰涩、浮肿、嗜卧、足掌热。

● **刮痧顺序：**

由足部涌泉穴向上，经腿肚、大腿至胸腹部中央或中穴及俞府穴，以沿线出现紫红痧点为度。

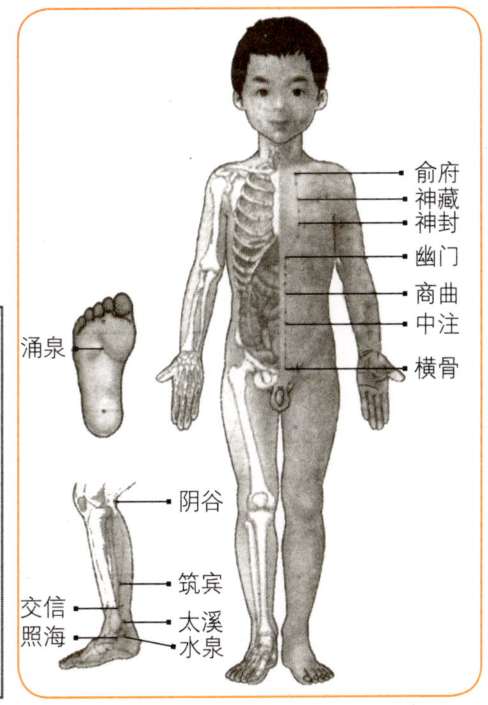

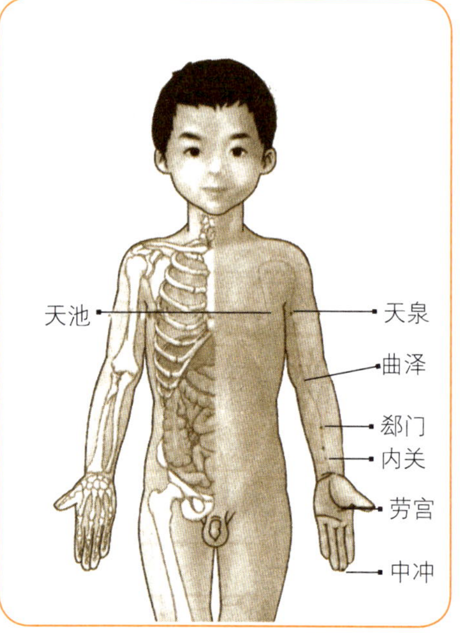

九、手厥阴经 心包

● **表现病症：**

心区痛、身体发热、心悸、昏厥、舌不能言。

● **刮痧顺序：**

由手指末端的中冲穴经上手臂入腋下，以循经两侧出现紫红色痧斑为度。

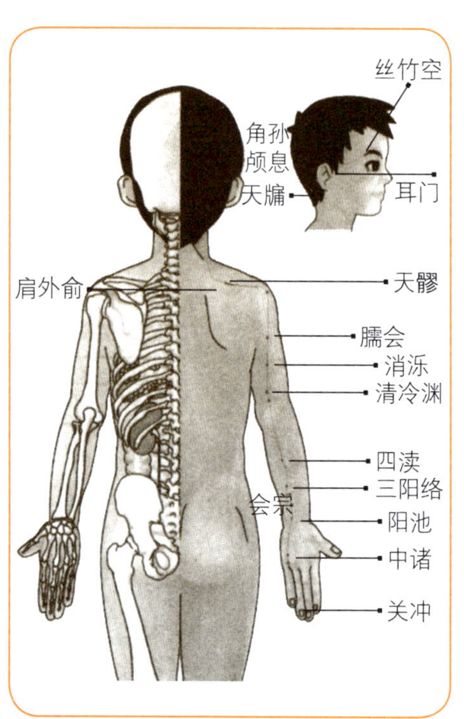

十、手少阳经 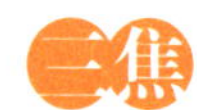

● **表现病症：**

咽肿喉痛、汗多、遗尿、目外疵痛。

● **刮痧顺序：**

从手指关冲穴上行手臂至颈头部眼角处丝竹空穴。以沿线侧出现红紫色痧点为度。

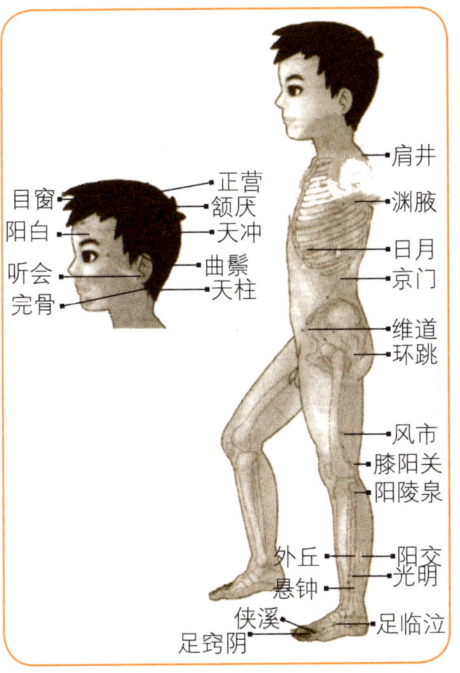

十一、足少阳经 胆

● **表现病症：**

口苦、面如灰尘、腋下淋巴结肿大、锁骨上窝疼痛。

● **刮痧顺序：**

由头到脚，以循经两侧出现红色痧点为度。

十二、足厥阴经 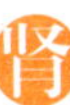

● **表现病症：**

疝气、消化不良、泄泻、烦躁、身热、善怒。

● **刮痧顺序：**

由脚趾端大敦穴上行至腹中为止，以刮拭后循经线路出现红紫痧点为度。

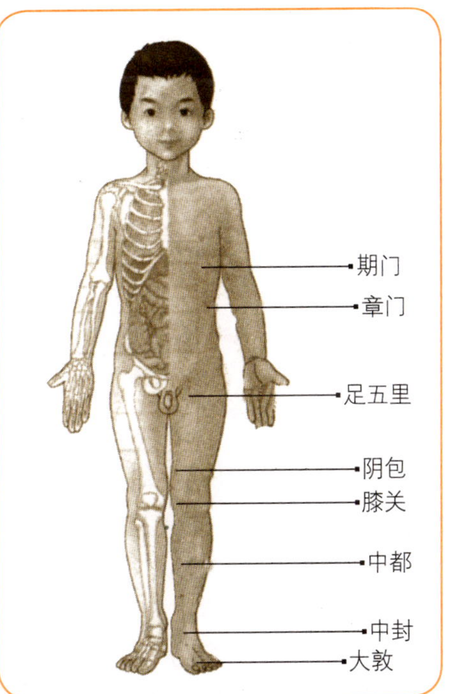

奇经八脉

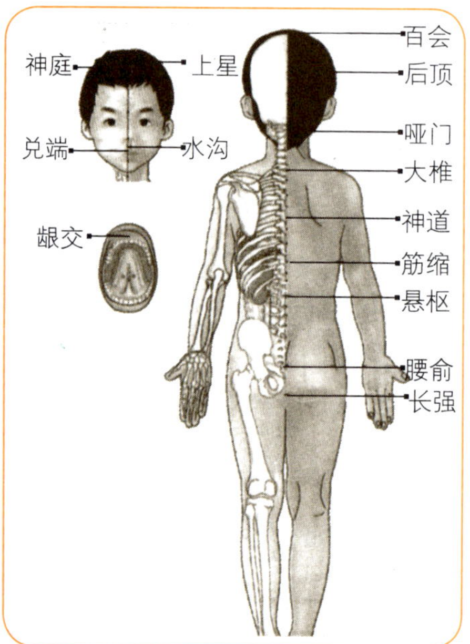

一、督脉

● **表现病症：**

项背强直、角弓反张、头痛、眩晕、遗尿、癫痫、盗汗。

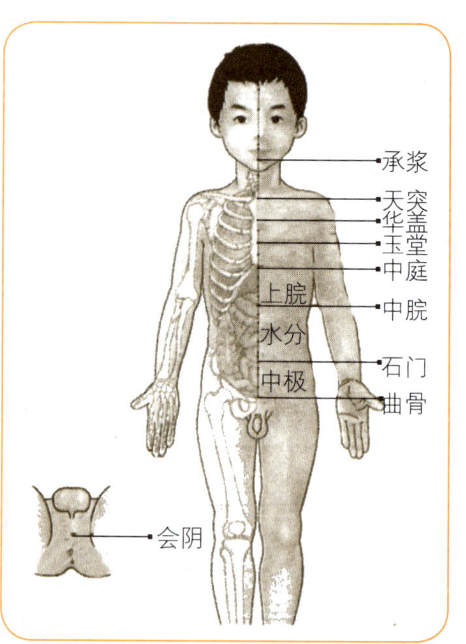

二、任脉

● **表现病症：**

腹痛且有肿块、痔疾、咳嗽、尿血、牙痛、肿痛、呃逆、小便不利。

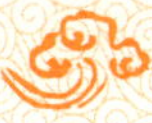

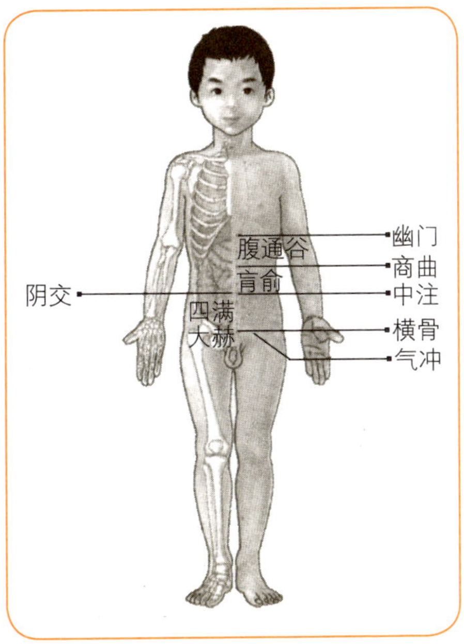

交会腧穴

三、冲脉交会腧穴

● **表现病症**：

疝气、遗尿、反胃、肠鸣、便血。

四、带脉交会腧穴

● **表现病症**：

小腹胀满、肢体麻木、目赤痛、牙痛、荨麻疹、腿痛。

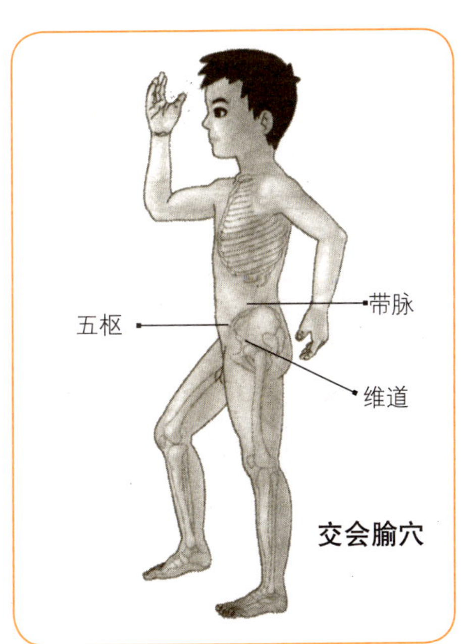

交会腧穴

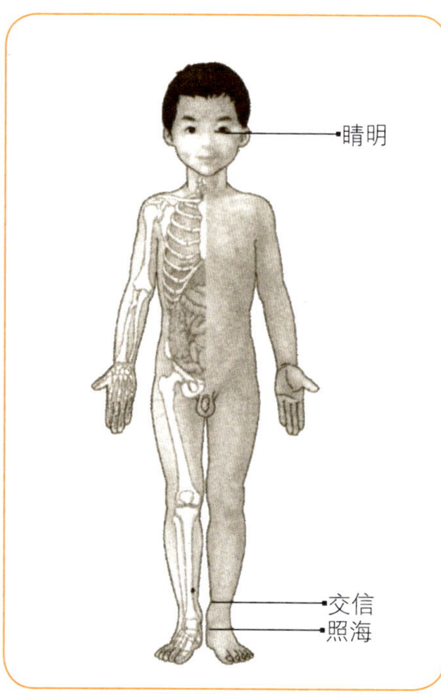

交会腧穴

五、阴跷脉交会腧穴

● 表现病症：

多眠、癫痫、吐泻、反胃、疝气。

六、阳跷脉交会腧穴

● 表现病症：

失眠、癫痫、自汗、眉棱骨痛、四肢疼痛、麻木。

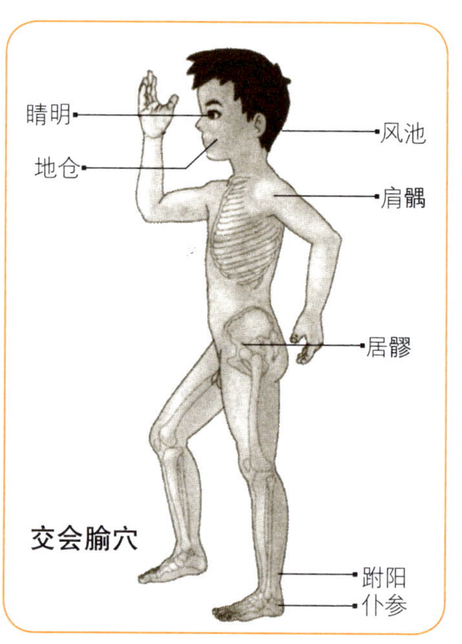

交会腧穴

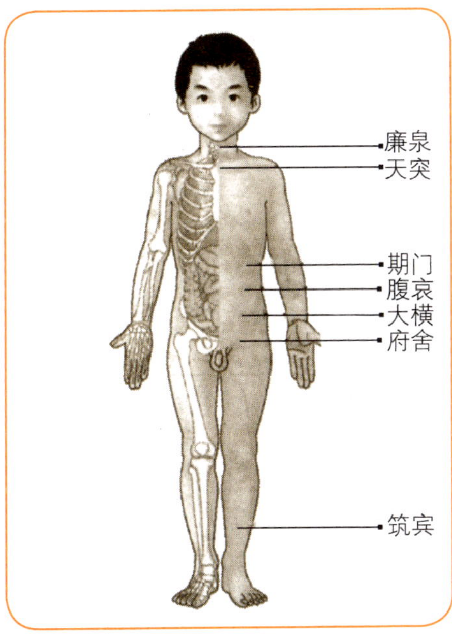

交会腧穴

七、阴维脉交会腧穴

● **表现病症**：

心痛、泄泻、脱肛、疟疾、发热。

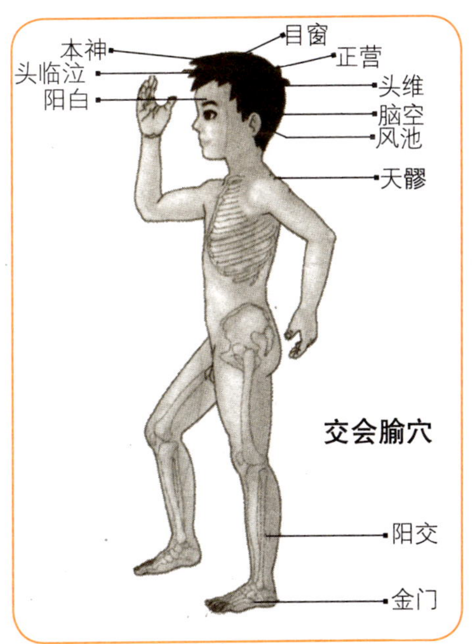

交会腧穴

八、阳维脉交会腧穴

● **表现病症**：

肢体无力、眉棱骨痛、盗汗、破伤风。

第三节 儿童经络穴位图

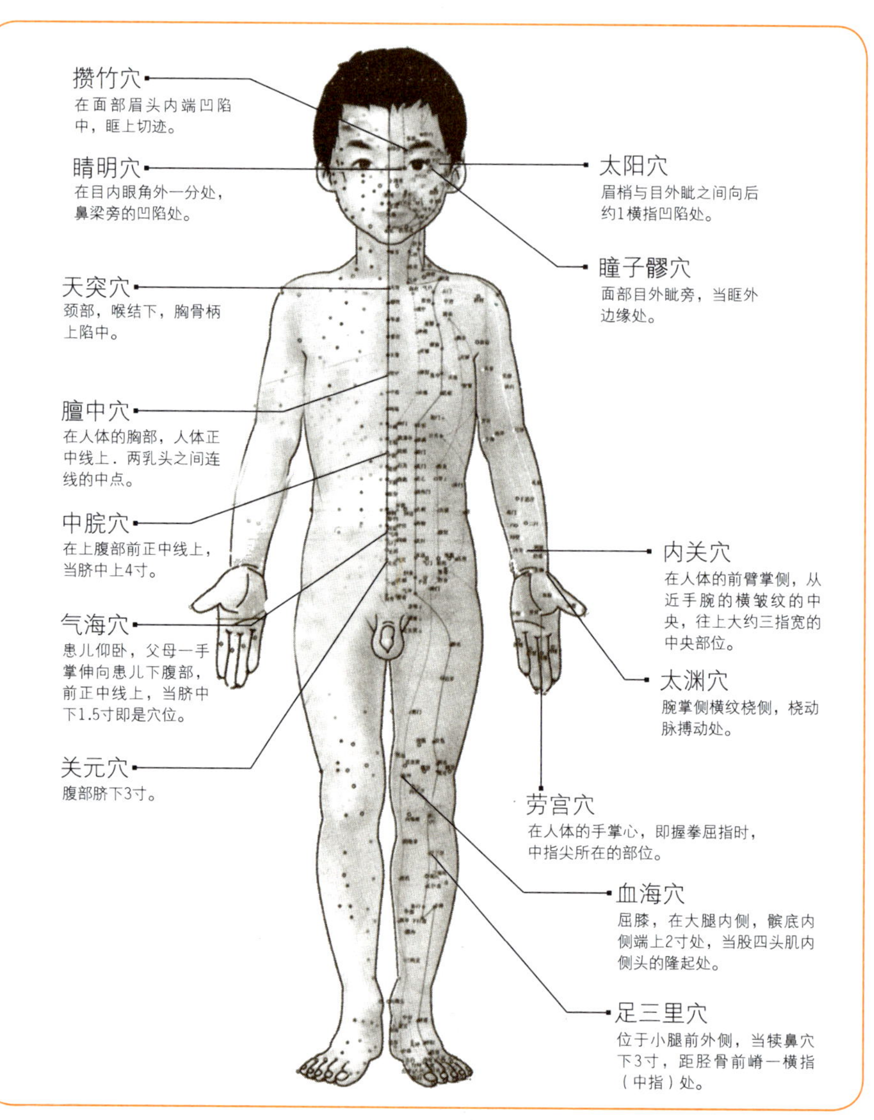
攒竹穴
在面部眉头内端凹陷中，眶上切迹。
睛明穴
在目内眼角外一分处，鼻梁旁的凹陷处。
天突穴
颈部，喉结下，胸骨柄上陷中。
膻中穴
在人体的胸部，人体正中线上，两乳头之间连线的中点。
中脘穴
在上腹部前正中线上，当脐中上4寸。
气海穴
患儿仰卧，父母一手掌伸向患儿下腹部，前正中线上，当脐中下1.5寸即是穴位。
关元穴
腹部脐下3寸。
太阳穴
眉梢与目外眦之间向后约1横指凹陷处。
瞳子髎穴
面部目外眦旁，当眶外边缘处。
内关穴
在人体的前臂掌侧，从近手腕的横皱纹的中央，往上大约三指宽的中央部位。
太渊穴
腕掌侧横纹桡侧，桡动脉搏动处。
劳宫穴
在人体的手掌心，即握拳屈指时，中指尖所在的部位。
血海穴
屈膝，在大腿内侧，髌底内侧端上2寸处，当股四头肌内侧头的隆起处。
足三里穴
位于小腿前外侧，当犊鼻穴下3寸，距胫骨前嵴一横指（中指）处。

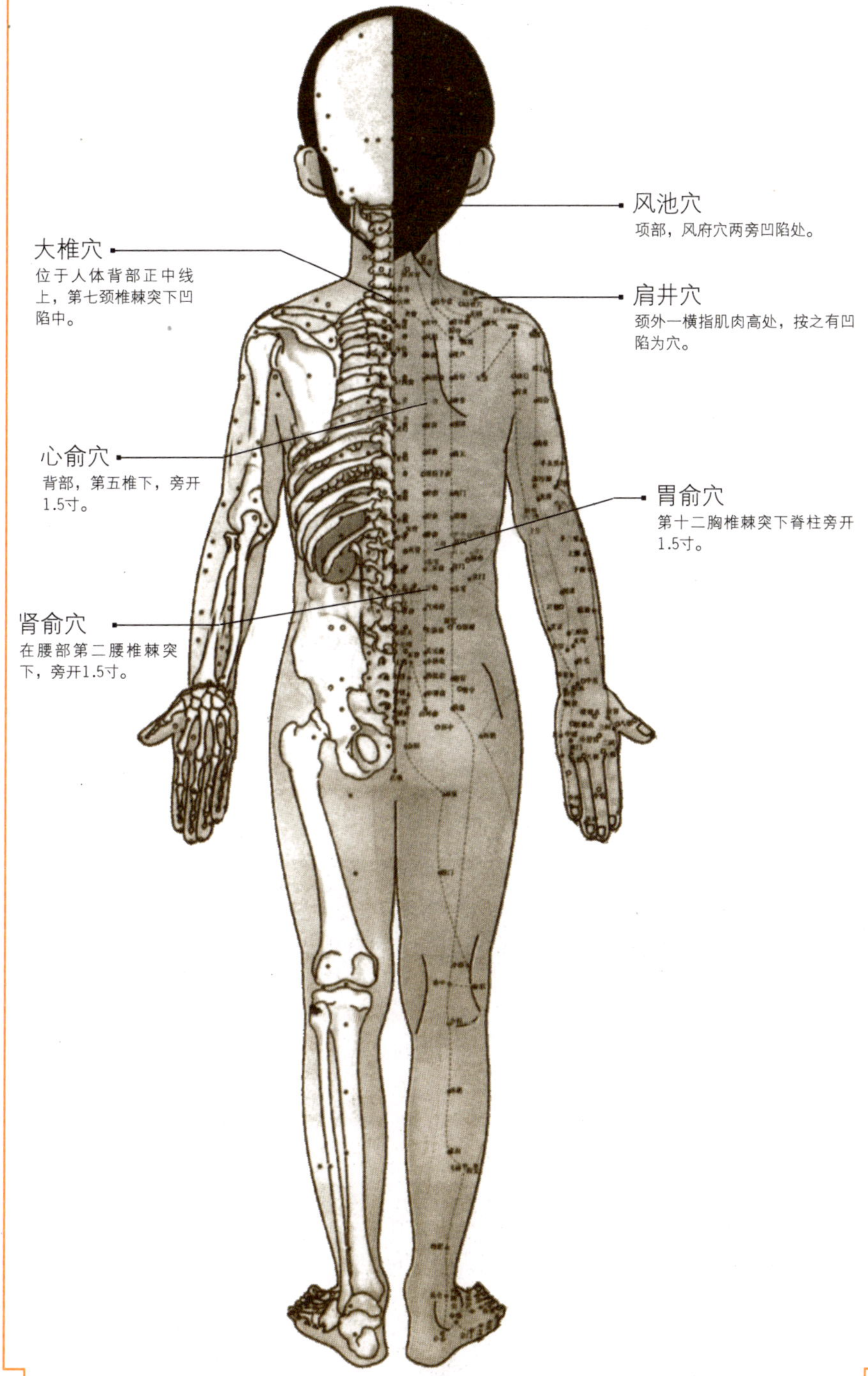

风池穴
项部，风府穴两旁凹陷处。

大椎穴
位于人体背部正中线上，第七颈椎棘突下凹陷中。

肩井穴
颈外一横指肌肉高处，按之有凹陷为穴。

心俞穴
背部，第五椎下，旁开1.5寸。

胃俞穴
第十二胸椎棘突下脊柱旁开1.5寸。

肾俞穴
在腰部第二腰椎棘突下，旁开1.5寸。

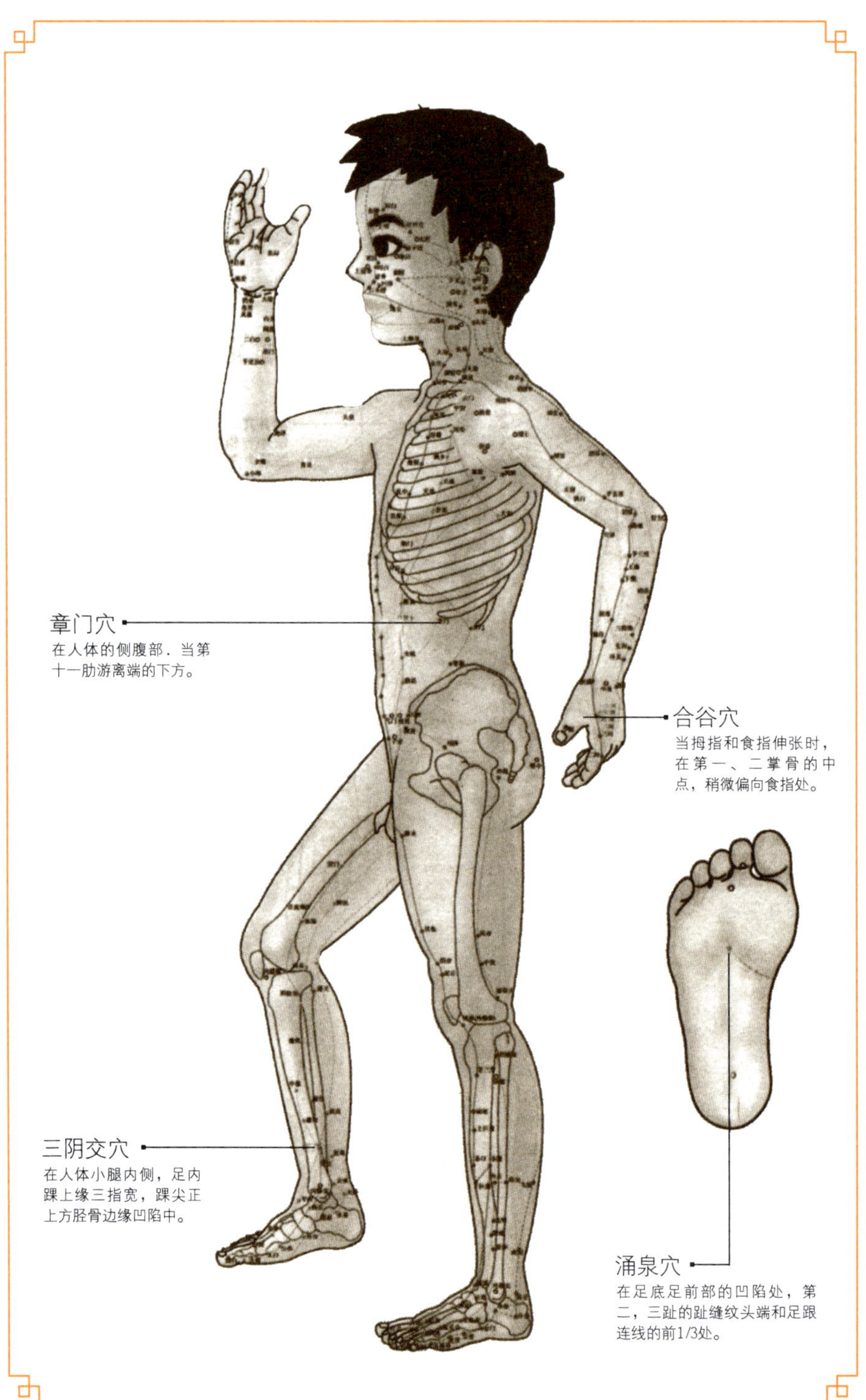
章门穴
在人体的侧腹部，当第十一肋游离端的下方。
合谷穴
当拇指和食指伸张时，在第一、二掌骨的中点，稍微偏向食指处。
三阴交穴
在人体小腿内侧，足内踝上缘三指宽，踝尖正上方胫骨边缘凹陷中。
涌泉穴
在足底足前部的凹陷处，第二，三趾的趾缝纹头端和足跟连线的前1/3处。

养眼大穴

病症：斜视　视疲劳　眼干涩　屈光不良　目赤肿痛　视神经炎　结膜炎

特效穴位：攒竹穴

取穴技巧：患儿仰卧，父母双手中四指并拢，食指伸出，指尖向前，将食指指腹由下往上至眼眶骨上凹陷处，则食指指腹所在位置即是。

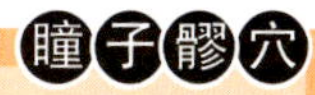

患儿端坐，父母五指朝天，掌心向着自己。以两手大拇指置于患儿头部侧边，太阳穴斜下、前方，两大指相对用力垂直按穴位即是。

睛明穴

患儿正立轻闭双眼，父母将大拇指置于鼻梁旁与内眼角的中点，则拇指指尖所在的位置即是。

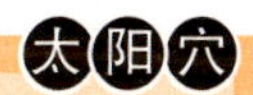

患儿正坐，父母举两手，大拇指放在眉梢至耳朵之间约1/3处，大拇指指肚处在的最凹陷处即是该穴。

护颈大穴

病症：斜颈　落枕　颈肩痛　颈椎病

特效穴位：风池穴

取穴技巧：患儿背坐，父母举臂抬肘，肘约与肩同高，屈肘向头，双手置于患儿耳后，掌心向内，指尖朝上，四指轻扶头（耳上）两侧。大拇指指腹位置的穴位即是。

大椎穴

患儿背坐或俯卧，父母把手放在患儿背后正中线，第七颈椎棘突下凹陷中即是穴位。

天突穴

患儿仰卧，父母将手放于患儿颈部正中线两锁骨中间，胸骨上窝中央即是穴位。

肩井穴

患儿正坐，父母把手放在患儿肩上，以中间三指放在肩颈交会处，中指指腹所在位置的穴位即是。

强心大穴

病症：心悸　心绞痛　心律不齐

特效穴位：劳宫穴

取穴技巧：患儿手平伸，微曲约45°，掌心向上，轻握掌，屈向掌心，中指所对应的掌心位置即是劳宫穴。

内关穴

父母将一手三个手指头并拢，无名指放在患儿手腕横纹上，这时食指和患儿手腕交叉点的中点，就是内关穴。

膻中穴

患儿仰卧，父母伸双手向胸，手掌放松，约成瓢状，掌心向下，中指指尖置于双乳的中点位置即是。

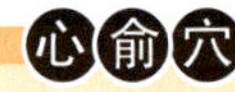

患儿俯卧，父母伸手向背，第五胸椎棘下，旁开1.5寸即是。

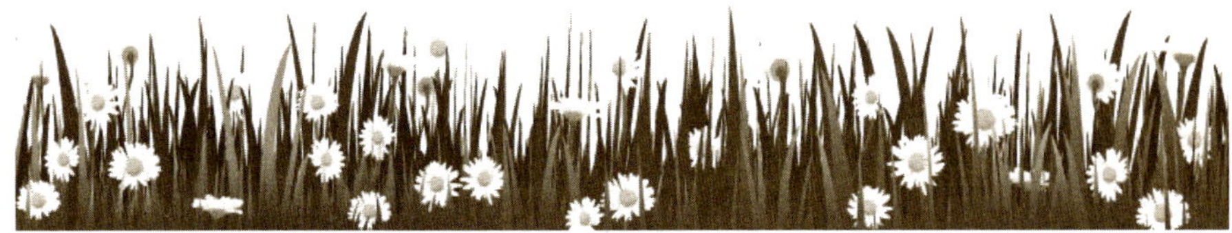

补血大穴

病症：贫血 紫癜 疲劳乏力 口唇苍白

特效穴位：太渊穴

取穴技巧：父母以一手手掌轻握患儿手背，弯曲大拇指，大拇指指腹及甲尖垂直下按就是。

气海穴

患儿仰卧，父母一手掌伸向患儿下腹部，前正中线上，当脐中下1.5寸即是穴位。

血海穴

患儿正坐，翘一足置放在另一腿膝上，父母将一手拇指以外的四指并拢，小指尖置于膝盖骨内侧的上角，则食指指肚所在位置即是该穴。

足三里穴

患儿正坐，屈膝90°，父母手心侧对髌骨，手指朝向里，无名指指端处即是该穴。

健肾大穴

病症：肾炎 小儿遗尿 小儿尿频 神经衰弱

特效穴位：涌泉穴

取穴技巧：患儿俯卧，父母用手轻握患儿腿，四指置于足背，弯曲大拇指按压处即是。

三阴交穴

患儿正坐，抬脚置另一腿上，父母以手除拇指外的四指并拢伸直，并将小指置于足内踝上缘处，则食指下，踝尖正上方胫骨边缘凹陷处即是该穴。

关元穴

患儿仰卧，父母双手置于小腹，左手中指指腹所在位置的穴位即是。

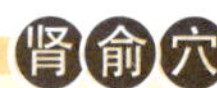
肾俞穴

患儿仰卧，父母将食指放于患儿腰部第五腰椎棘突下旁开1.5寸处穴位即是。

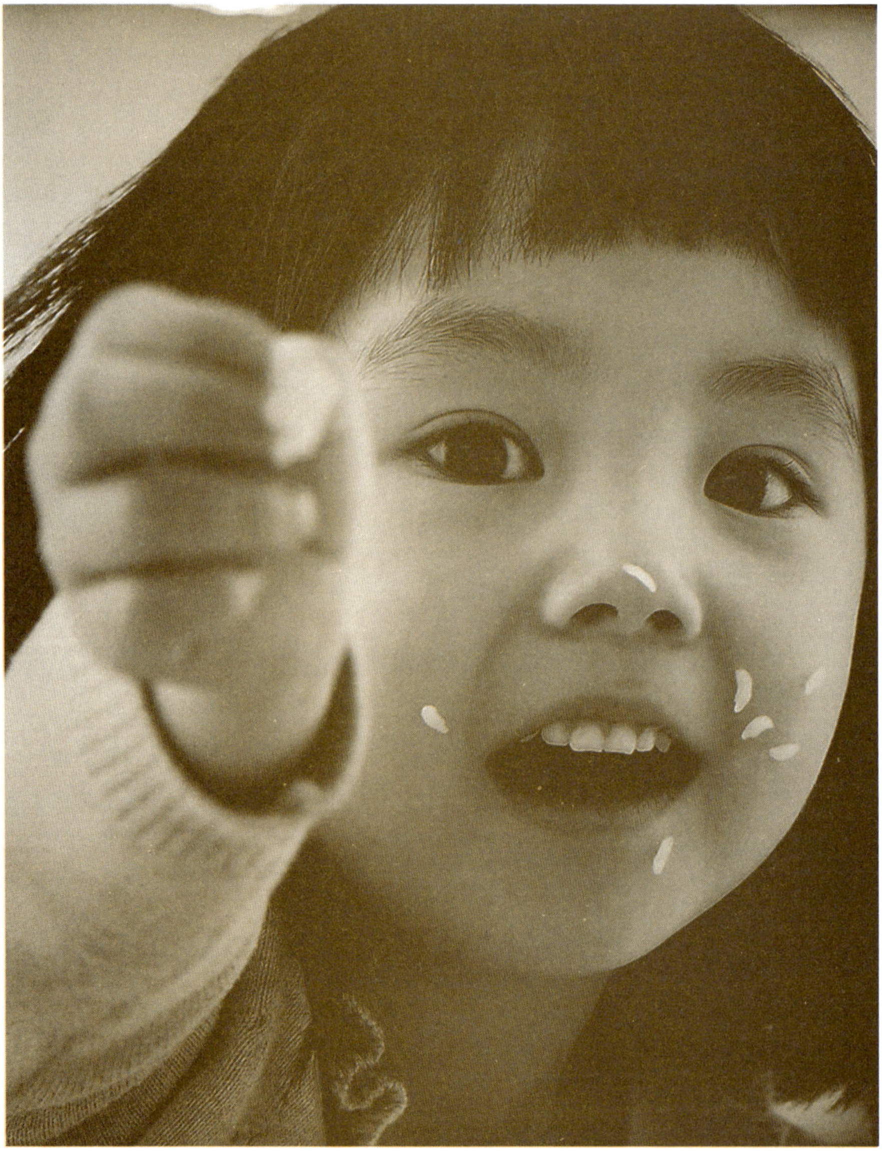

第二章

儿童身体重要穴位了解

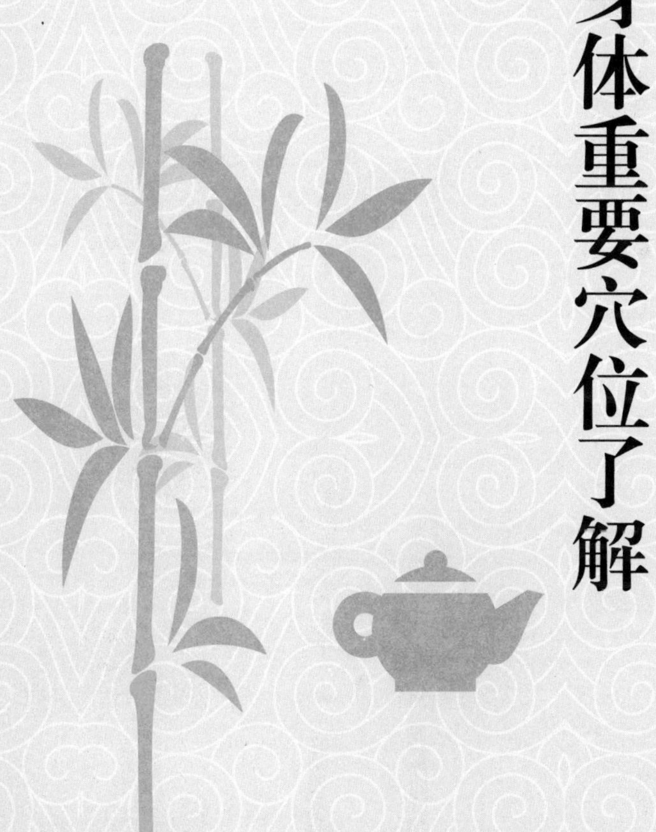

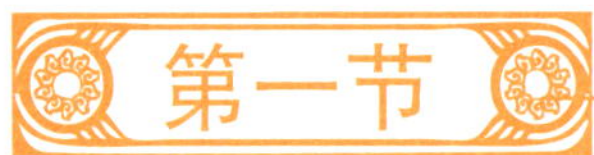

第一节 头、面部特效穴位

开天门（攒竹）让元气自由出入

▶ 定位：两眉中间至前发际成一直线，即额头的正中线。

▶ 手法操作：用双手拇指自下而上交替直推，称为推天门。

▶ 功效主治：疏风解表，醒脑止痛，镇静安神。常用于小儿外感、头痛、精神不振、惊悸不安等病症。

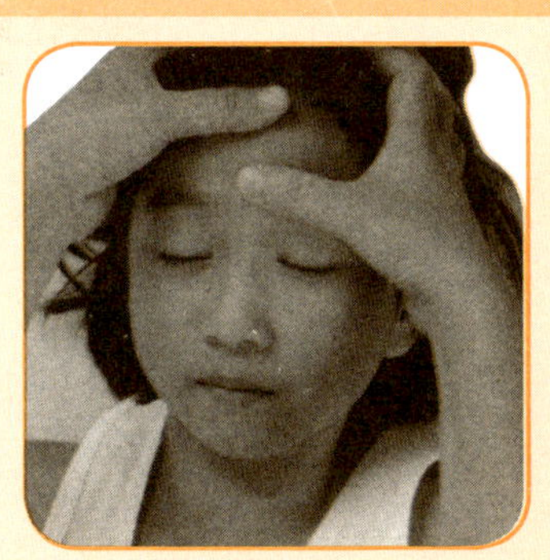

天门为什么又叫攒竹

攒，聚集也；竹，山林之竹也。攒竹名意指膀胱经湿冷水气由此吸热上行。本穴物质为睛明穴上传而来的水湿之气，因其性寒而为吸热上行，与睛明穴内提供的水湿之气相比，由本穴上行的水湿之气量小，如同捆扎聚集的竹竿小头一般（小头为上部、为去部，大头为下部、为来部），故名攒竹。

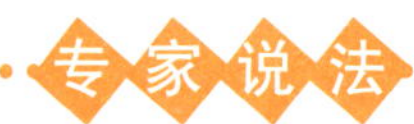

专家说法

“开”字含有开启或打开的意思。在中医传统里，天门，都是神出入的门户，打开天门，就可以让自己的元神自由出入，也可把天地之元气源源不断地收入，以滋补元神。

天门穴有安神镇惊的作用，当父母给孩子推这个穴位时，孩子会感觉特别舒服，推不了一会儿，孩子就会安静下来，甚至睡着了。这个穴位还可以配合其他穴位治疗孩子的外感发热、头痛、精神萎靡等症。

推坎宫——守护孩子眼睛的卫士

定位： 自眉头起，沿眉毛向眉梢成一横线。

手法操作： 用双手拇指自眉心向眉梢做分推，这种操作称为推坎宫（图①、图②）。

功效主治： 疏风解表，醒脑明目，止痛。多用于外感发热、惊风、头痛，目赤痛。

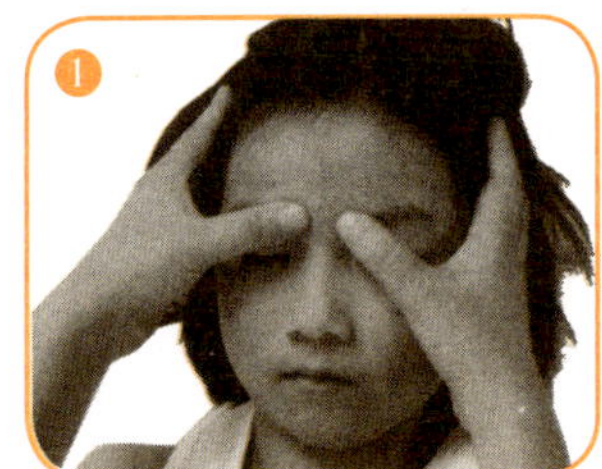

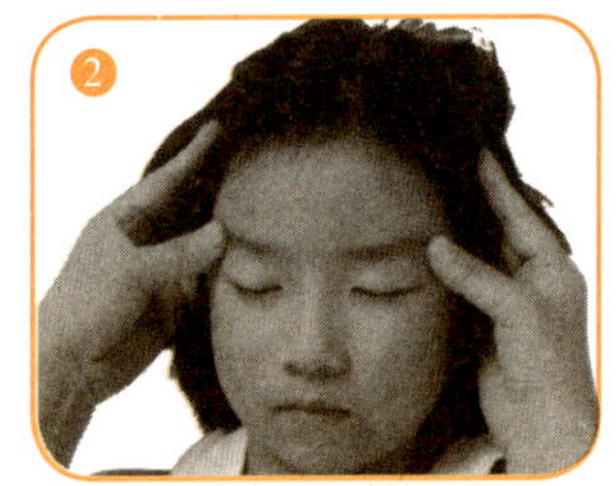

●专家说法

父母平时腾出一点儿时间，每天晚饭前就给他推推坎宫，可以有效预防眼部疾病。

父母将两大拇指分别放在孩子的两眉头上，然后沿着眉毛向眉梢做分推，推的速度要慢，用力要轻。在春季干燥的时候，要是发现孩子的眼睛发红，就应该给他推坎宫，提早治疗。

推坎宫还可以配合大椎、风府、风池等穴位，治疗孩子的外感发热、惊风、头痛等症。

运太阳——改善感冒最有效

定位： 眉毛末端与眼睛末端的连线中点向后一指宽的凹陷处

手法操作： 用两大拇指推运，称运太阳。向眼睛的方向推运为补，向耳朵的方向推运为泻。

功效主治： 感冒、头痛、惊风等。

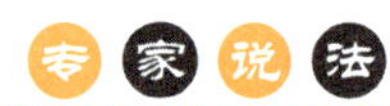

专家说法

由于孩子脏腑娇嫩，肌肤柔嫩，皮肤疏松，所以一不小心就会感冒，感冒虽然不是什么大毛病，但如果治疗不及时也会造成不小的危险，孩子一旦感冒了，父母们就要给他做做运太阳的按摩，会对病情有所缓解。建议父母在孩子没有感冒时也经常给他做做运太阳的按摩，也有很不错的预防感冒的作用。

耳后高骨——孩子头痛的克星

▶ 定位：耳后入发际高骨下的凹陷中。

▶ 手法操作：用双手拇指或者中指端揉，称为揉耳后高骨（图③）。

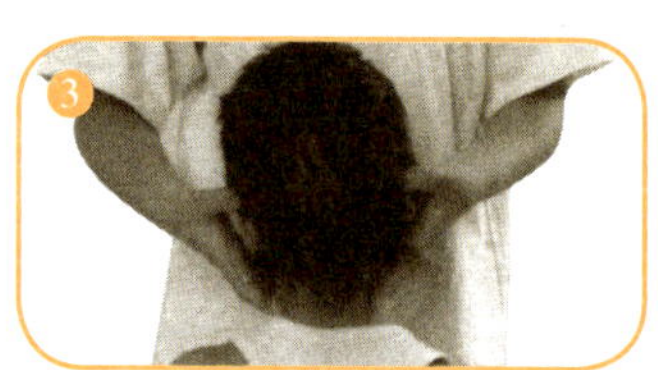

▶ 功效主治：疏风解表，安神除烦，多用于感冒头疼、惊风、烦躁不安。

推天柱——孩子呕吐不用慌

▶ 定位：颈后发际正中至大椎穴成一直线。

▶ 手法操作：用拇指或者食、中指自上向下直推（图④）。

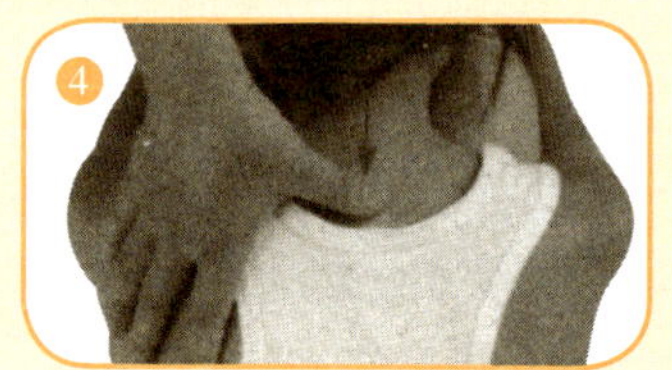

▶ 功效主治：祛风散寒，降逆止呕。用于呕吐、恶心、外感发热及咽痛等。

专家说法

因为孩子的胃部很浅，所以很容易呕吐，婴儿多半都会因此而经常吐奶。只要给他推天柱就会有所缓解，但有的父母总觉得拿不准力度。推天柱应在手腕放松的状态下，从轻到重慢慢加力即可，每个穴位按揉3分钟左右，至孩子皮肤微微发红即可。另外，如果孩子因爱吃油炸食物或因喝水少而嗓子疼的话，只要经常给孩子推天柱并且多喝水就能缓解。

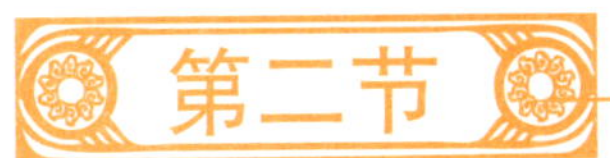

第二节 腹背部特效穴位

分推腹阴阳——解决孩子腹痛

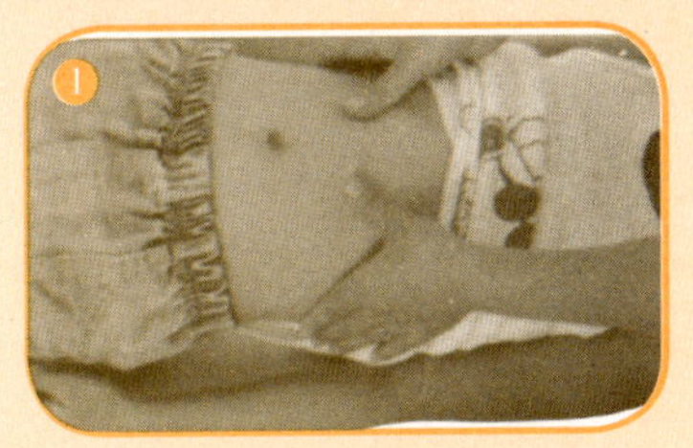

▶ 定位：在肋弓角边缘或自中脘至脐。

▶ 手法操作：沿肋弓角边缘或自中脘至脐，向两旁分推，称为推腹阴阳；用掌或者四指摩称摩腹（图①）。

▶ 功效主治：治疗腹胀、消化不良、恶心呕吐。

揉摩肚脐——有效改善孩子便秘

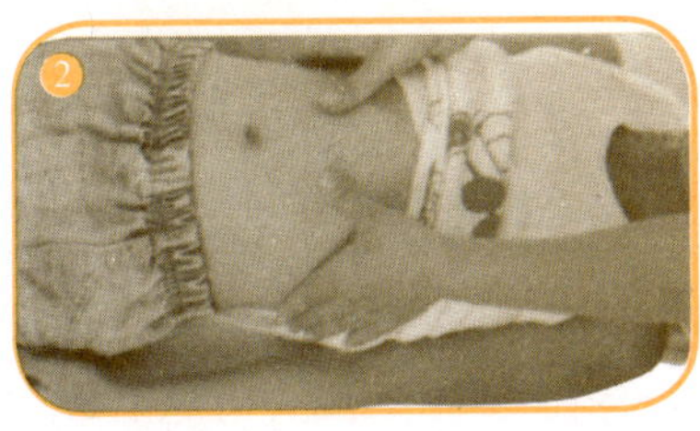

▶ 定位：小腹肚脐处。

▶ 手法操作：用中指端或手掌揉，称揉脐；用指或掌摩，称摩脐：用大拇指和食指、中指抓住肚脐抖揉，也称揉脐（图②）。

▶ 功效主治：治疗孩子腹胀腹痛、积食、肠鸣、吐泻等。

揉丹田——解决孩子腹痛

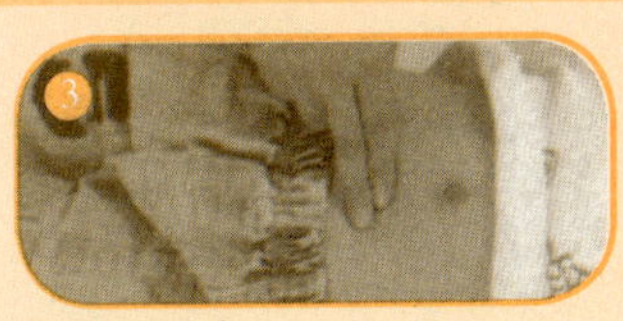

▶ 定位：在脐下2～3寸之间。

▶ 手法操作：用手指或者手掌轻揉即可（图③）。

▶ 功效主治：治疗孩子腹痛腹泻、遗尿、脱肛等。

推七节骨——改善孩子尿床，百试不爽

定位： 第四腰椎至尾椎骨端成一直线。

手法操作： 用拇指桡侧面或食、中指指面自下而上直推，称为上推七节骨，自上而下为下推七节骨（图④）。

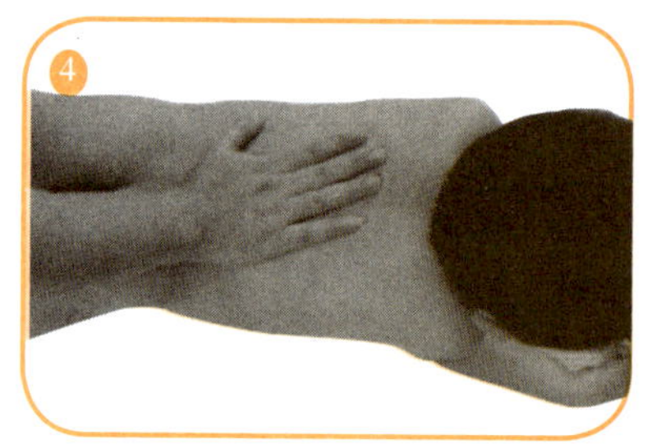

功效主治： 上推温阳止泻，下推泻热通便。用于便秘、腹泻、痢疾等。

揉龟尾——让孩子排泄通畅

定位： 尾椎骨端。

手法操作： 用拇指端或中指端揉，称为揉龟尾（图⑤）。

功效主治： 调理大肠。用于便秘、脱肛、遗尿等。

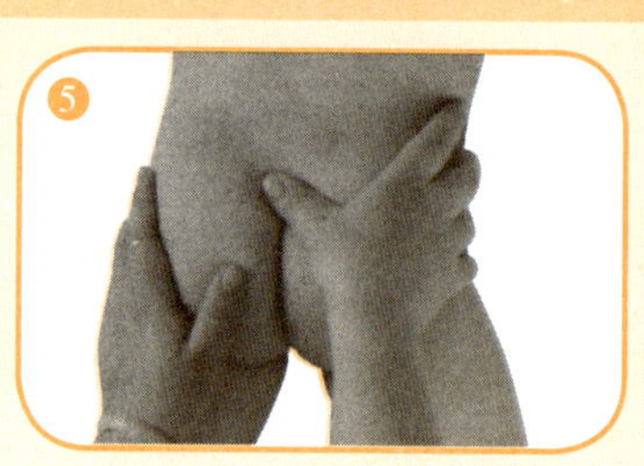

华佗捏脊法——捏三提一

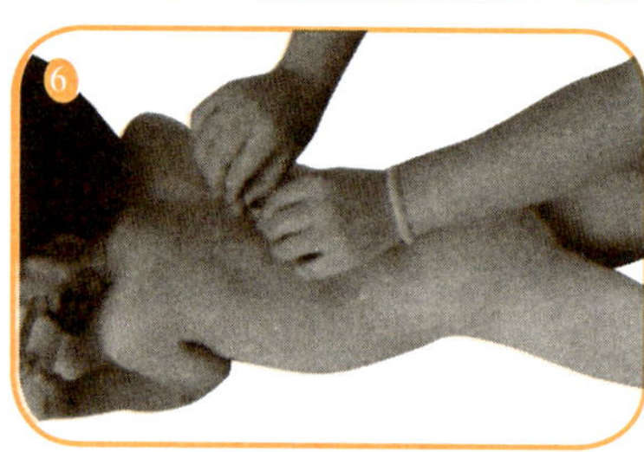

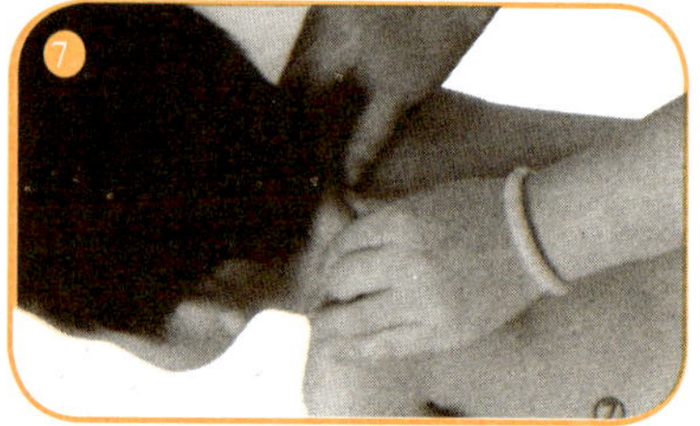

定位： 后背正中线。

手法操作： 自上而下捏脊，从臀裂至颈部大椎穴，每次捏3～5遍，以皮肤微微发红为度。在捏最后一遍时，最好每捏三下就向上提一次，以加大刺激量。注意，要沿着直线捏，不要歪着捏（图⑥、图⑦）。

功效主治： 调节孩子脏腑的生理功能，尤其是对肠胃调节有好处。

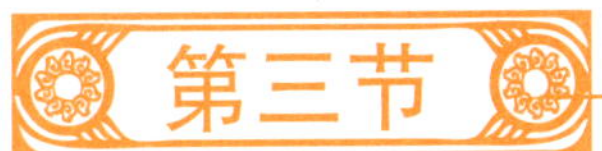

第三节 上肢部特效穴位

推脾经——强身治病的关键

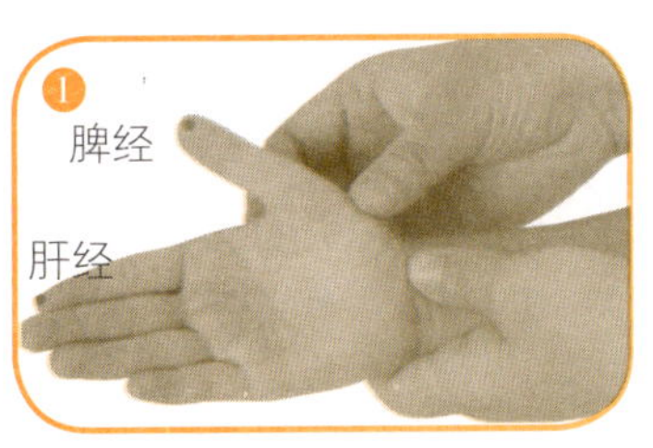

▶ 定位：在拇指末节罗纹面。

▶ 手法操作：在孩子的大拇指面顺时针方向旋转推动为补；将大拇指伸直由指端向指根方向直线推动为泻。两者统称推脾经（图①）。

▶ 功效主治：补法健脾胃，补气血；泻法清热利湿。用于孩子消化不良、痢疾、疳积、便血及儿童隐疹不透等。

推肝经——驱毒、降温的好帮手

▶ 定位：食指末节罗纹面。

▶ 手法操作：在孩子的食指面以顺时针方向旋转推动为补；由指端向指根方向直线推动为泻。两者统称推肝经（图①）。

▶ 功效主治：平肝泻火，解郁除烦。多用于孩子抽搐，烦躁不安等。

推心经——安神、补气血

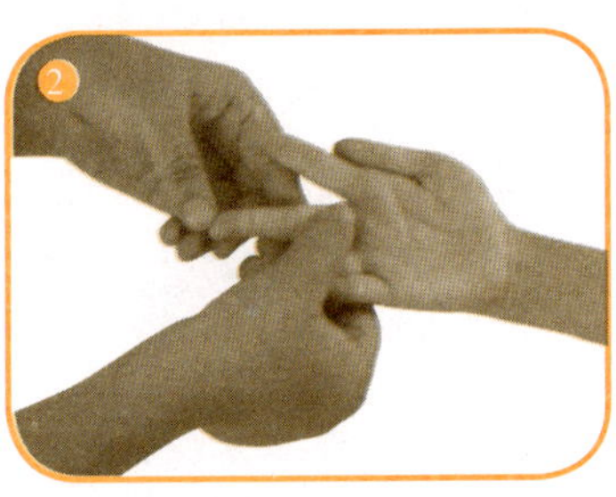

▶ 定位：中指末节罗纹面。

▶ 手法操作：在孩子的中指面顺时针方向旋推为补；由指端向指根方向直线推动为泻。两者统称推心经。建议多用泻法而少用补法，以免动心火（图②）。

▶ 功效主治：用于高热发晕，口舌生疮，小便赤涩、心血不足等。

推肺经——保健、治病一举两得

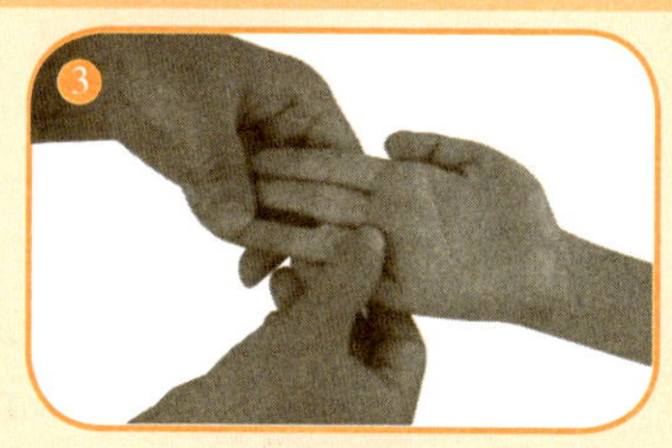

▶ **定位：** 无名指末节罗纹面。

▶ **手法操作：** 在孩子的无名指指面顺时针方向旋推为补；由指端向指根方向直线推动为泻。两者统称推肺经（图③）。

▶ **功效主治：** 补法可以补益肺气；泻法能宣肺清热，疏风解表，化痰止咳。用于感冒、咳嗽、气喘、发热等。

推肾经——先天不足后天补

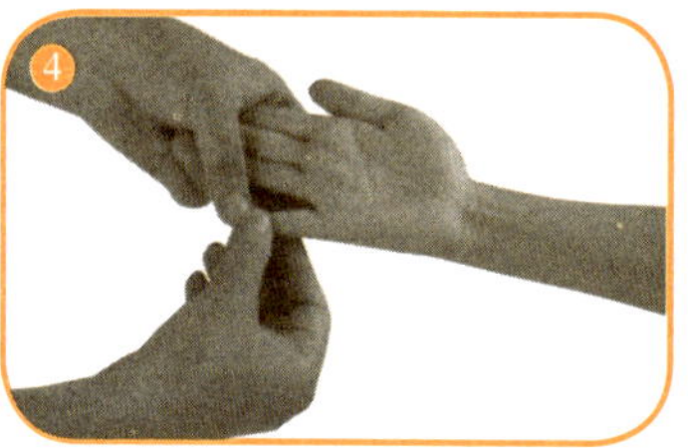

▶ **定位：** 小指末节的罗纹面。

▶ **手法操作：** 在孩子的小指面顺时针方向旋推为补；将孩子小指伸直，由指端向指根方向直线推动为泻。两者统称推肾经（图④）。

▶ **功效主治：** 补法可以补肾益脑；泻法能清利下焦湿热，用于腹泻、膀胱蕴热、小便时间短、次数多等。

推大肠经——保健、治病一举两得

▶ **定位：** 食指外侧缘，自食指尖至虎口成一直线。

▶ **手法操作：** 从食指尖直推向虎口为补法，称为补大肠（图⑤）；反之为泻法，称为清大肠（图⑥）。

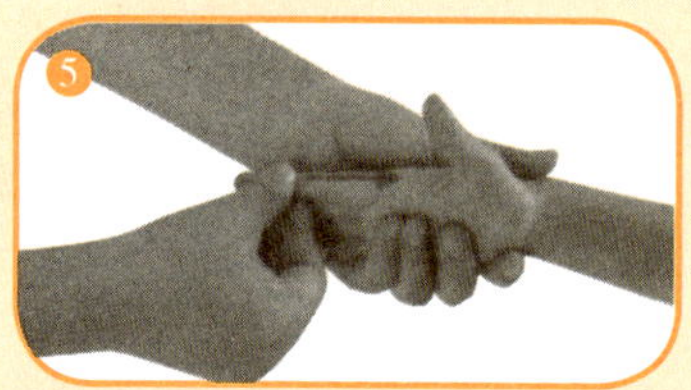

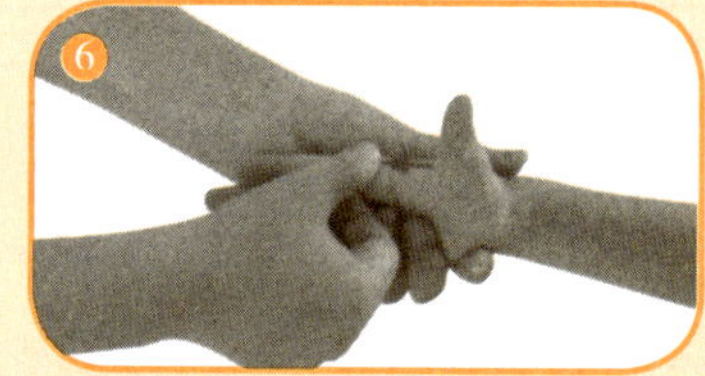

▶ **功效主治：** 补法可以止泻，泻法可以清利大肠，除湿热，用于腹泻、脱肛、便秘、痢疾。

推小肠经——宁心安神的重要经络

▶ 定位：小指外侧缘，自指尖至指根成一直线。

▶ 手法操作：从小指外侧缘处指尖直推向指根为补法，称补小肠（图⑦）。反之则为泻，称泻小肠（图⑧）。

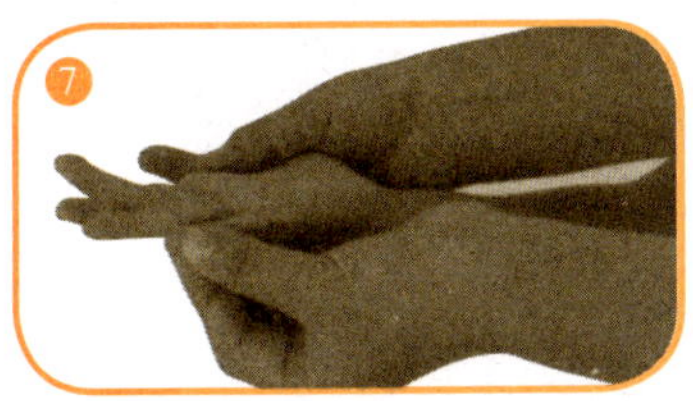

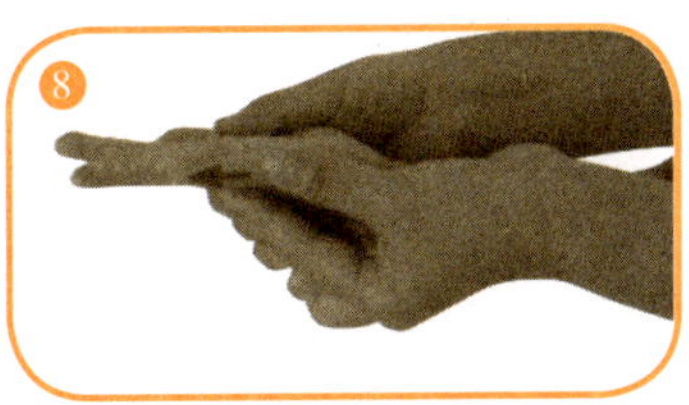

▶ 功效主治：补法可以温补下焦，收敛止遗；泻法可以清利下焦湿热。多用于心火亢盛下移小肠而致的小便短赤不利、尿闭或下焦虚寒型的多尿、遗尿等。

推胃经——提升孩子食欲，帮助消化

▶ 定位：大拇指掌侧第一节。

▶ 手法操作：沿大拇指掌侧第一节向手掌方向直线推动为补；由指端向指根方向直线推动为泻。两者统称推胃经（图⑨）。

▶ 功效主治：治疗孩子食欲不振、恶呕嗳气、烦渴善饥等。

掐四横纹——轻松改善孩子积食

▶ 定位：在掌面，食、中、无名、小指的掌指关节横纹处（图③）。

▶ 手法操作：用拇指甲掐，称为掐四横纹。

▶ 功效主治：消胀，散结。主要用于脾胃热结、口唇溃烂及腹胀等。

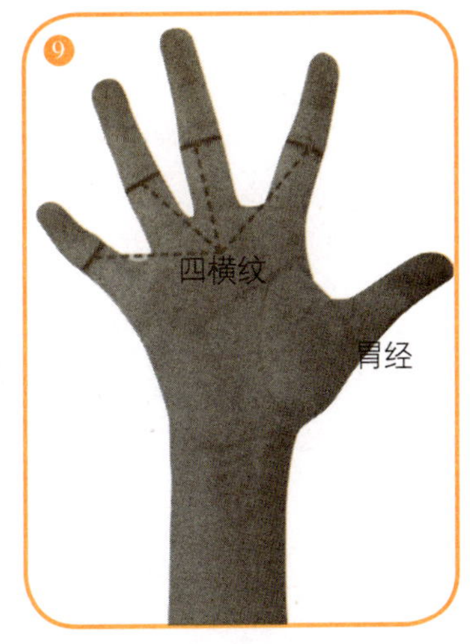

推板门（大鱼际）孩子吃饭香

定位： 手掌大鱼际的平面。

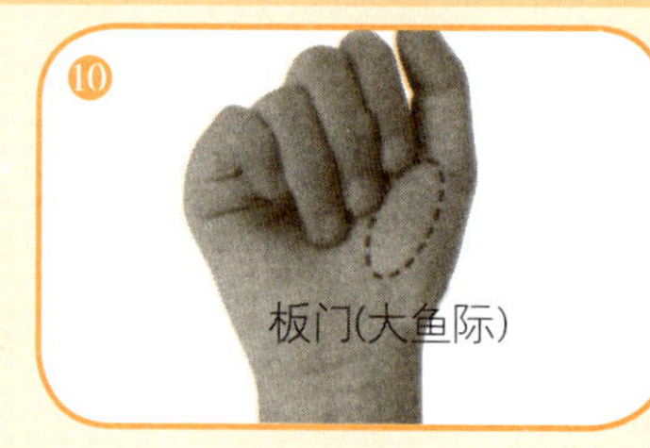

手法操作： 多用揉法或推法。用指端揉，称揉板门或运板门，这种手法可以通上下之气。用推法自指根推向腕横纹，称为板门推向横纹，可以止泻。反之称横纹推向板门，可以止呕吐（图⑩）。

功效主治： 消食导滞，健脾胃。多用于儿童积食、腹胀、呕吐、腹泻等。

运内八卦——巧运八卦除百病

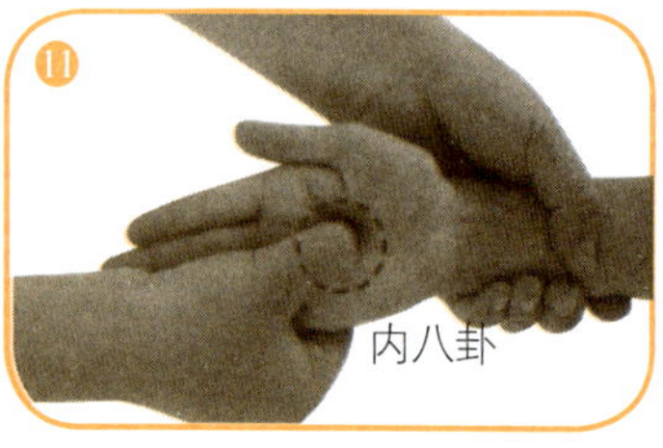

定位： 在手掌面，以掌心为圆心，从圆心至中指根横纹约2/3处为半径所做的圆周。

手法操作： 用运法，顺时针方向掐，称为运内八卦（图⑪）。

功效主治： 导滞消食，化痰顺气。主要用于咳嗽、胸闷、腹胀、呕吐及食欲不振等。

掐二扇门——快速清火退热

定位： 中指与无名指之间的指蹼缘，赤白肉下半寸处。

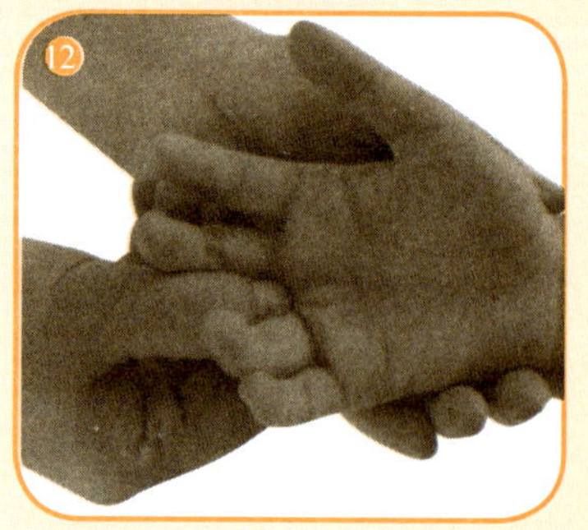

手法操作： 用大拇指甲掐，为掐二扇门。用拇指端揉．为揉二扇门。揉法要稍用力，速度宜快（图⑫）。

功效主治： 发汗，退热。多用于受风寒。

掐外劳宫——祛除体寒

▶ 定位：在左手背中心即手背与内劳宫的相对处。

▶ 手法操作：用揉法称为揉外劳宫，用掐法称掐外劳宫（图⑬）。

▶ 功效主治：治疗孩子感冒、痢疾、遗尿、腹泻等。

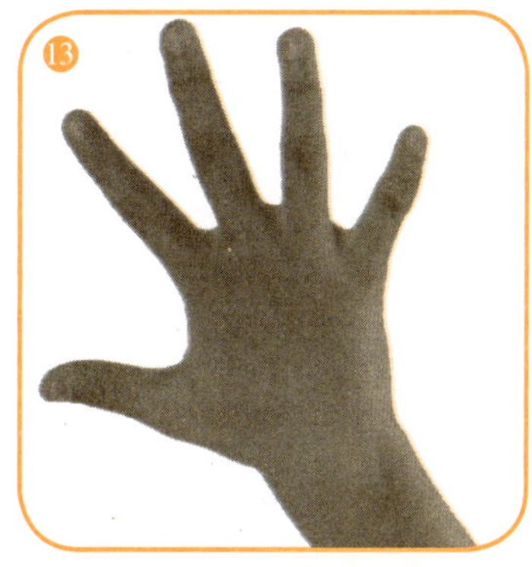

推三关——气血两旺的好方法

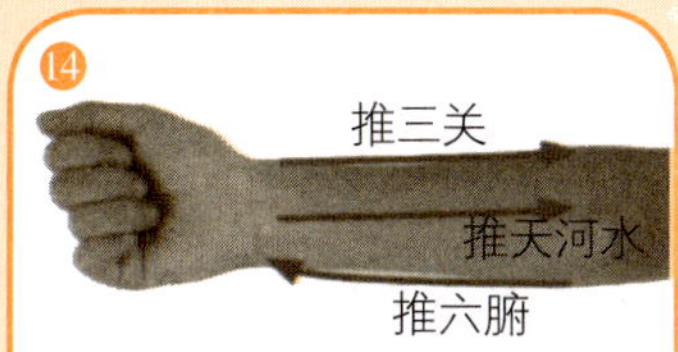

▶ 定位：前臂靠大拇指那一侧，从肘部（曲池穴）至手腕根部，成一直线。

▶ 手法操作：用拇指或食、中指面自腕部推向肘部，称为推三关。从拇指外侧端推向肘部称为大推三关（图⑭）。

▶ 功效主治：补虚散寒，主要用于气血虚弱、四肢发寒、腹痛腹泻、疹子透出不畅及感冒等一切虚寒病证。

推天河水——巧运八卦除百病

▶ 定位：前臂正中，总筋至肘弯成一直线。

▶ 手法操作：用食指、中指面自腕部推向肘部，称为推天河水。用食、中指蘸水从总筋开始，一起一落的弹打，直至肘部，同时一面用嘴吹气。

▶ 功效主治：清热泻火，主要用于治疗热性病证，比如感到发热、内热、惊风等一切热证。

推六腑——迅速击退高热和惊风

▶ 定位：在前臂的内侧面，从腕根部至肘部成一直线。

▶ 手法操作：用拇指或食指、中指面自肘部推向腕，称为推六腑。

▶ 功效主治：清热解毒、凉血。主要用于高热、惊风、口疮、面肿、咽痛、便秘等一切实热病证。

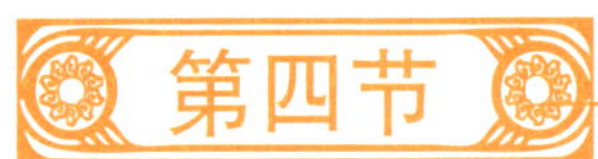

第四节 五个手指对应孩子的五大重要经络

"小儿百脉，汇于两掌"，孩子五指上的经络通过不同的排列组合，就可以包治百病，再配以最合适的按摩手法和力度，就能发挥出令人惊叹的魔力。在这看似简单的组合中，蕴涵着的却是关于儿童经络奥秘的伟大真经。

拇指：

从中医的角度来讲，大拇指对应孩子的脾经，如果孩子总是消瘦并闷闷不乐，就可能说明孩子内分泌不稳定，从而影响了孩子身体和精神的健康，父母平时可以经常给孩子推大拇指，即脾经，来治疗这些病证。

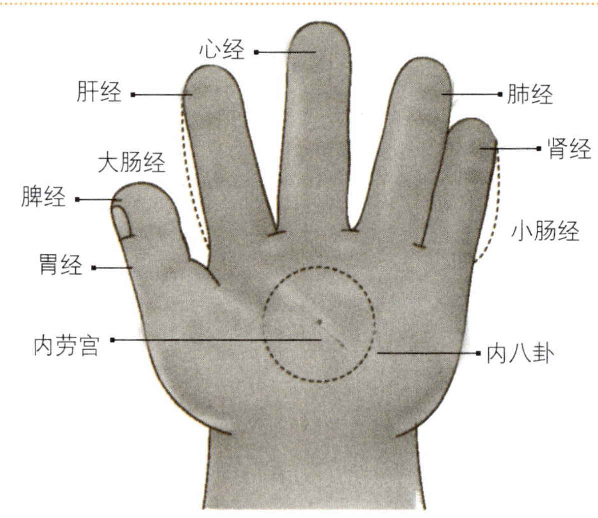

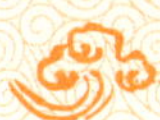

● 食指：

食指对应的是孩子的肝经，肝负责血气，一般情况下，肝阴、肝血虚的孩子很容易盗汗和抽筋。父母平时如果经常给孩子推推食指面，即肝经，就能对盗汗和抽筋有一定的治疗效果。

● 中指：

从中医的角度来讲，中指对应的是孩子的心经，如果孩子老是心神不安、一惊一乍或爱出虚汗，则属于心气虚表现；若孩子总是无缘无故流泪或身上总有原因不明的红肿出现，则属于心热。以上各病证，都应该从心治，推孩子的中指面，即心经，对孩子的这些病证都有很好的疗效。

● 无名指：

孩子的无名指对应的是肺经。如果孩子的声音很弱，说话总是没底气，那就代表他的肺部不是很健康，属于肺气虚的表现。如果孩子总是发不出声音或者噪音经常变得嘶哑，则表示肺里有痰；如果孩子浑身总无故发痒，则说明肺燥。父母可以经常给孩子推无名指面，来治疗以上病症（图①）。

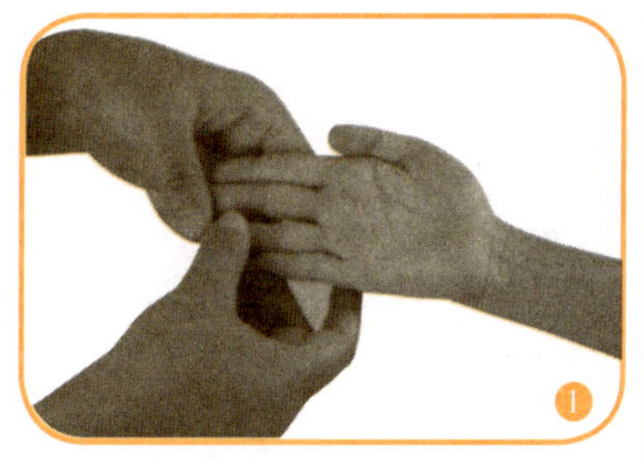

①

● 小指：

小指对应的是孩子的肾经，如果孩子在骨头、牙齿、耳朵这三个部位有什么疾病的话，都应该与肾脏是否健康有一定的关系，对于在这些部位有疾病的孩子，父母可以在平时经常推推孩子的小指面，即肾经（图②）。

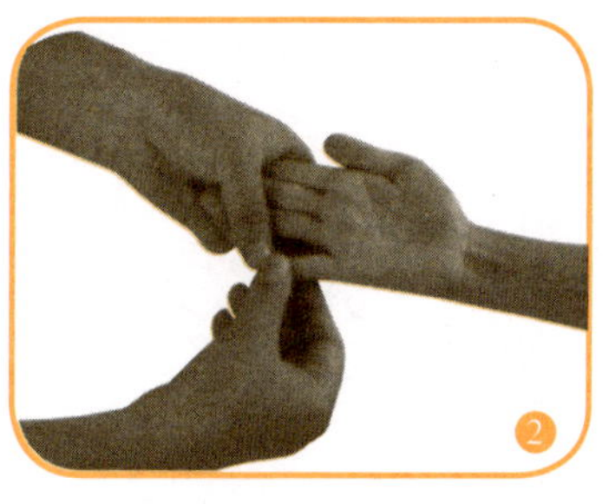

②

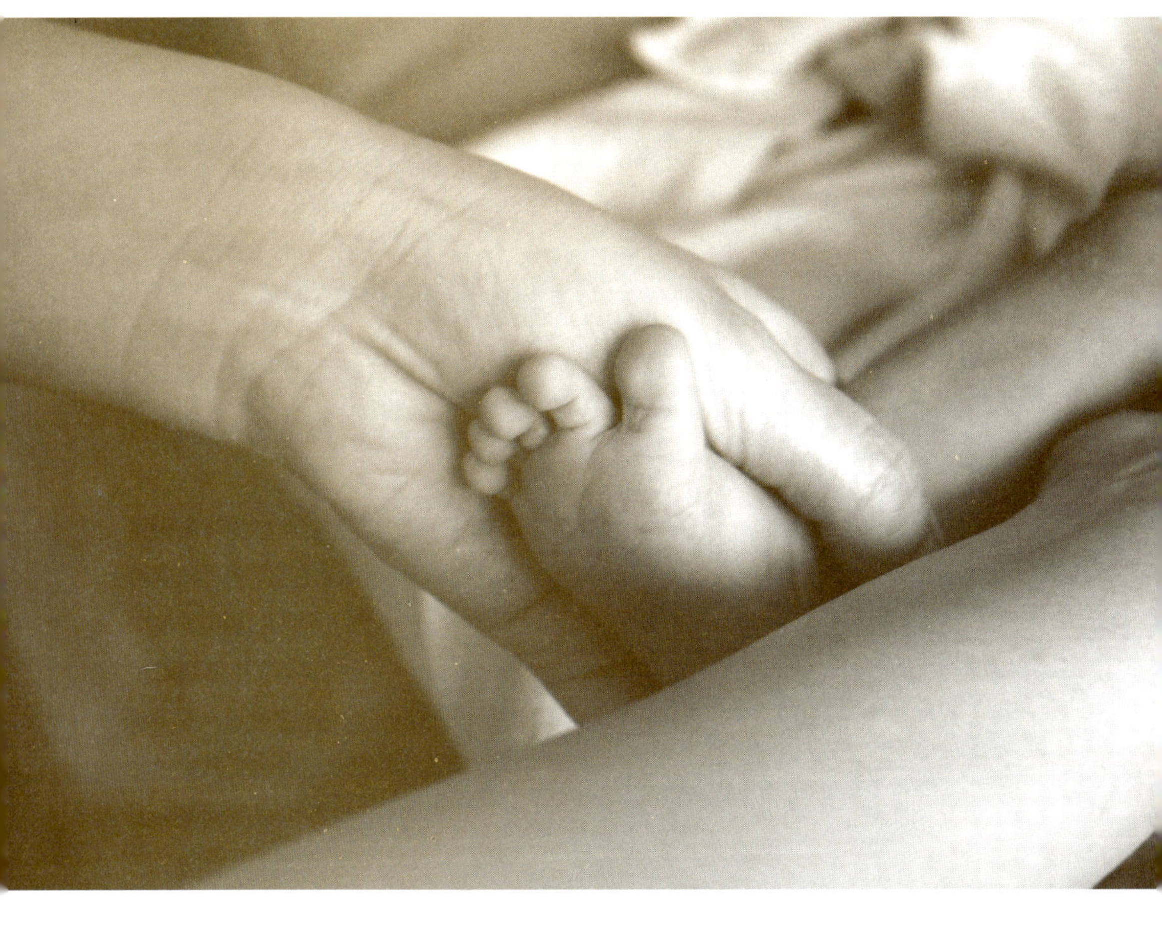

第四章

按摩刮痧治疗儿童常见病

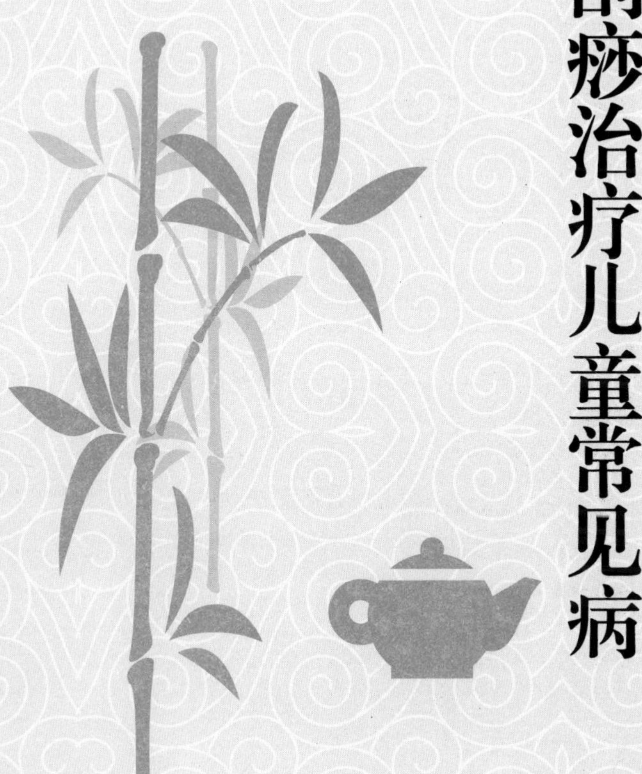

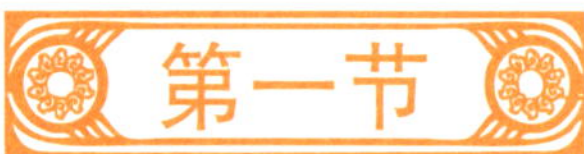

第一节 儿童内科疾病按摩刮痧

头 痛

头脑清爽心情好

引起孩子头痛的原因有很多，饮食不当、天气变化、疲劳甚至烦恼等都容易引起孩子头痛症状。针对不同的发病原因，家长对孩子的治疗方式也有所不同。

刮痧取穴与刮拭顺序

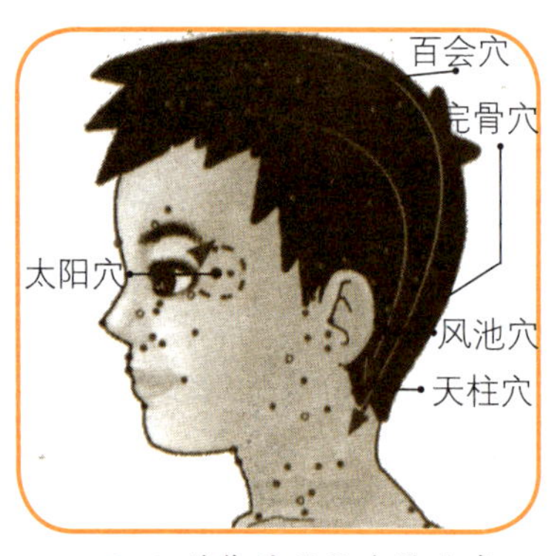

◆ 1 若您的孩子为偏头痛，则从太阳穴开始刮拭；头顶痛则按照从百会穴到风池穴的顺序刮拭；后脑痛则是刮拭完骨穴、天柱穴一带。

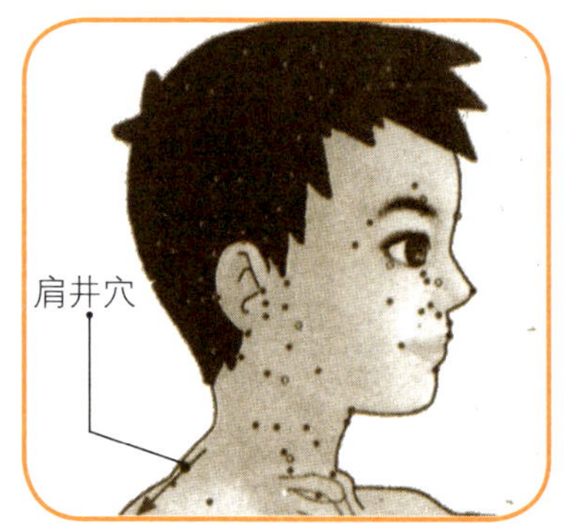

◆ 2 刮拭肩部，从头侧至肩井穴一带。

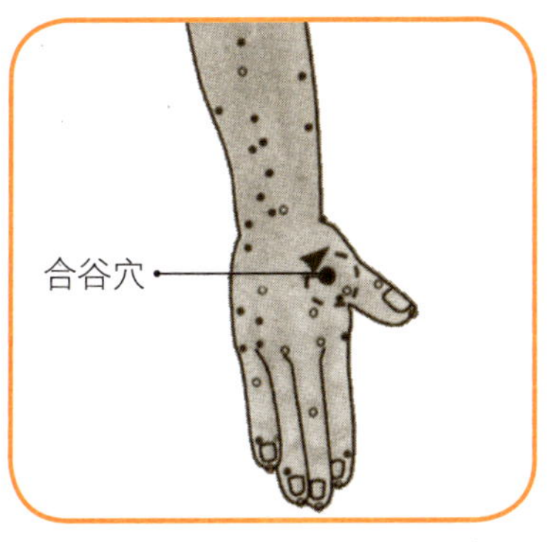

◆ 3 用平面按揉法按揉合谷穴，合谷穴位于第一、第二掌骨之间的凹陷中间处偏于第二掌骨。

父母刮痧

时间	运板	次数
10～15分钟	面刮法 平面按揉法	20～30次

治疗头痛的饮食配方

1.川芎10克，白芷10克，煎服或研末吹鼻。

2.全蝎3克，蜈蚣三条，地龙10克，焙干，研末吞服，每次3克，每日2次。

3.薄荷液：将干燥的薄荷叶放入热水中，煮3分钟，喝下煮出的薄荷液。

按摩取穴与按摩顺序

找准穴位

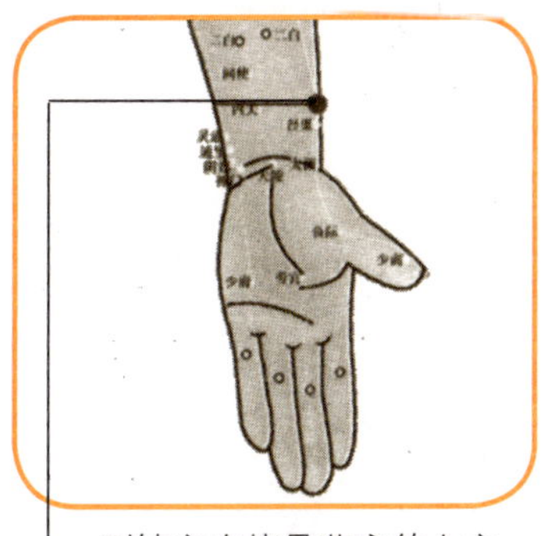

列缺穴在桡骨茎突的上方，腕横纹上1.5寸处。

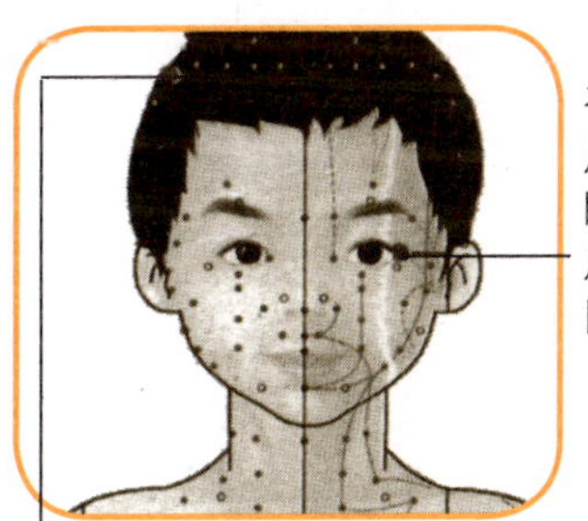

太阳穴在颞部，当眉梢与目外眦之间，向后约1横指凹陷处。

头维穴位于头侧部的发际中，在发际点向上一指宽处，嘴动时该处肌肉也会动（当额角发际上0.5寸，头正中线旁开4.5寸）。

按摩流程

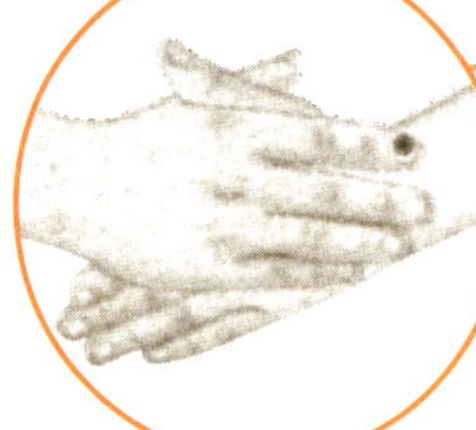

1

按摩穴位：列缺

按摩手法：食指揉法

按摩时间：1～3分钟

按摩力度：适度

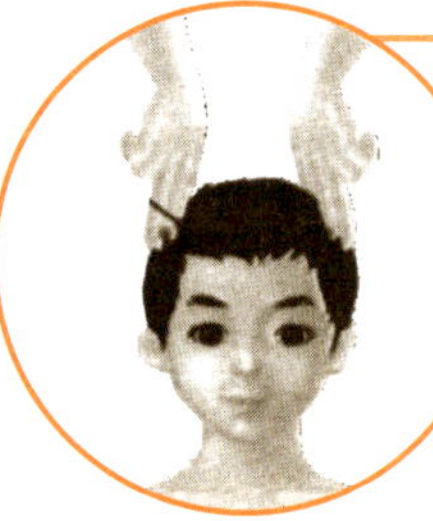

2

按摩穴位：头维

按摩手法：食指揉法

按摩时间：1～3分钟

按摩力度：适度

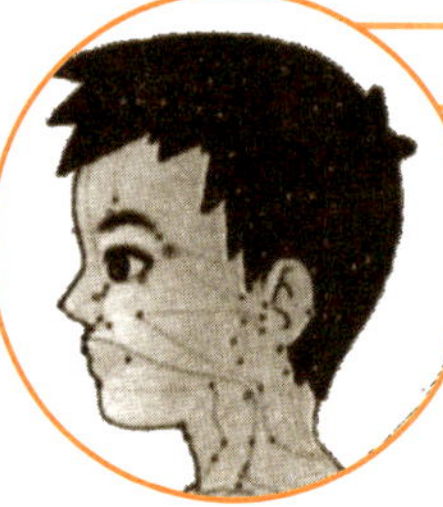

3

按摩穴位：太阳

按摩手法：拇指压法

按摩时间：1～3分钟

按摩力度：适度

饮食宜忌

忌食： 巧克力、咖啡、柑橘。

多食： 鲜鱼、杏仁、动物肝脏。

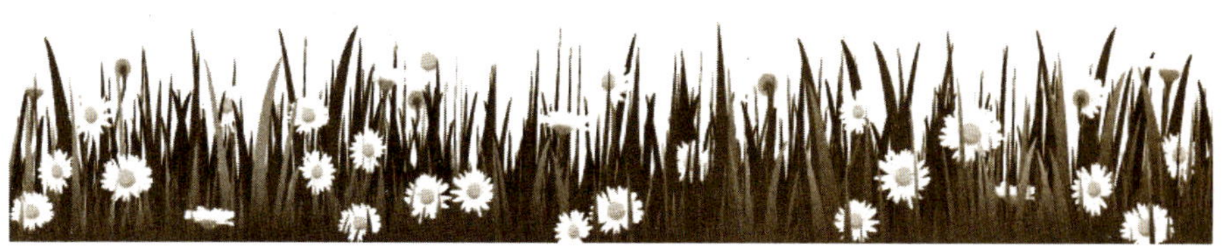

感 冒

速效治疗不吃苦药

感冒是小儿发病率相当高的病症之一，四季常有。感冒多因六淫之邪和流行病毒侵及肺部引起，主要表现为发热、鼻塞、流涕、咳嗽、头痛等症状，进而出现全身乏力、头晕目眩、呕吐泻痢、口黏苔腻等症状。

刮痧取穴与刮拭顺序

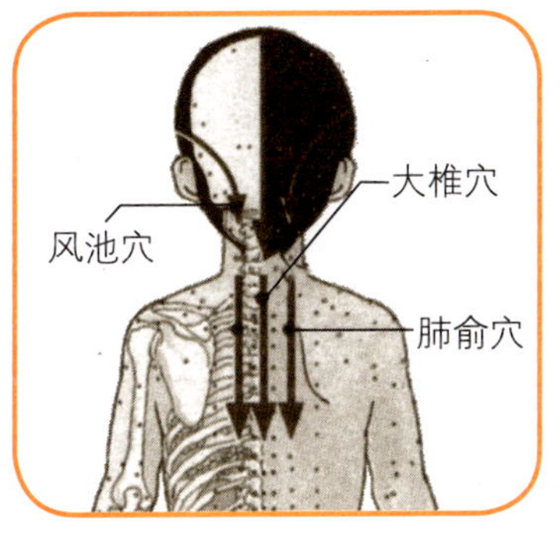

◆ 1 用单角刮法刮拭风池穴，并用面刮法刮颈部大椎穴及肺俞穴。

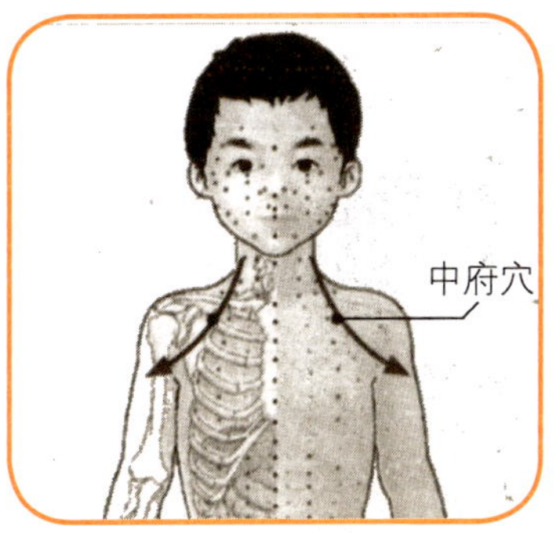

◆ 2 用单角刮法由内而外刮前胸部中府穴。

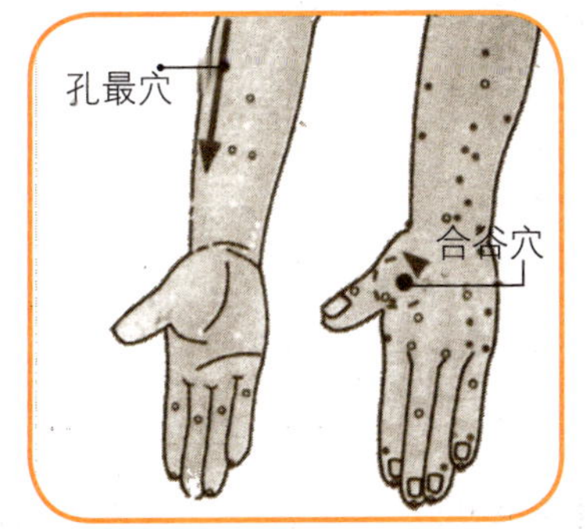

◆ 3 用面刮法从上而下刮拭手臂孔最穴、合谷穴。

父母刮痧

时间	运板	次数
10～15分钟	面刮法 角刮法	20～30次

治疗感冒的饮食配方

红糖蛋花汤：鸡蛋在碗中打匀，并将煮沸的红糖水倒入盛有鸡蛋的碗中。1岁以上的宝宝可再加一片生姜，祛寒暖胃，并利于消化吸收。

按摩取穴与按摩顺序

找准穴位

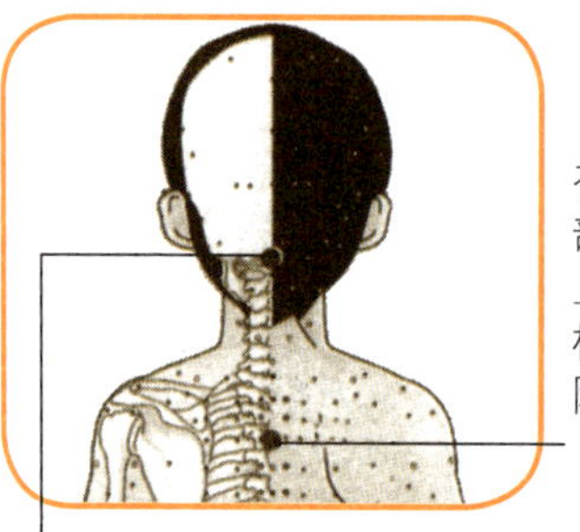

身柱穴在人体后背部的正中线上，第三胸椎棘突下凹陷处。

风府穴位于人体的后颈部，当后发际正中直上1寸，枕外隆凸直下，两侧斜方肌之间凹陷处。

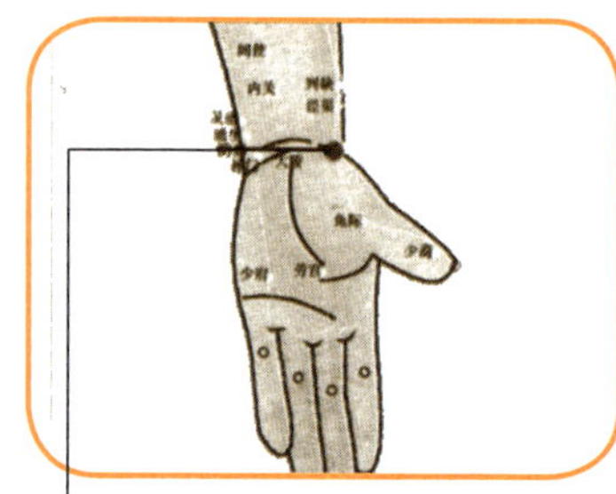

大渊穴穴手掌心朝上，腕横纹的桡侧，大拇指立起时，有大筋竖起，筋内侧凹陷处就是这处穴位。

按摩流程

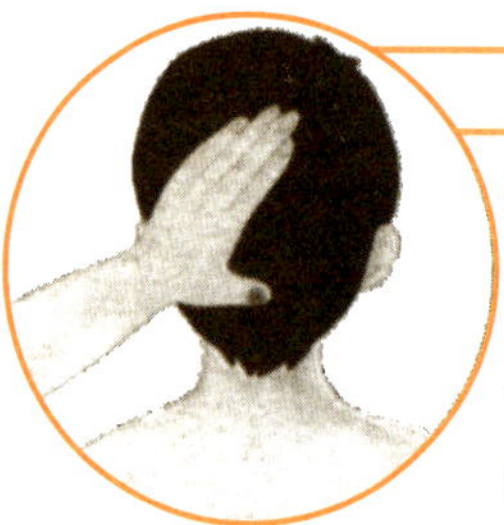

1

按摩穴位：身柱

按摩手法：中指折叠法

按摩时间：3～5分钟

按摩力度：重

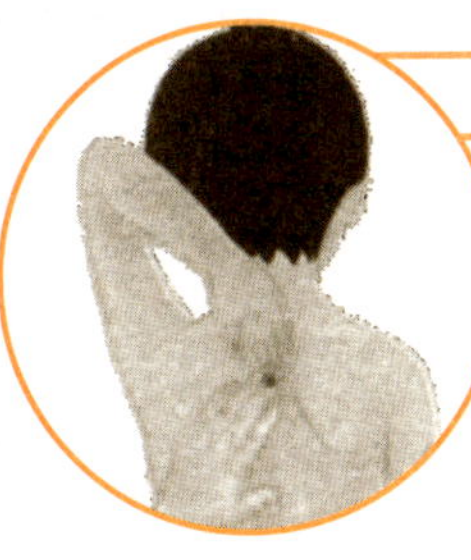

2

按摩穴位：风府

按摩手法：拇指压法

按摩时间：1～3分钟

按摩力度：重

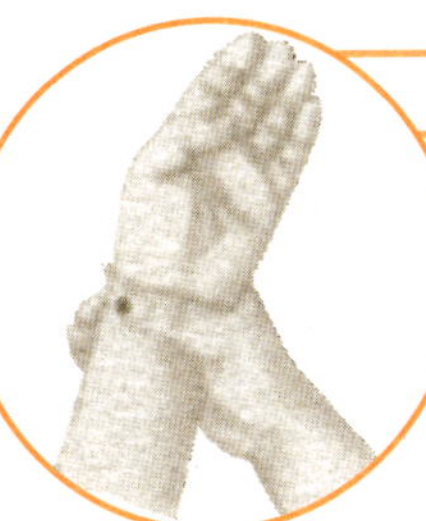

3

按摩穴位：太渊

按摩手法：拇指压法

按摩时间：1～3分钟

按摩力度：适度

饮食宜忌

忌食：茶、冷饮、辛辣食物、蜂蜜。

多食：西红柿、酸奶、姜糖水、坚果。

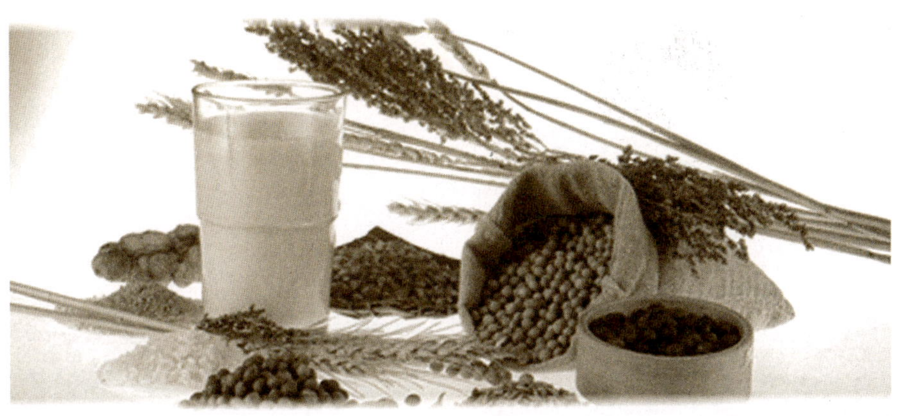

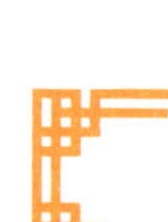

冻疮

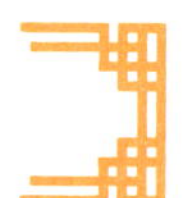

天寒地冻不受伤

冻疮是冬天的常见病，儿童由于对寒冷的气候抵抗力弱，且皮肤娇嫩，因此在冬天易患冻疮，并且在春天天气转暖后才能痊愈。冻疮经常发于手、脚、面颊、耳等暴露在外的部位，初起为局限性蚕豆至指甲盖大小紫红色肿块或硬结，边缘鲜红，中央青紫，触之冰冷，压之退色，去压后恢复较慢，自觉局部有胀感、瘙痒，遇热后更甚，严重者可有水疱，破溃后形成溃疡、经久不愈。

刮痧取穴与刮拭顺序

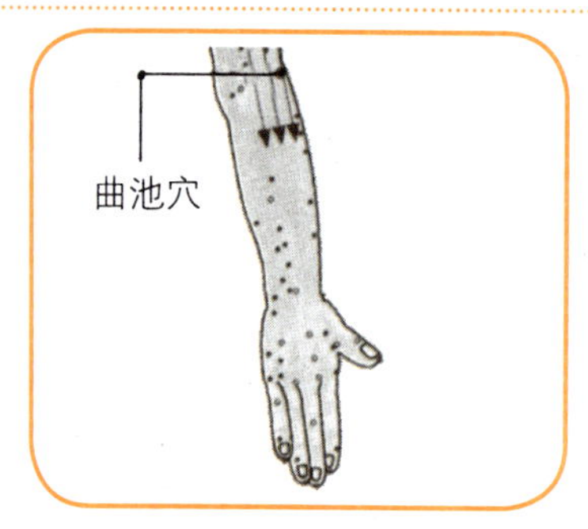

◆ 1 用面刮法在手臂从上往下刮拭曲池穴。

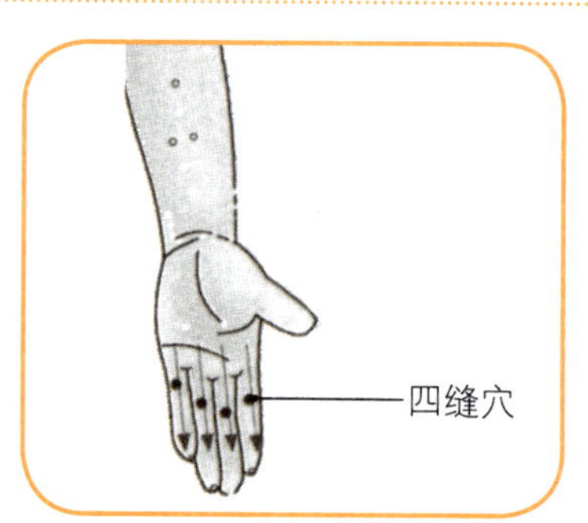

◆ 2 用垂直按揉法按揉双手奇穴四缝穴。

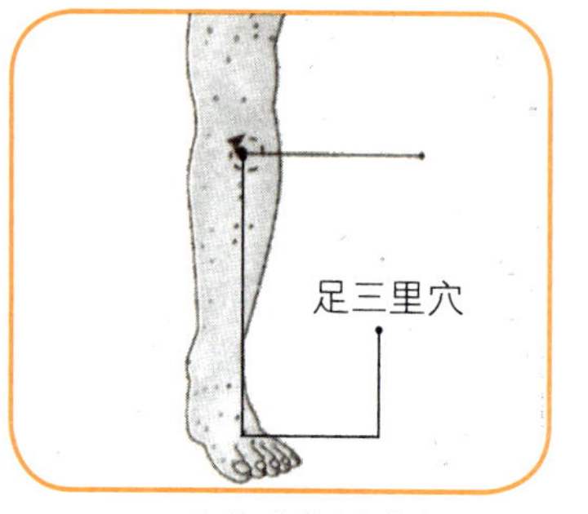

◆ 3 用平面按揉法按揉下肢的足三里穴。

父母刮痧

时间	运板	次数
10～15分钟	面刮法 平面按揉法 垂直按揉法	20～30次

治疗冻疮的饮食配方

1.当归枣：当归15克，红枣10克，山楂15克。将红枣泡发洗净与当归、山楂一齐置入沙锅中，加水煮沸，改文火煮1小时，即成，渴汤吃枣。

2.萝卜法：将萝卜、切厚片，煮熟趁热贴敷患处，凉后更换。连敷3～4天可愈。

3.生姜法：生姜剁碎后，将其汁挤出，小火熬制成稠状，每天将稠状液涂于患处。平时的时候，也可以用生姜片涂擦易患冻疮的地方，可以起到预防的作用。

按摩取穴与按摩顺序

找准穴位

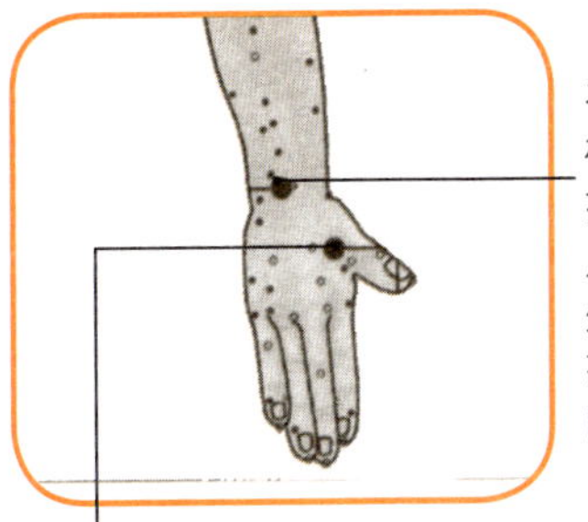

阳池穴在人体腕背横纹中，当指伸肌腱的尺侧缘凹陷处，前对中指和无名指的指缝。

合谷穴当拇指和食指伸张时，在第一、二掌骨的中点，稍微偏向食指处。

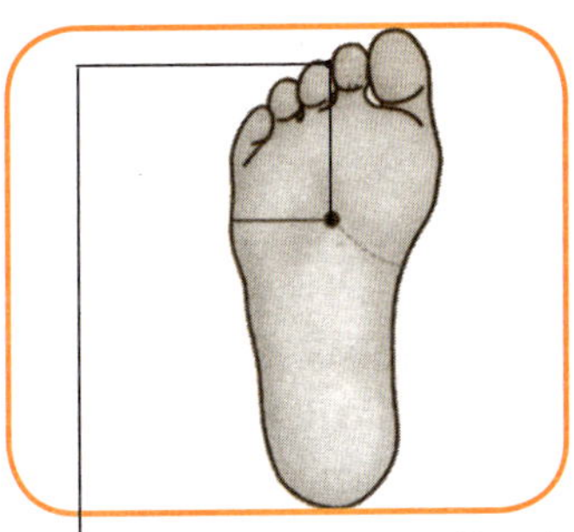

涌泉穴在足底足前部的凹陷处，第二、三趾的趾缝纹头端和足跟连线的前1/3处。

按摩流程

1

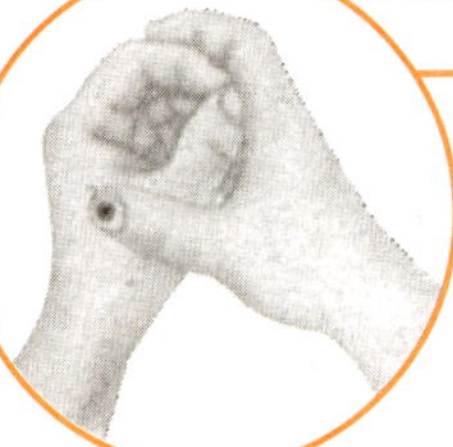

按摩穴位：合谷

按摩手法：拇指压法

按摩时间：1～3分钟

按摩力度：重

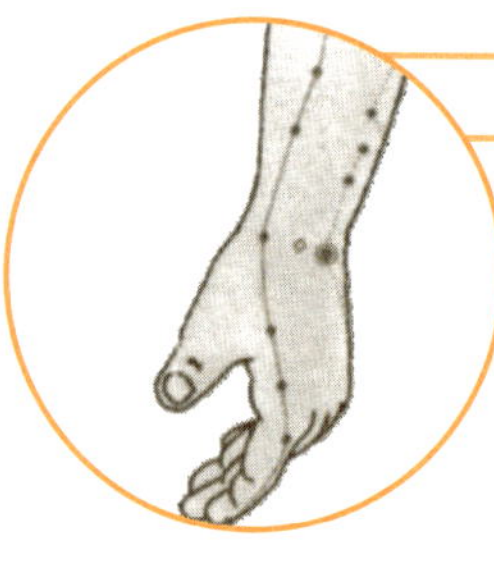

2

按摩穴位：阳池

按摩手法：拇指压法

按摩时间：1～3分钟

按摩力度：重

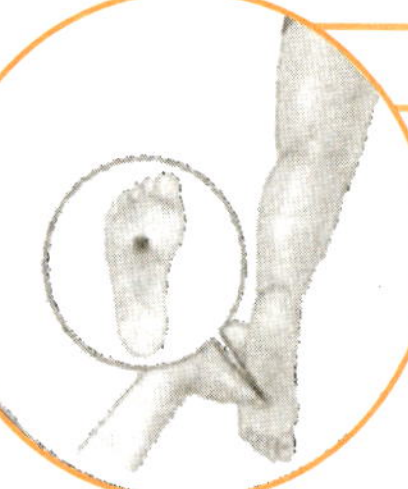

3

按摩穴位：涌泉

按摩手法：拇指压法

按摩时间：1～3分钟

按摩力度：重

预防冻疮的注意事项

父母每天用温水浸泡孩子易患冻疮的耳朵、双手、双脚等部位20分钟。温水中可以加少量啤酒，可以有效的预防冻疮，这是因为啤酒中含有的维生素B_1、B_6含有抗神经炎、皮肤炎和促进肌肉生长的功效。

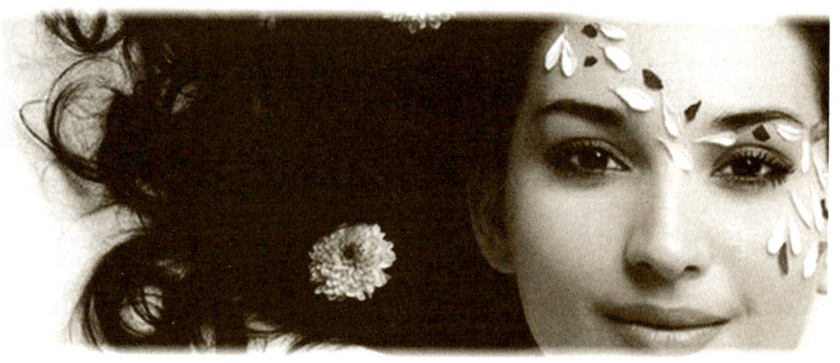

流鼻血

快速止血的神奇穴位

流鼻血是小孩经常发生的事情。由于小孩鼻子内部黏膜较柔嫩，且毛细血管丰富，所以一旦遇到意外碰撞或者小孩自己抠、挖鼻孔，都很容易引起流鼻血的情况。民间有很多迅速止鼻血的偏方，家长可以多记几个，然后根据情况给孩子止血。同时，患儿流鼻血有可能是鼻子过敏、鼻腔肿瘤、鼻息肉、急性白血病等疾病的症状，家长要格外注意，尽早去医院观察治疗。

刮痧取穴与刮拭顺序

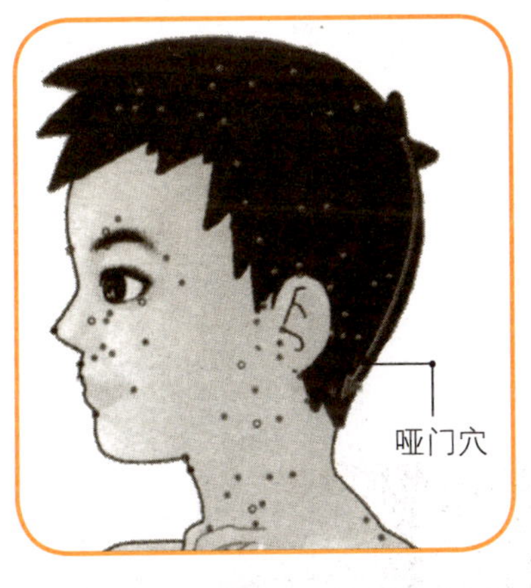

◆ 1 用角刮法刮拭后头部哑门穴。

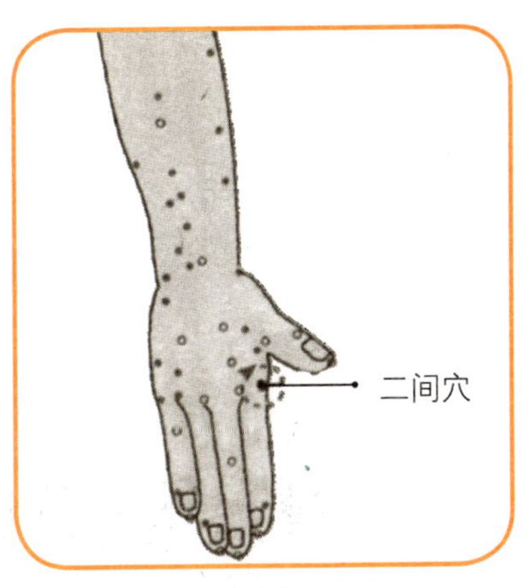

◆ 2 用平面按揉法按揉食指掌指的二间穴。

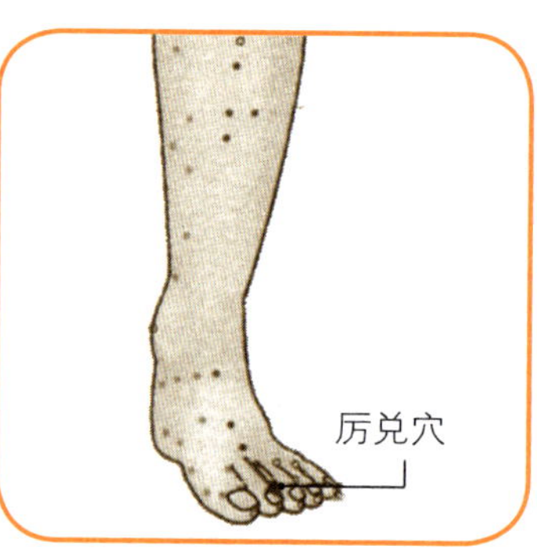

◆ 3 用角刮法刮拭足部第二指甲外侧厉兑穴。

父母刮痧

时间	运板	次数
10～15分钟	角刮法 平面按揉法	10～20次

治疗流鼻血的饮食配方

9克藕节、6～9克艾叶、9克侧柏叶、9克生地。把水放到与药面平，开锅后用文火煮15分钟左右，然后把汤盛出，分两份，早晚服用，一般3～5天即好。

按摩取穴与按摩顺序

找准穴位

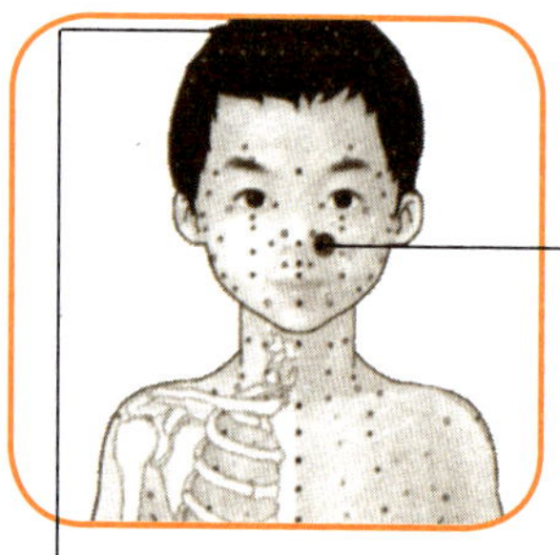
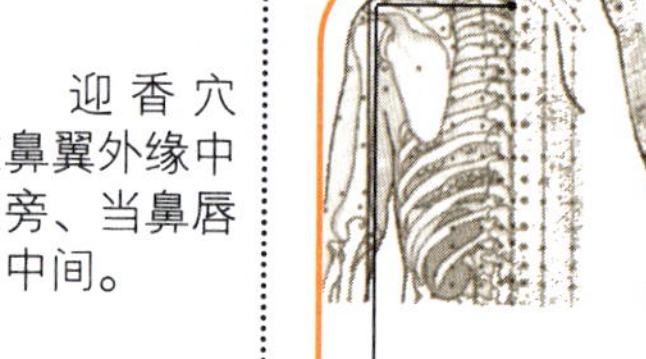

迎香穴在鼻翼外缘中点旁、当鼻唇沟中间。

百会穴位于人体头部，在头顶正中线与两耳尖端连线的交点处。

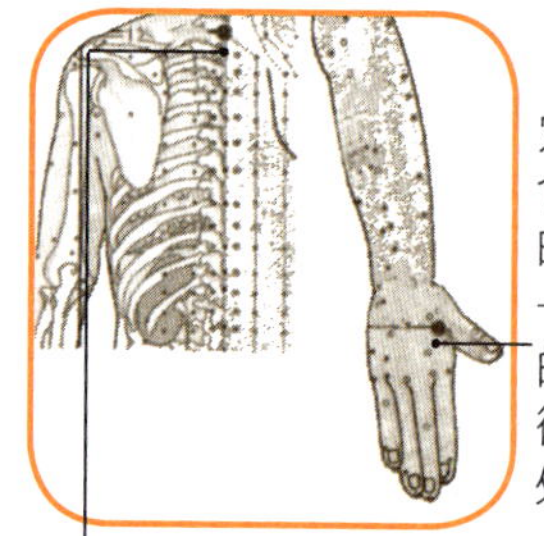

合谷穴当拇指和食指伸张时，在第一、二掌骨的中点，稍微偏向食指处。

大椎穴位于人体背部正中线上，第七颈椎棘突下凹陷中。

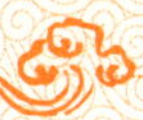

按摩流程

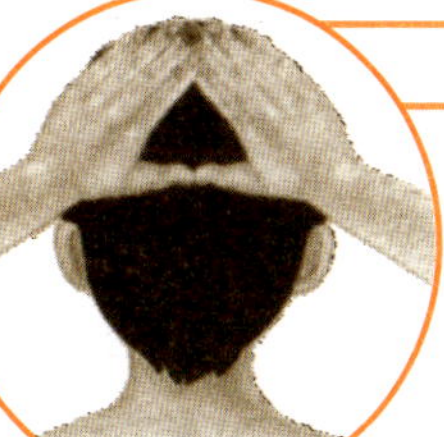

1

按摩穴位：百会
按摩手法：二指压法
按摩时间：1～3分钟
按摩力度：轻

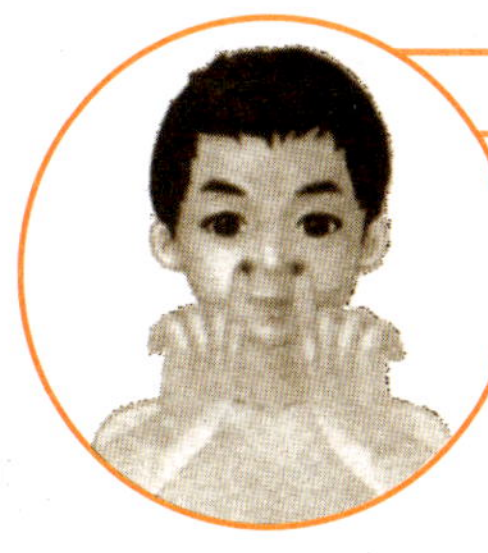

2

按摩穴位：迎香
按摩手法：中指压法
按摩时间：1～3分钟
按摩力度：适度

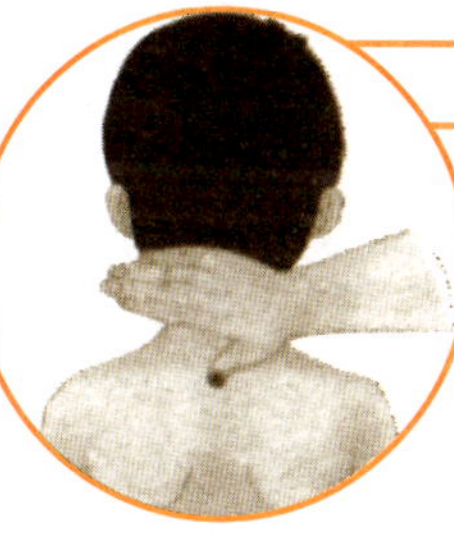

3

按摩穴位：大椎
按摩手法：拇指压法
按摩时间：1～3分钟
按摩力度：轻

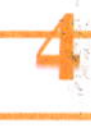

4

按摩穴位：合谷
按摩手法：拇指压法
按摩时间：1～3分钟
按摩力度：重

小儿咳嗽

三分治七分养，舒缓父母眉头

咳嗽是呼吸道系统疾病中儿童常会感染的疾病之一，冬春季节较为常见。当呼吸道黏膜有炎症，受到异物、分泌物或过敏性等因素刺激时，会反射性地引起咳嗽。外寒入侵引起急性咳嗽，若不及时治疗，有可能会转为长期咳嗽，病症加重，并可能引发哮喘。

刮痧取穴与刮拭顺序

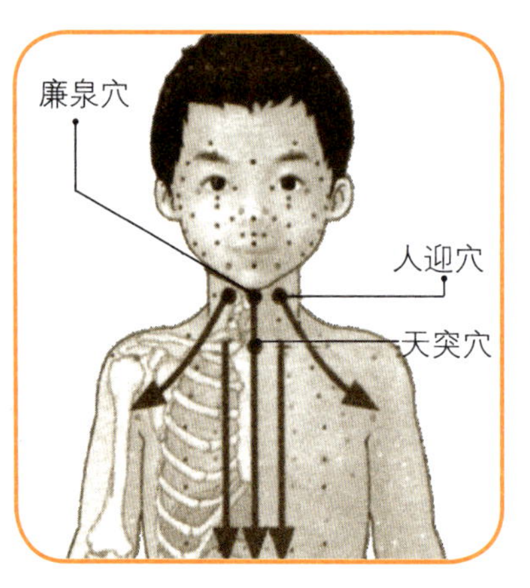

◆ 1 用面刮法刮拭颈部廉泉穴、天突穴、人迎穴。

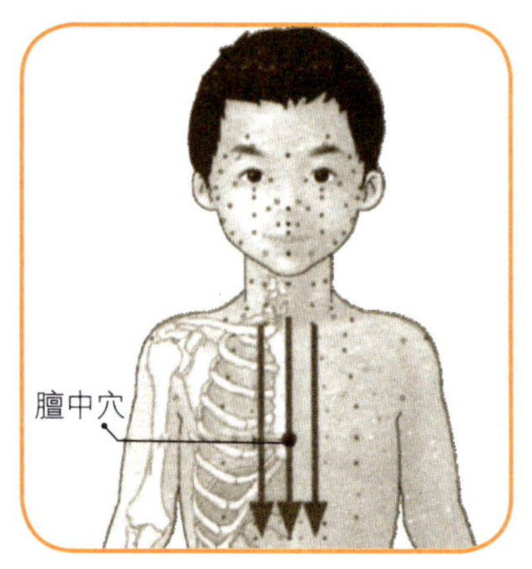

◆ 2 用面刮法从前胸由天突穴至膻中穴由上而下刮拭。

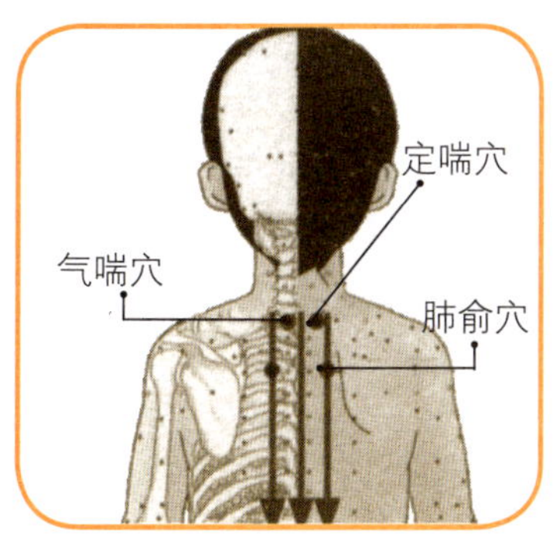

◆ 3 用面刮法从上而下刮拭脊椎定喘穴、肺俞穴和气喘穴。

父母刮痧

时间	运板	次数
20～30分钟	面刮法 角刮法	20～30次

治疗小儿咳嗽的饮食配方

山药粥：把山药去皮，切成小块放入食品粉碎机内，再加半碗水，将山药加工成稀糊状。然后倒入锅中，放火上烧，同时要不停地搅动，烧开即可，空腹时食用。

按摩取穴与按摩顺序

找准穴位

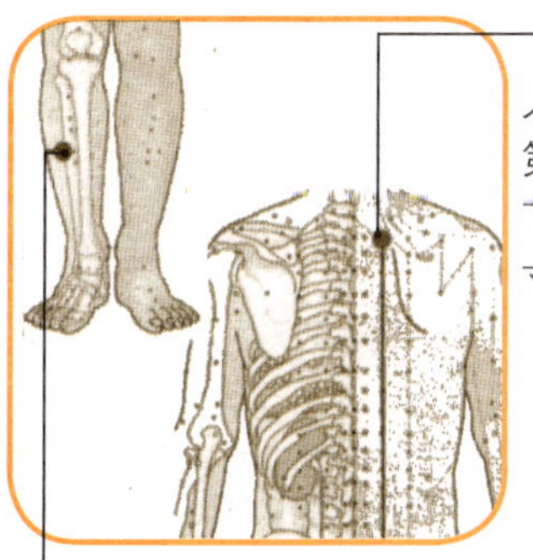

大杼穴在人体背部，当第一胸椎棘突下，旁廾1.5寸。

丰隆穴位于足外踝上8寸（大约在外膝眼与外踝尖的连线中点）处。

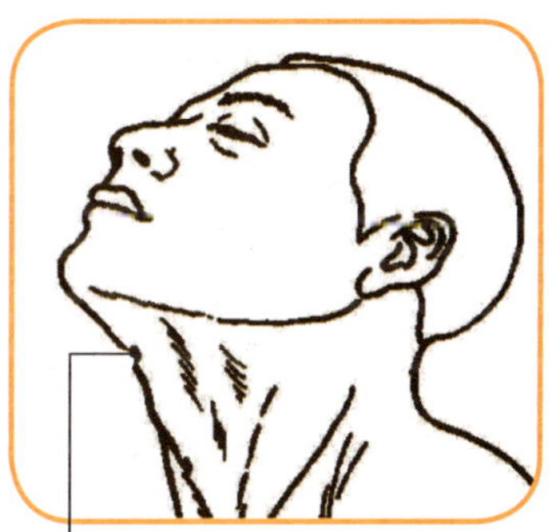

廉泉穴在人体的颈部，当前正中线上，喉结上方，舌骨上缘凹陷处。

按摩流程

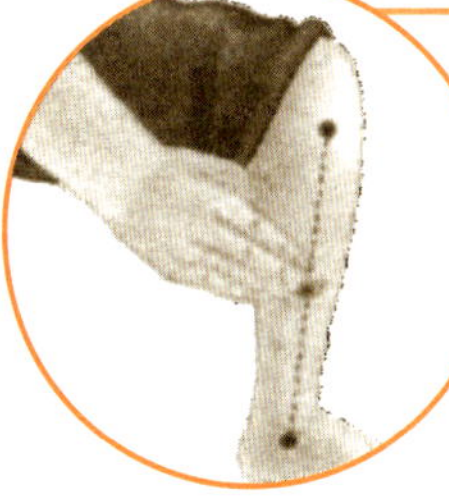

1

按摩穴位：丰隆

按摩手法：三指压法

按摩时间：1～3分钟

按摩力度：适度

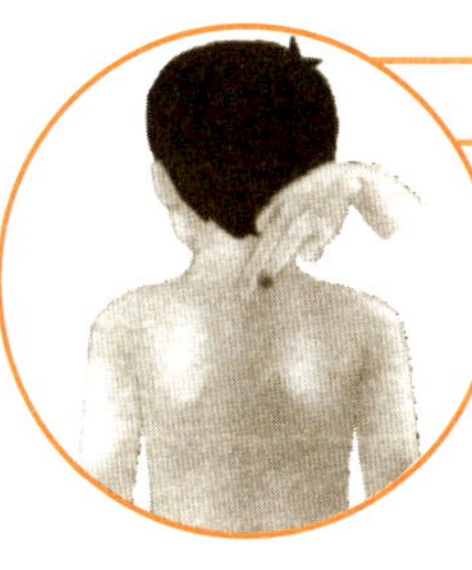

2

按摩穴位：大杼

按摩手法：中指折叠法

按摩时间：1～3分钟

按摩力度：适度

3

按摩穴位：廉泉

按摩手法：拇指压法

按摩时间：1～3分钟

按摩力度：重

饮食宜忌

忌食：羊肉、荔枝、桂圆、辣椒、蚕蛹。

多食：柿子、西瓜、枇杷、荸荠、冬瓜汤。

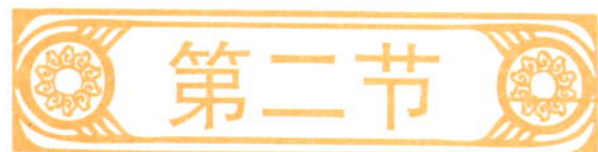

第二节 儿童消化系统疾病按摩刮痧

腹痛

多管齐下，保持肠道微生态平衡

孩子出观腹痛的原因很多，涉及的病种范围广，内科、外科都可导致腹痛，多是由腹部组织和腹腔脏器器质性病变或功能紊乱所致。腹痛的症状主要表现为腹部疼痛，并伴有初期的烦躁不安、面容痛苦、倦怠、呼吸加快，严重者会出现发热、呕吐的现象，可见于儿童任何年龄与季节。

取穴刮痧与刮拭流程

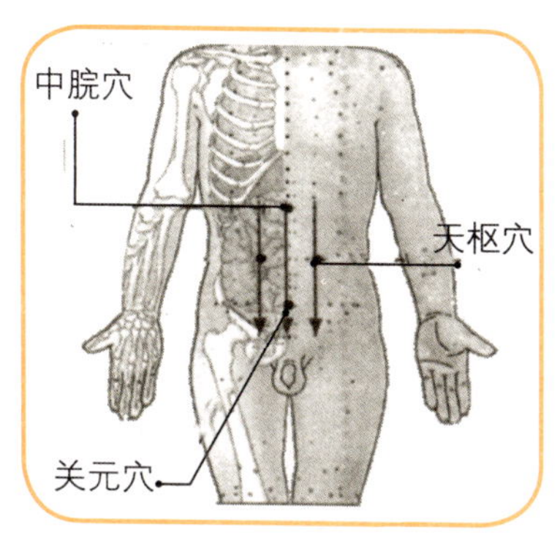

◆ 1 用面刮法刮拭腹部中脘穴、天枢穴、关元穴。

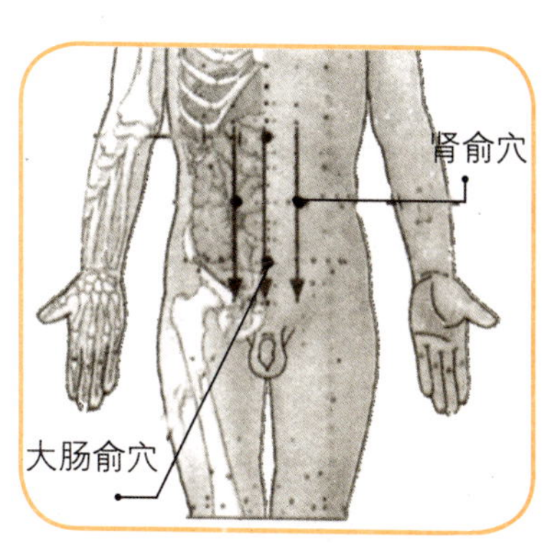

◆ 2 用面刮法从上到下刮拭肾俞穴至大肠俞穴。

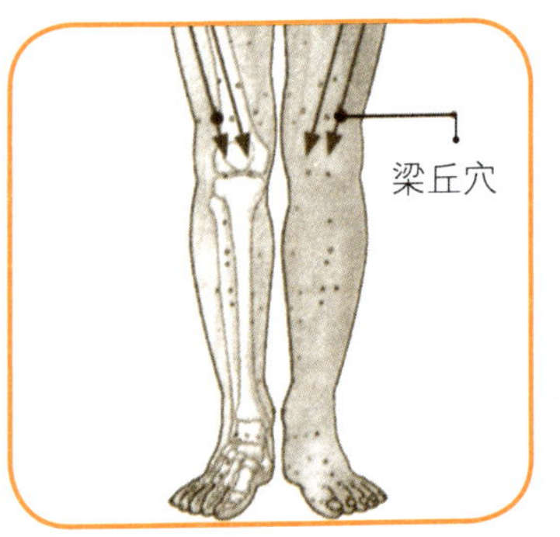

◆ 3 用面刮法刮拭腿部梁丘穴。

父母刮痧

时间	运板	次数
10～15分钟	面刮法	20～30次

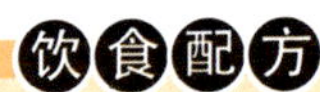

饮食配方

葱白粥：葱白5克，粳米50克。将粳米洗净后与葱白一同放入锅中，加适量清水煮成粥即可。本方具有调中和胃的作用，主治小儿腹痛。

取穴按摩与按摩步骤

精准取穴

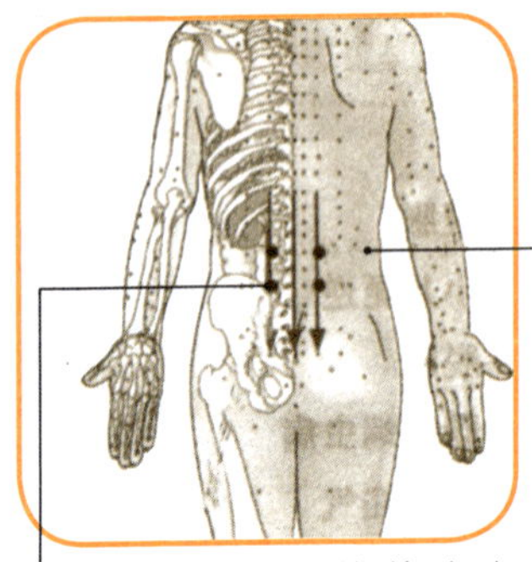

章门穴在人体的侧腹部，当第十一肋游离端的下方。

神阙穴在人体的腹中部，肚脐中央。

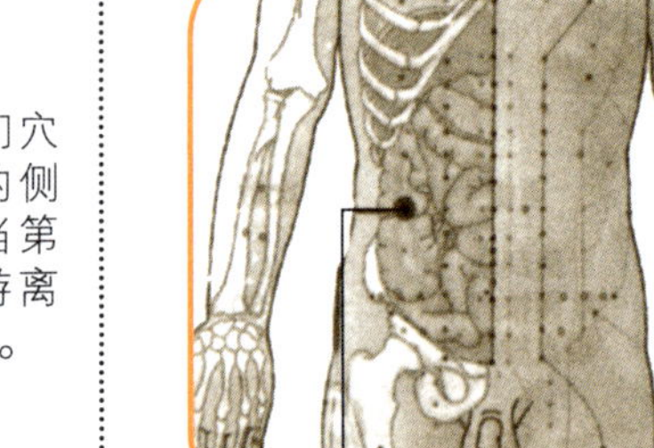

大横穴在人体的腹中部，距脐中4寸。

按摩流程

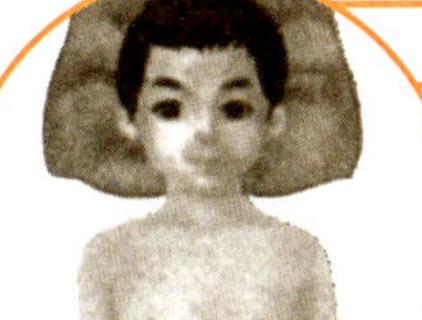

1

按摩穴位：神阙

按摩手法：全手压法

按摩时间：1～3分钟

按摩力度：轻

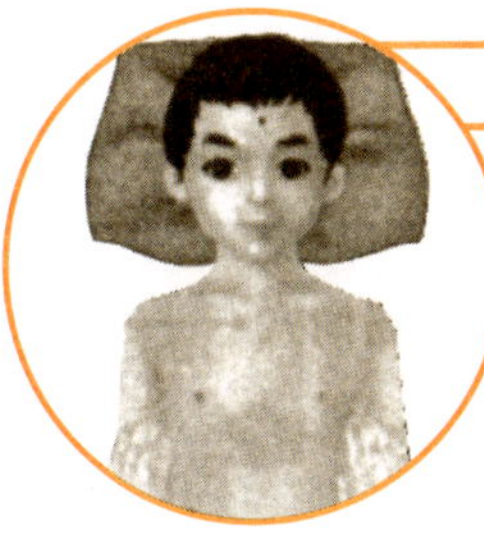

2

按摩穴位：章门

按摩手法：拇指压法

按摩时间：1～3分钟

按摩力度：轻

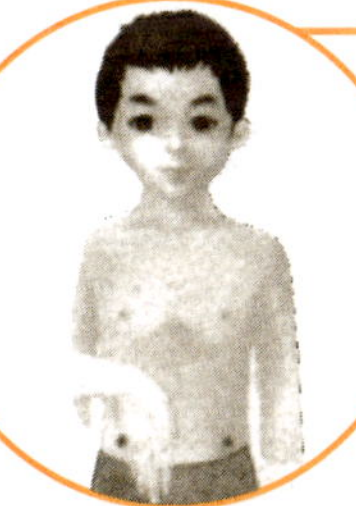

3

按摩穴位：大横

按摩手法：中指折叠法

按摩时间：1～3分钟

按摩力度：适度

饮食宜忌

忌食：芹菜、肥肉、各种油炸食品。

多食：山药、莲子、米仁。

腹泻

温中止泻，疏调胃肠道

腹泻是指大便增多，粪便稀薄、甚至泻出如水的一种疾病，发病原因主要是由饮食不当、脾胃不和等原因引起，主要症状为腹泻和呕吐，严重的患儿可能会导致脱水。根据病因分为感染性和非感染性两种，发病年龄多在2岁以下，1岁以内者约占半数，夏秋季发病率最高，是我国儿童重点防治的四病之一。

刮痧取穴与刮拭顺序

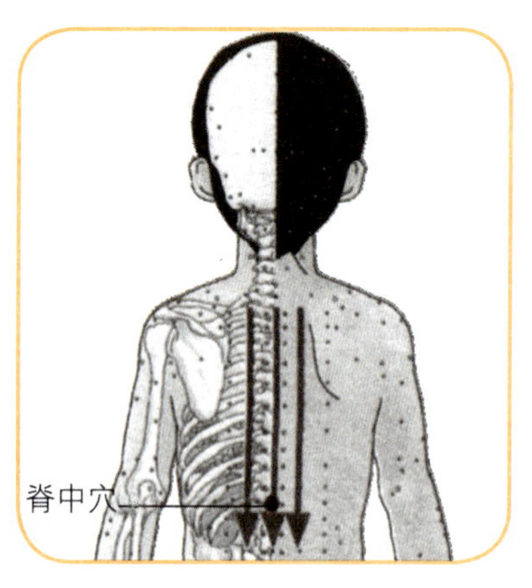

◆ 1 用面刮法刮拭脊背部的脊中穴

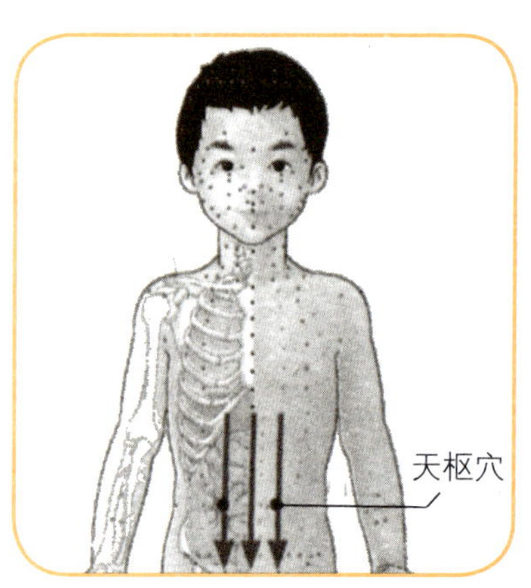

◆ 2 用面刮法刮拭腹部的天枢穴

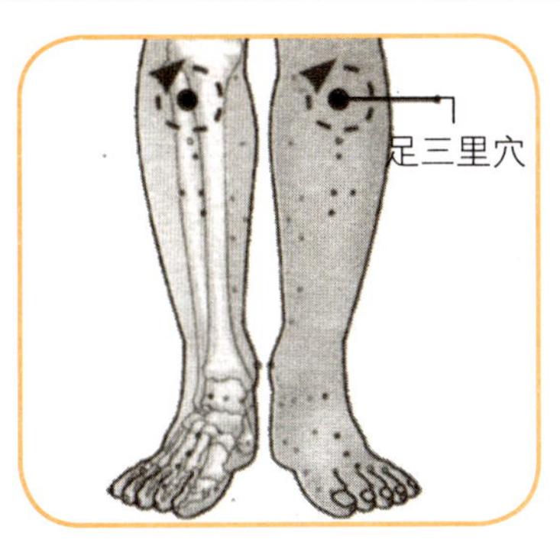

◆ 3 用平面按揉法按揉小腿正前方的足三里穴。

父母刮痧

时间	运板	次数
10～15分钟	面刮法 平面按揉法	20～30次

治疗腹泻的饮食配方

芹菜汤：选用5根芹菜，连根洗净切成2～3公分，倒入2杯水，熬煮至水变成一半为止，然后用纱布挤出芹菜汁喝。

按摩取穴与按摩顺序

找准穴位

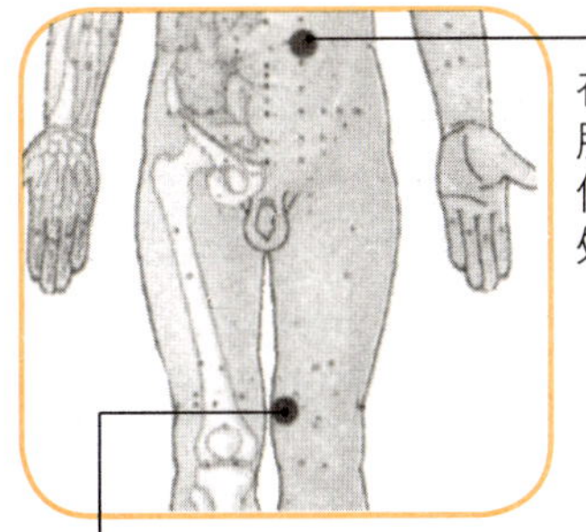

天枢穴在中腹部，肚脐左右两侧三指宽处。

血海穴在大腿内侧，髌底内侧端上2寸处，当股四头肌内侧头的隆起处。

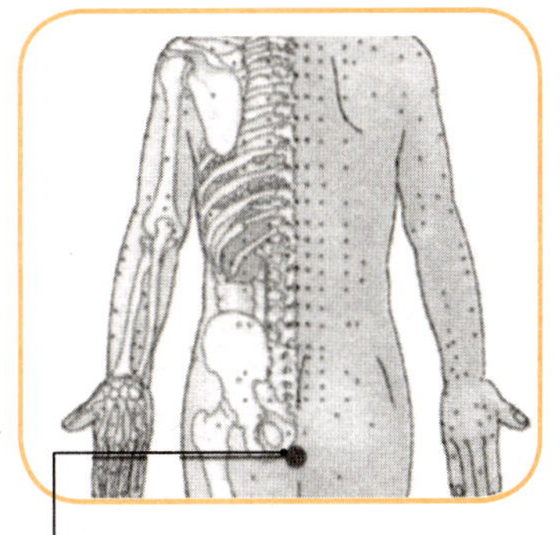

长强穴在人体的尾骨端下，当尾骨端与肛门连线的中点处。

按摩流程

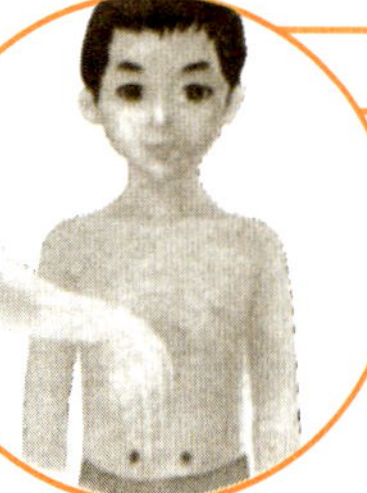

1

按摩穴位：天枢

按摩手法：三指压法

按摩时间：1～3分钟

按摩力度：适度

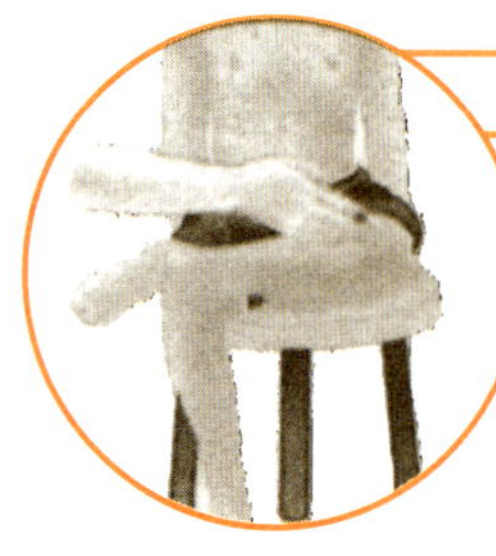

2

按摩穴位：血海

按摩手法：拇指压法

按摩时间：3～5分钟

按摩力度：适度

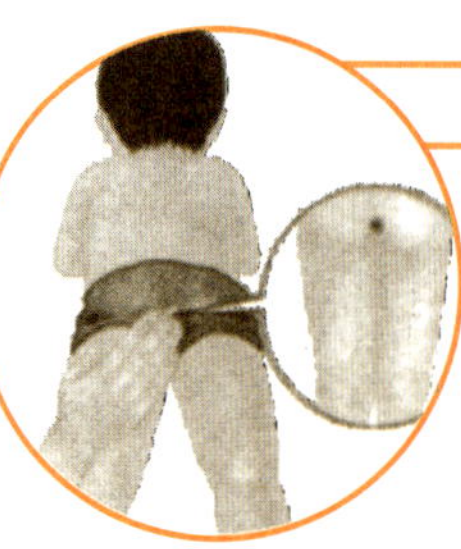

3

按摩穴位：长强

按摩手法：二指压法

按摩时间：1～3分钟

按摩力度：轻

饮食宜忌

忌食：牛奶、豆类及豆制品、鸡蛋、肉类。

多食：开水、果汁、胡萝卜汤、苹果、藕粉。

腹 胀

化积消食，顺气顺心

腹胀是由胃肠道内积存了过量的气体所致，主要表现为腹胀和腹部气体滞留两种现象。当胃肠积气过多时，患者可感到腹部不适，表现为嗳气、腹胀、肠鸣亢进，有时会腹痛。

取穴刮痧与刮拭流程

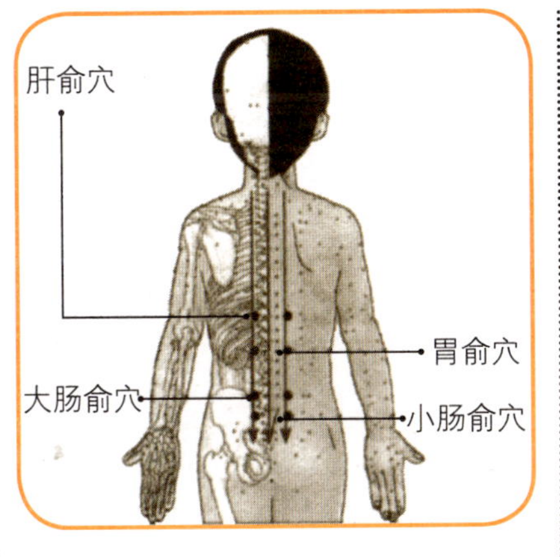

◆ 1 用面刮法刮拭太阴经肝俞穴至胃俞穴段和大肠俞穴至小肠俞穴。

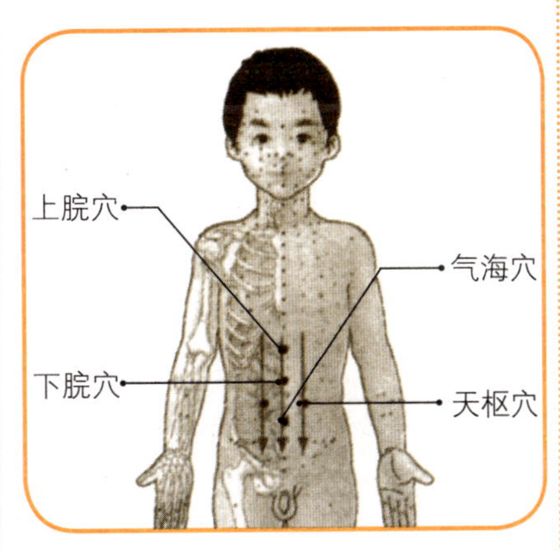

◆ 2 用面刮法刮拭腹部上脘至下脘段，用同样方法刮拭气海穴、天枢穴。

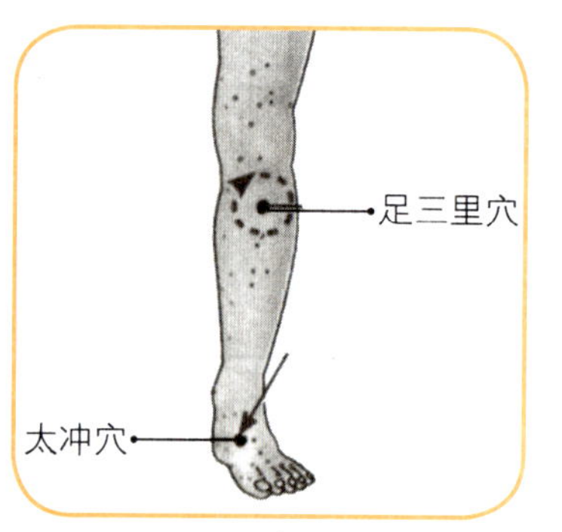

◆ 3 用平面按揉法按揉足三里穴，用垂直按揉法按揉太冲穴。

父母刮痧

时间	运板	次数
10～15分钟	面刮法 平面按揉法 垂直按揉法	20～30次

饮食配方

葱白粥：葱白5克，粳米50克。将粳米洗净后与葱白一同放入锅中，加适量清水煮成粥即可。本方具有调中和胃的作用，主治小儿腹痛。

取穴按摩与按摩步骤

精准取穴

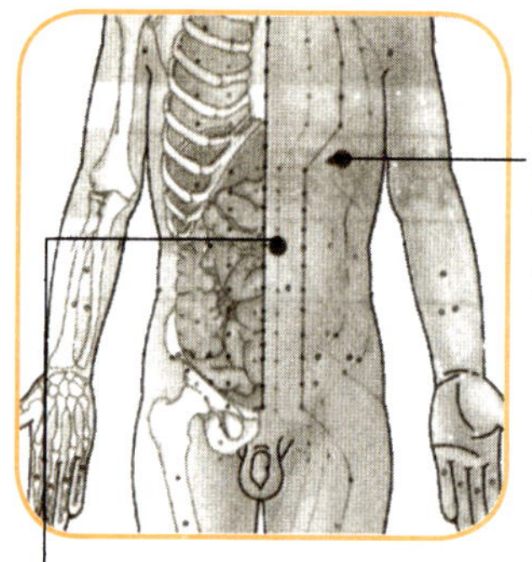

期门穴在人体的胸部，乳头直下，与巨阙穴齐平。

商曲穴在人体的上腹部，当脐中上2寸，前正中线旁开0.5寸。

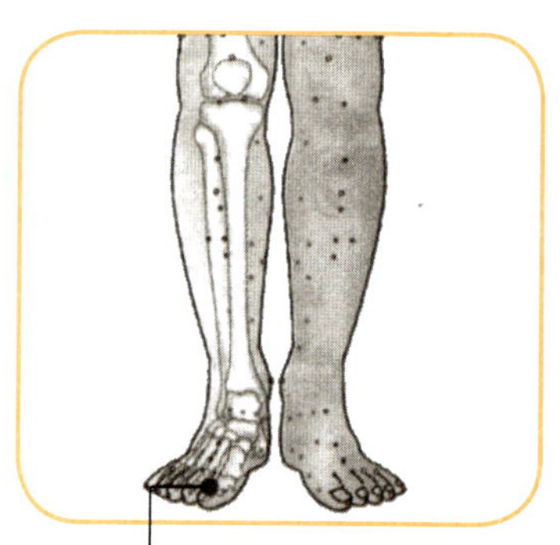

大敦穴在人体足部，大趾（靠第二趾一侧）甲根边缘约2毫米处。

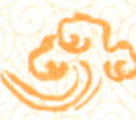

按摩步骤

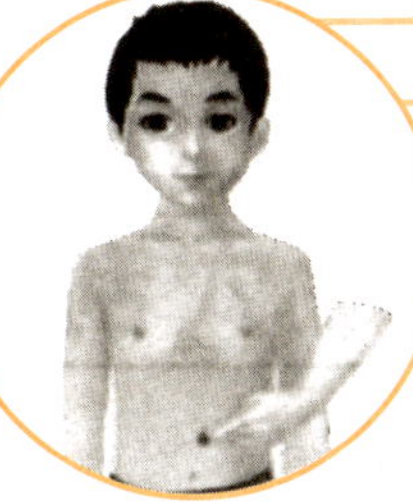

1

按摩穴位：商曲
按摩手法：中指折压法
按摩时间：1～3分钟
按摩力度：轻

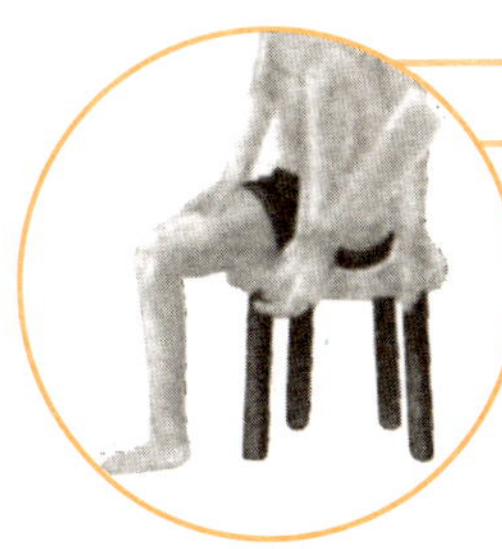

2

按摩穴位：大敦
按摩手法：拇指压法
按摩时间：3～5分钟
按摩力度：重

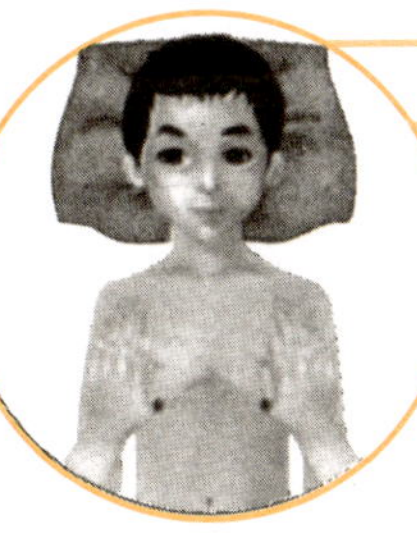

3

按摩穴位：期门
按摩手法：拇指压法
按摩时间：3～5分钟
按摩力度：轻

饮食宜忌

忌食：芹菜、肥肉、油炸食品。

多食：山药、莲子、米仁。

小儿消化不良

增强孩子胃动力，穴位来帮忙

消化不良多是由饮食因素引起的胃肠疾患，主要表现为大便每日5～6次，呈蛋花样或水样，黄色或黄绿色，有白色小块，大便酸臭，不思乳食，腹满胀痛，可有低热、溢奶、便溏等现象发生。

刮痧取穴与刮拭顺序

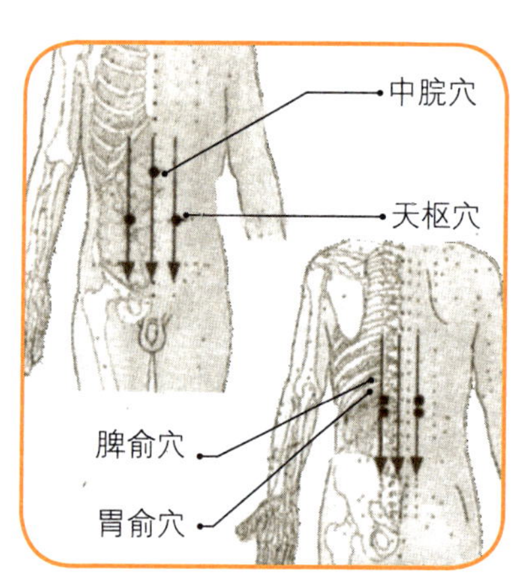

◆ 1 用面刮法刮拭腹部中脘穴、天枢穴，用同样方法刮拭脊背部脾俞穴、胃俞穴。

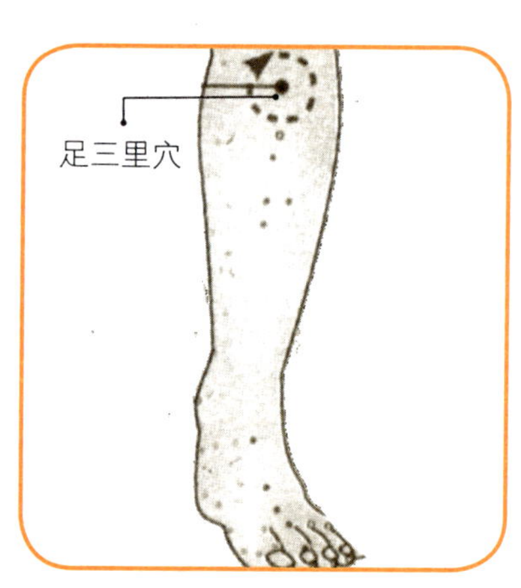

◆ 2 用平面按揉法按揉小腿正前方足三里穴。

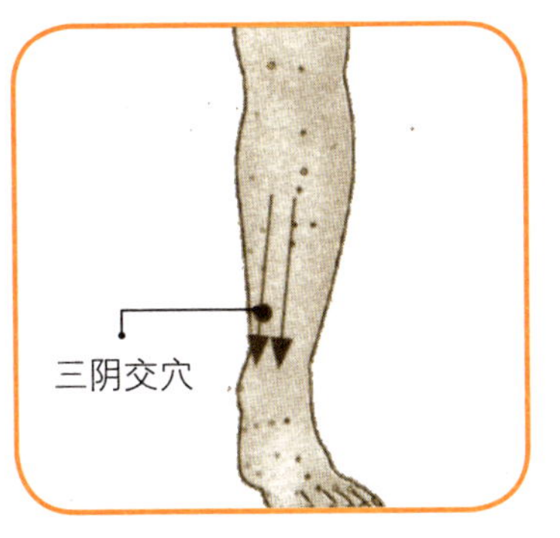

◆ 3 用平面按揉法按揉小腿内侧三阴交穴。

父母刮痧

时间	运板	次数
10～15分钟	面刮法 平面按揉发	30次

治疗小儿消化不良的饮食配方

1.山楂粥：山楂20克，粳米100克，白糖10克。先将山楂入砂锅煎煮，取浓汁去渣，然后加入粳米、白糖、水适量煮粥。佐食或当点心食用，不宜空腹食，7天为一疗程。

2.胡萝卜水煎，加红糖或加茶叶同煎，治婴儿单纯性消化不良。

按摩取穴与按摩顺序

找准穴位

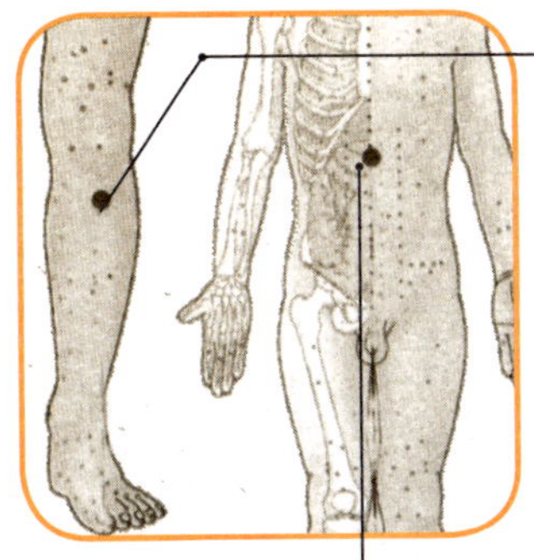

足三里穴位于小腿前外侧，当犊鼻穴下3寸，距胫骨前嵴一横指（中指）处。

中脘在上腹部前正中线上，当脐中上4寸。

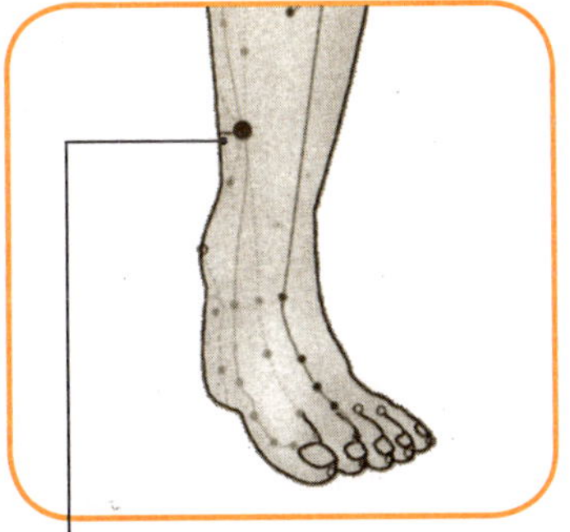

三阴交穴在人体小腿内侧，足内踝上缘三指宽，踝尖正上方胫骨边缘凹陷中。

按摩流程

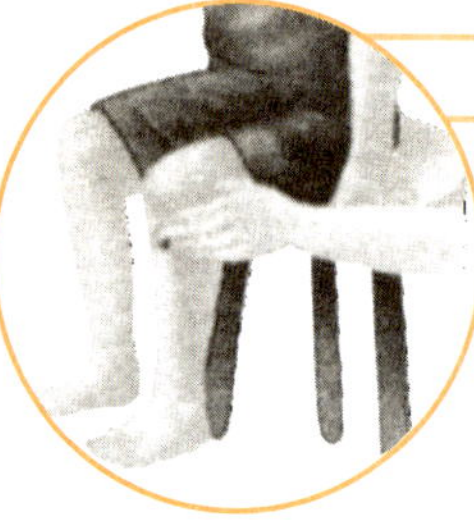

1

按摩穴位：足三里

按摩手法：中指折叠法

按摩时间：1～3分钟

按摩力度：重

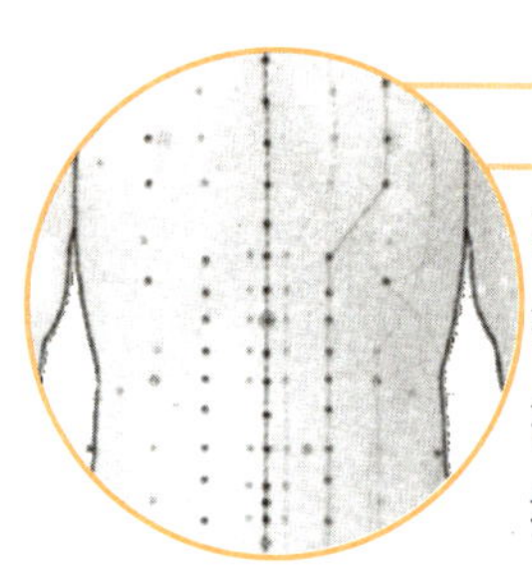

2

按摩穴位：中脘

按摩手法：中指折压法

按摩时间：1～3分钟

按摩力度：重

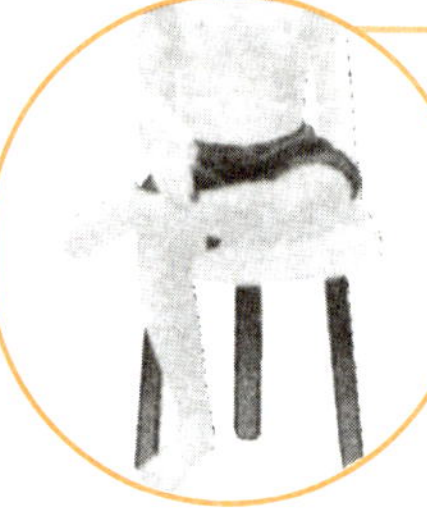

3

按摩穴位：三阴交

按摩手法：拇指压法

按摩时间：1～3分钟

按摩力度：适度

饮食宜忌

忌食：糯米、栗子、黄豆、蚕豆。

多食：鸡内金、米油、牛乳。

小儿便秘

便便通畅，心情舒畅

小儿便秘对患儿的生长发育影响较大，主要表现为大便干结，干燥难解，且伴有腹痛、腹胀等现象。小儿便秘可分为功能性便秘：多由进食过少、食物中纤维过少等饮食因素引起；习惯性便秘多由于经常控制排便而产生；器质性病变所致的便秘多由于直肠或其他全身疾病所导致。

取穴刮痧与刮拭流程

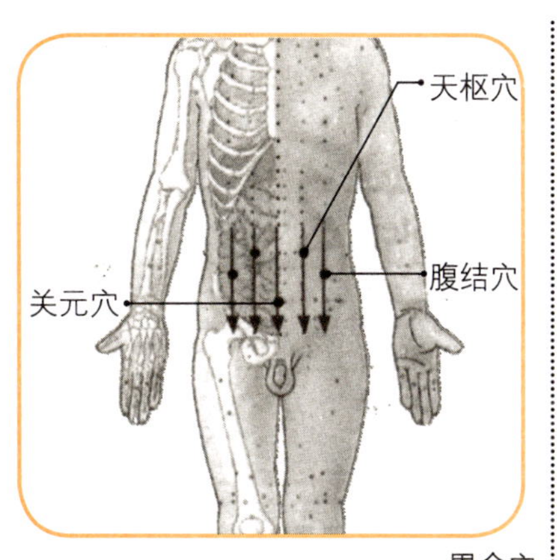

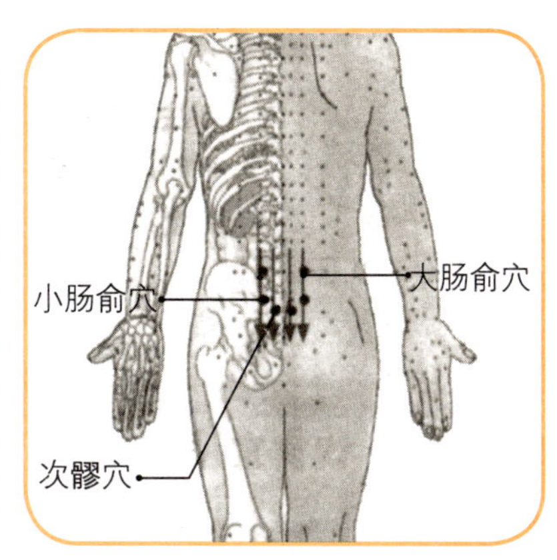

胃俞穴

◆ 1 用面刮法从上到下，从内到外刮拭天枢穴、腹结穴、关元穴处。

◆ 2 用面刮法刮拭脊椎大肠俞穴、小肠俞穴、次髎穴。

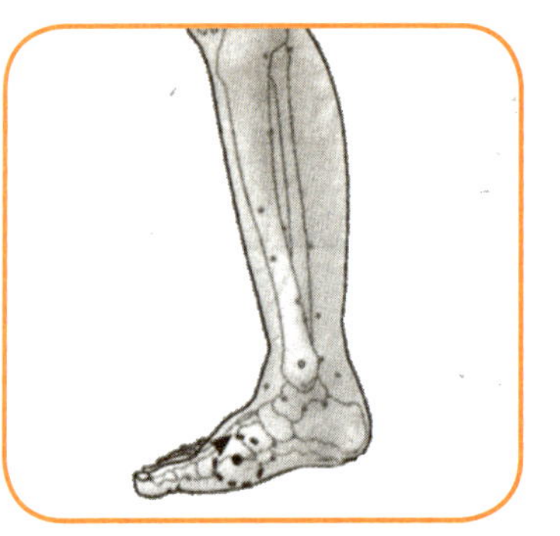

◆ 3 用平面按揉法按揉足部公孙穴。

父母刮痧

时间	运板	次数
10～15分钟	角刮法 平面按揉法	20～30次

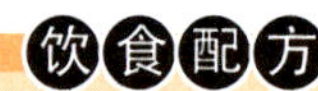

饮食配方

1.蜂蜜汁：蜂蜜30～60克，芝麻油10克，开水冲服，早晚各1次。

2.杏仁羹：杏仁10～20克，山药50克，胡桃肉20克，蜂蜜适量。将前三味洗净去皮打碎和匀，加蜂蜜，加水适量煮沸，频服。

取穴按摩与按摩步骤

精准取穴

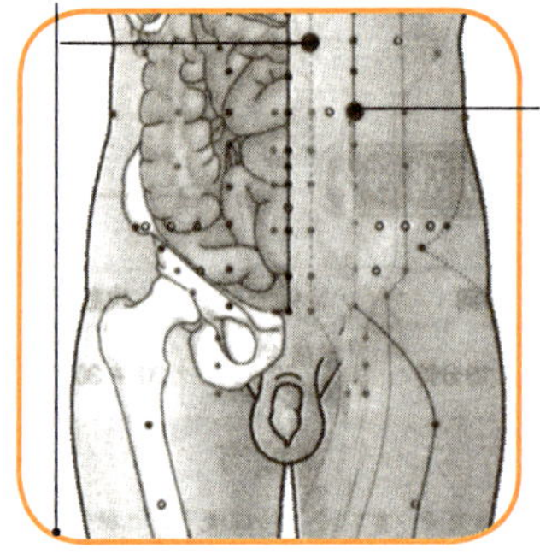

天枢穴在中腹部，肚脐左右两侧三指宽处。

商曲穴在人体的上腹部，当脐中上2寸，前正中线旁开0.5寸。

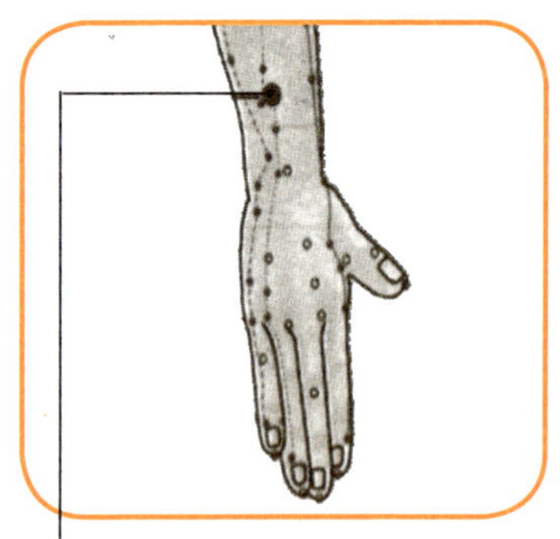

支沟穴位于人体的前臂背侧，腕背横纹上3寸，尺骨与桡骨之间。

按摩步骤

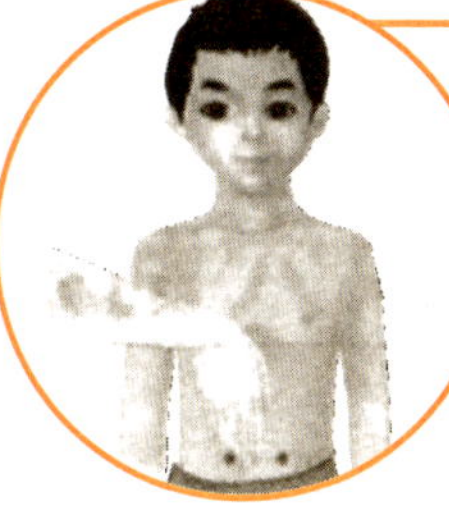

1

按摩穴位：天枢

按摩手法：三指压法

按摩时间：1～3分钟

按摩力度：适度

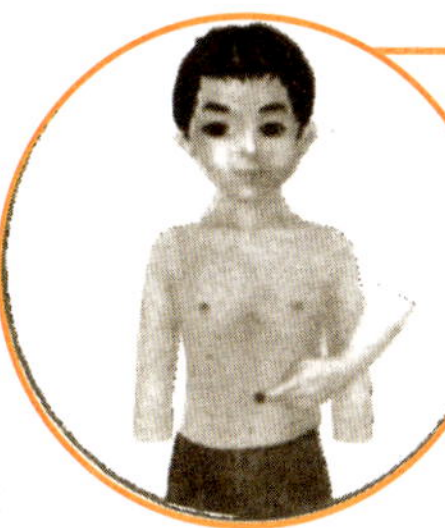

2

按摩穴位：商曲

按摩手法：中指折压法

按摩时间：1～3分钟

按摩力度：轻

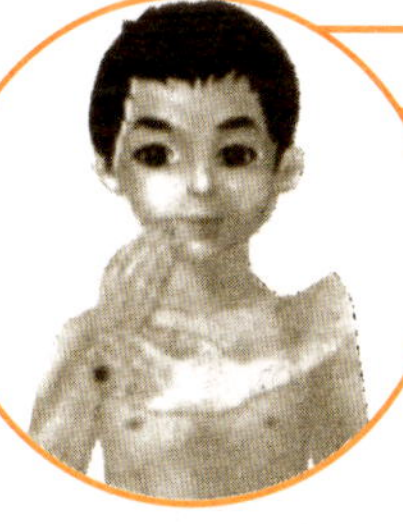

3

按摩穴位：支沟

按摩手法：中指折叠法

按摩时间：1～3分钟

按摩力度：重

饮食宜忌

忌食：肉类，辛辣、油腻食品。

多食：蜂蜜、香蕉、苹果、含纤维素多的青菜。

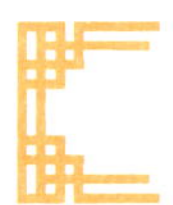

小儿呕吐

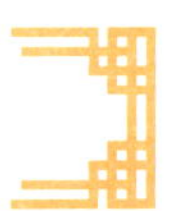

病因复杂，多方治疗

小儿呕吐的发病率较高，婴幼儿和儿童均能发病，主要表现为婴幼儿吐乳、普通呕吐以及喷射性呕吐。小儿呕吐的发病原因非常复杂，咽喉、肠道、心脏系统受到阻塞、感染或者服药不慎都可能引发呕吐现象。轻者在呕吐后一般可自愈，但严重呕吐者则引起身体脾胃虚损、气血不足等后果。

刮痧取穴与刮拭顺序

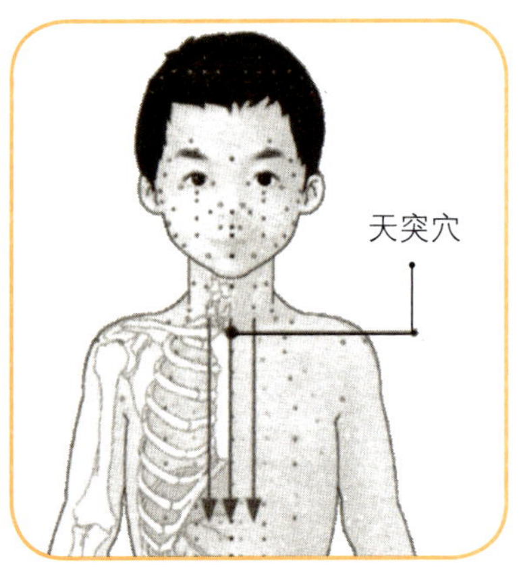

◆ 1 用角刮法刮拭前颈下窝的天突穴。

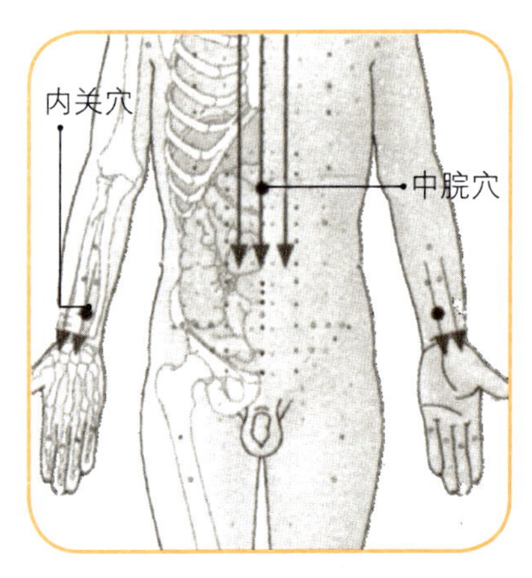

◆ 2 用面刮法刮拭腹部的中脘穴，用同样方法从上到下刮拭前手臂阴面内关穴。

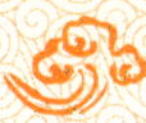

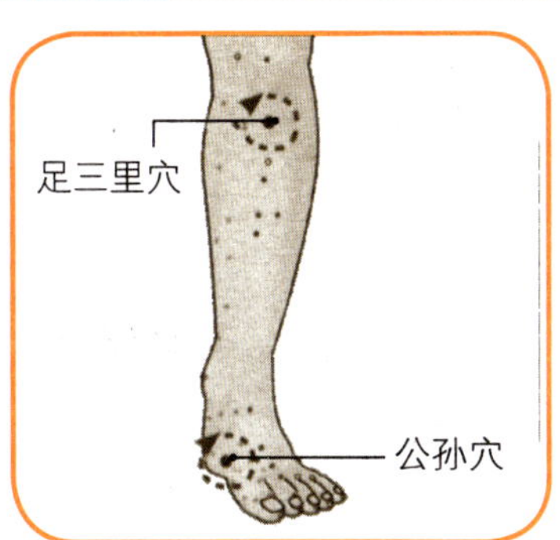

◆ 3 用平面按揉法按揉小腿正前方的足三里穴，用同样方法按揉足内侧的公孙穴。

父母刮痧

时间	运板	次数
10～15分钟	角刮法 面刮法 平面按揉法	20～30次

治疗小儿呕吐的饮食配方

姜糖茶：生姜、醋、红糖各适量。将生姜洗净切片，用醋浸腌24小时，同时取3片姜，加红糖适量以沸水冲泡片刻，代茶饮。

按摩取穴与按摩顺序

找准穴位

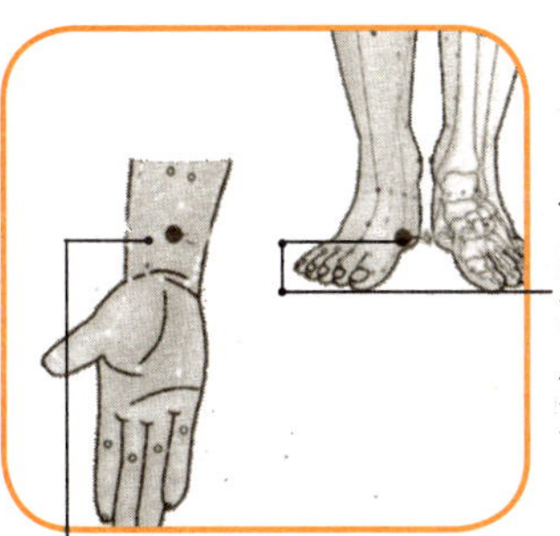

公孙穴位于人体足内侧缘，当第一跖骨基底部的前下方。

内关穴在人体的前臂掌侧，从近手腕的横纹的中央，往上大约三指宽的中央部位。

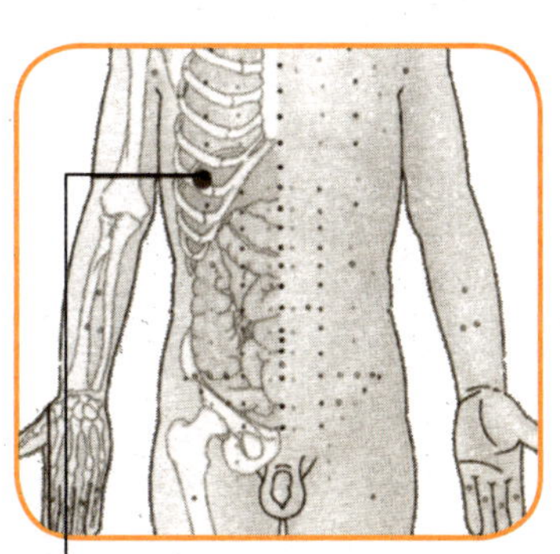

期门穴在人体的胸部，乳头直下，第6肋间隙，脐上6寸处。

按摩流程

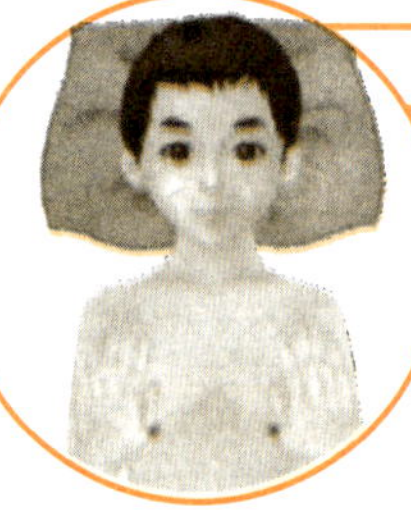

1

按摩穴位：期门

按摩手法：拇指压法

按摩时间：3～5分钟

按摩力度：轻

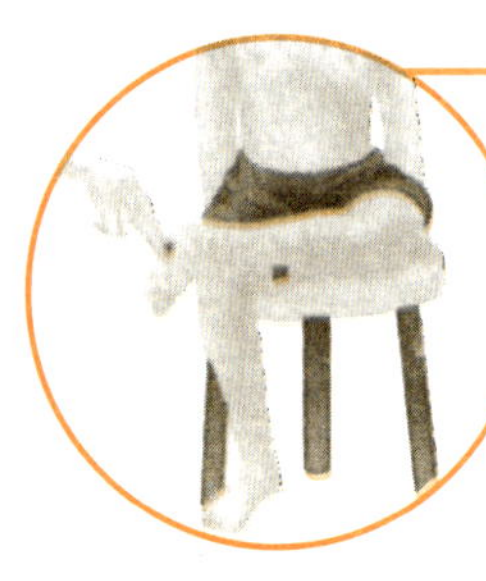

2

按摩穴位：公孙

按摩手法：拇指压法

按摩时间：1～3分钟

按摩力度：适度

3

按摩穴位：内关

按摩手法：拇指压法

按摩时间：1～3分钟

按摩力度：重

饮食宜忌

忌食：油腻、生冷、油炸食品。

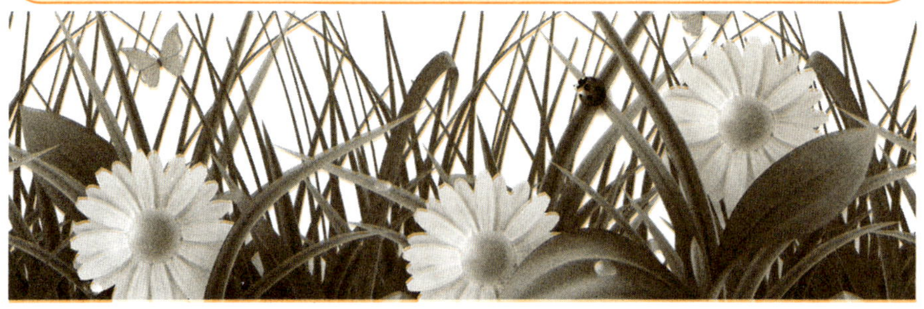

小儿呃逆

止呃降逆，让孩子不打嗝

小儿呃逆是以气逆上冲，喉间呃声连连，声短而频，人的意识不能控制。此症持续发作或偶尔发作，现代医学称之为“隔肌痉挛”，认为是有某种刺激引起膈神经过度兴奋所致。小儿呃逆常常是由饮食不当引起胃中的连锁反应造成的。

取穴刮痧与刮拭流程

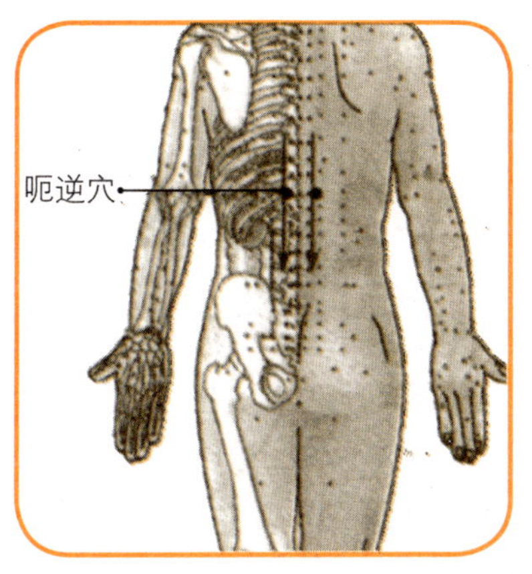

◆ 1 用面刮法刮拭胸椎7～8棘突间旁开1寸处的经外穴呃逆穴。

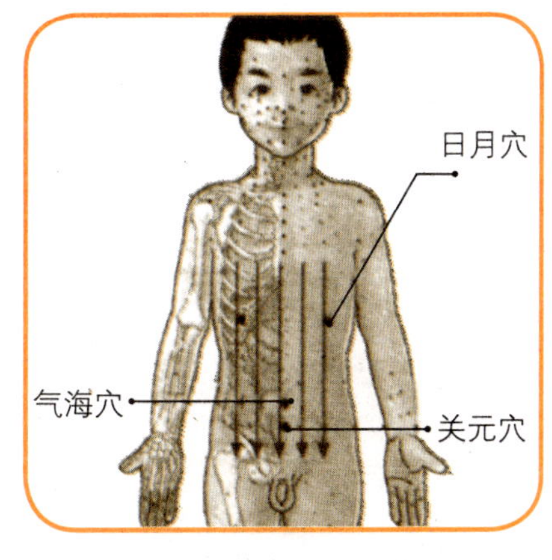

◆ 2 用面刮法由上向下刮拭脊椎气海穴、关元穴和前胸日月穴。

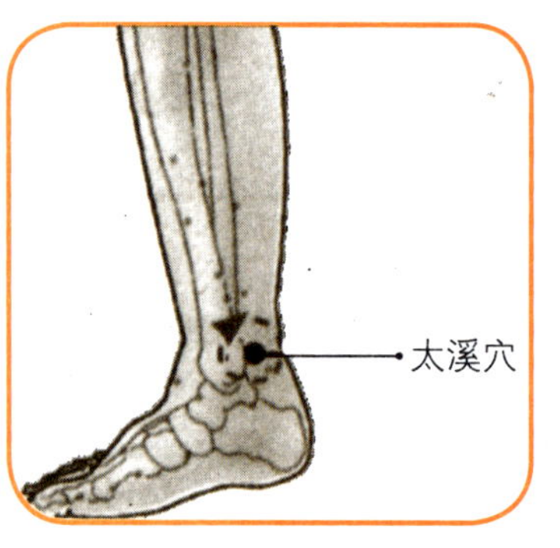

◆ 3 用平面按揉法按揉与踝尖平齐的太溪穴。

父母刮痧

时间	运板	次数
10～15分钟	面刮法 平面按揉法	20～30次

饮食配方

雪梨汤：雪梨1个（约150克），红糖50克。将雪梨洗净，连皮切碎，去核。锅置火上，放入清水、梨，用文火煎沸30分钟，捞出梨块不用，加入红糖稍煮，至糖全部溶化时，即可饮用。酸甜可口，略黏稠不涩，可每晚饮用，数日见效。

取穴按摩与按摩步骤

精准取穴

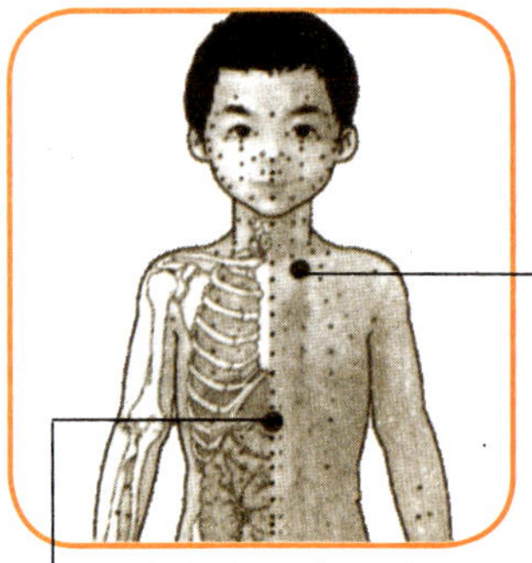

俞府穴在人体的上胸部位，人体正面正中线左右三指宽处，锁骨正下方。

上脘穴在人体上腹部，前正中线上，当脐中上4寸。

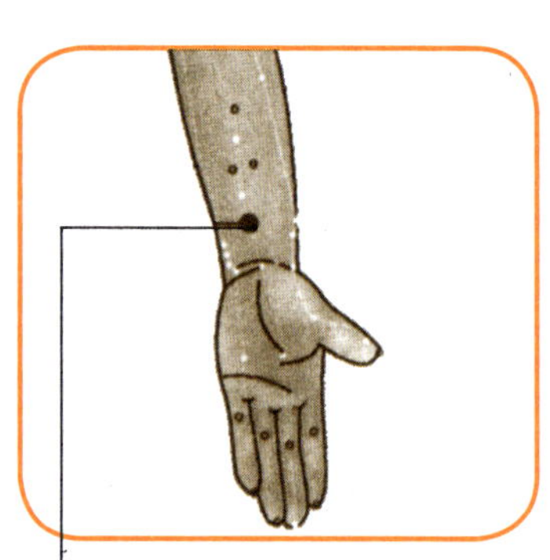

内关穴在人体的前臂掌侧，从近手腕的横皱纹的中央，往上大约三指宽的中央部位。

按摩步骤

1

按摩穴位：上脘

按摩手法：中指压法

按摩时间：1～3分钟

按摩力度：重

2

按摩穴位：俞府

按摩手法：拇指压法

按摩时间：3～5分钟

按摩力度：重

3

按摩穴位：内关

按摩手法：拇指压法

按摩时间：1～3分钟

按摩力度：重

饮食宜忌

忌食：冷饮，辛辣、酸性食物。

急性肠胃炎

消炎止痛，暖胃暖心

急性肠胃炎是在患儿胃肠黏膜发病的急性炎症，多是由于饮食不当、暴饮暴食或食物变质等原因引起，多发于夏秋两季。孩子对食物质量没有辨别能力，因此在无人看管的情况下，很容易因吃不洁的食物引起急性肠胃炎。

取穴刮痧与刮拭流程

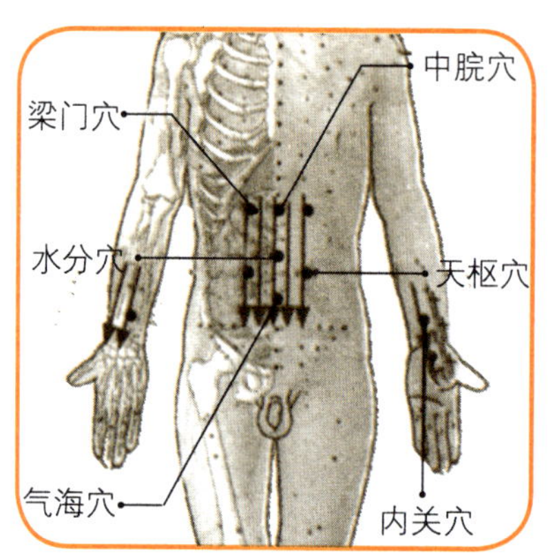

◆ 1 用面刮法刮拭腹部中脘穴、水分穴、梁门穴、天枢穴、气海穴；用面刮法刮拭前臂阴面内关穴。

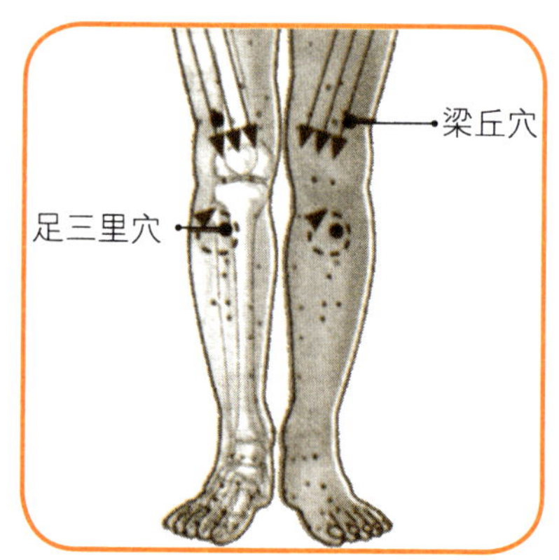

◆ 2 用平面按揉法按揉腿部足三里穴，用面刮法刮拭梁丘穴。

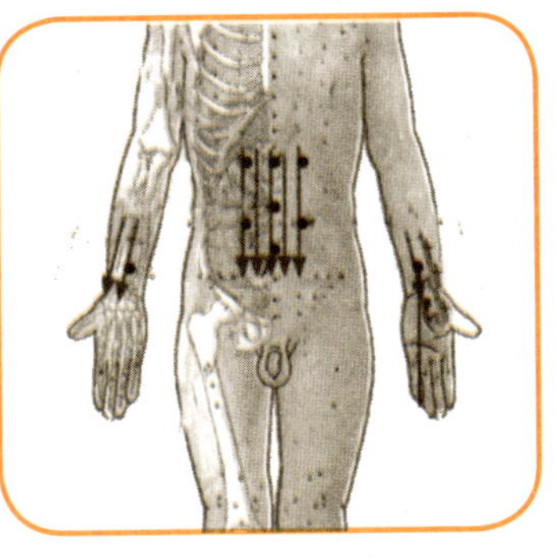

◆ 3 用面刮法刮拭脊背部胃俞穴、大肠俞穴，用同样方法刮拭前臂阳面温溜穴。

父母刮痧

时间	运板	次数
10～15分钟	面刮法 平面按揉法	20～30次

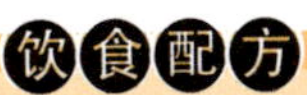

饮食配方

将鲜松叶400克捣烂，与水两碗半煎浓汁，分2次服，1小时服1次。

取穴按摩与按摩步骤

精准取穴

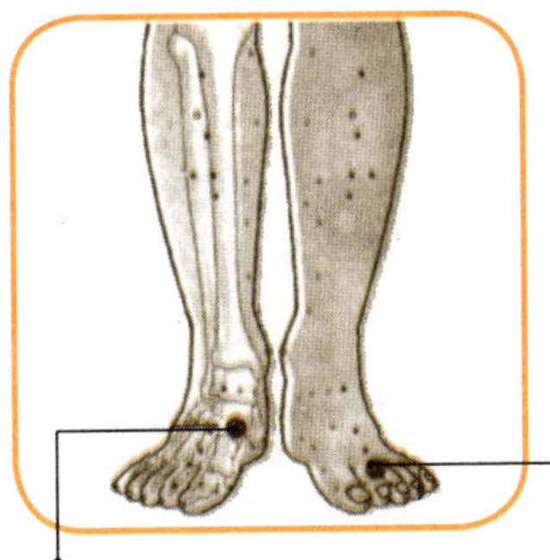

内庭穴在足的次趾与中趾之间，脚叉缝尽处的凹陷中。

太冲穴在足背侧，第一、二趾跖骨连接部位中。用手指沿拇趾和次趾的夹缝向上移压，到能够感觉到动脉的时候就是该穴位。

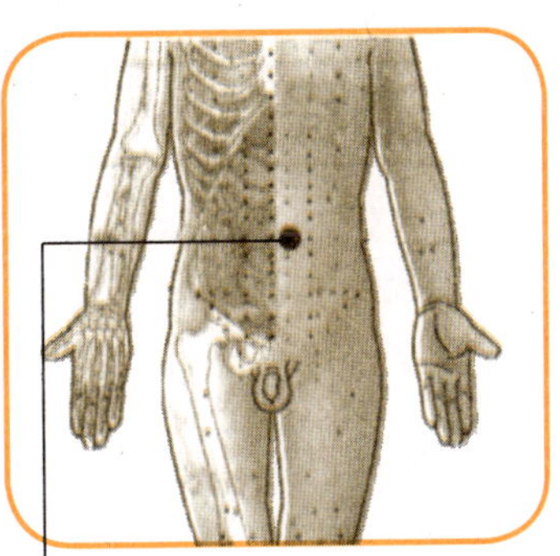

肓俞穴在人体腹中部，当脐中旁开0.5寸处。

按摩步骤

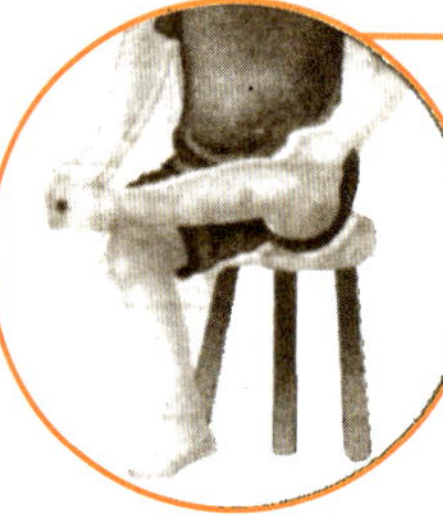

1

按摩穴位：内庭
按摩手法：拇指压法
按摩时间：1～3分钟
按摩力度：适度

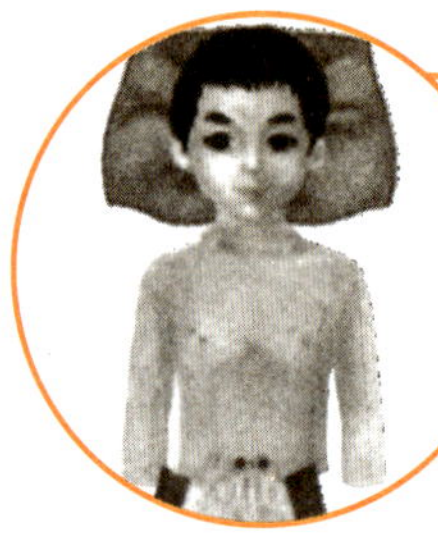

2

按摩穴位：肓俞
按摩手法：中指折压法
按摩时间：1～3分钟
按摩力度：重

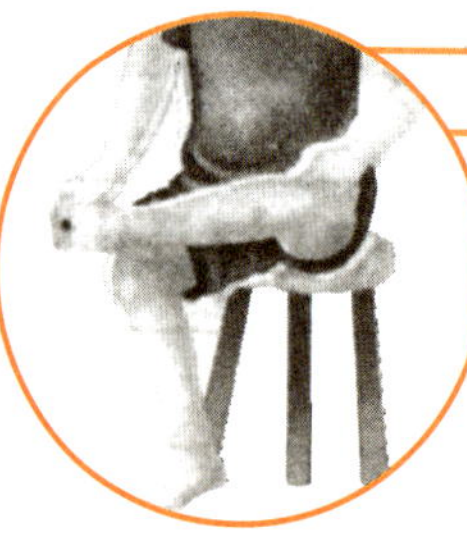

3

按摩穴位：太冲
按摩手法：二指压法
按摩时间：3～5分钟
按摩力度：轻

饮食宜忌

忌食：咖啡、冷饮、肥肉。

多食：母乳、米汤、藕粉、菜汁、鲜果汁。

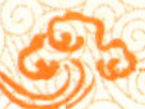

脱 肛

控制好宝宝排便的关卡

脱肛是指肛管、直肠外翻而脱垂于肛门外，又称“肛门直肠脱垂”，一般发生在1～3岁的儿童身上。若是病情不严重，可采用大便脱出后用手轻轻送回肛门的保守方法，若是发病为腹泻、便秘、百日咳、营养不良者，需积极治疗原发病，原发病治愈后，脱肛现象自然治愈。

取穴刮痧与刮拭流程

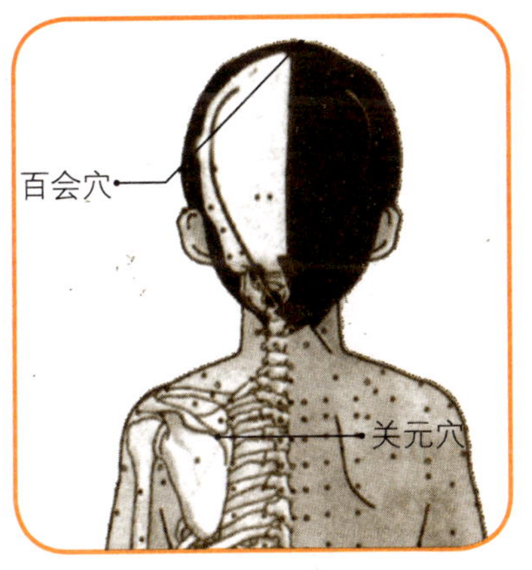

◆ 1 用单角刮法刮拭头顶部百会穴。

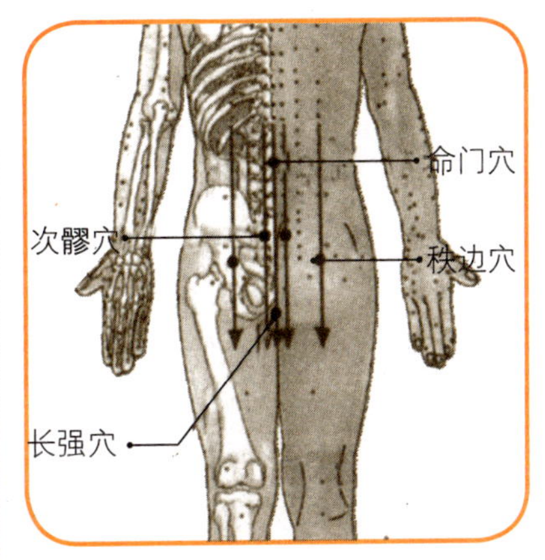

◆ 2 用面刮法刮拭腰、骶部的命门穴、次髎穴、秩边穴、长强穴。

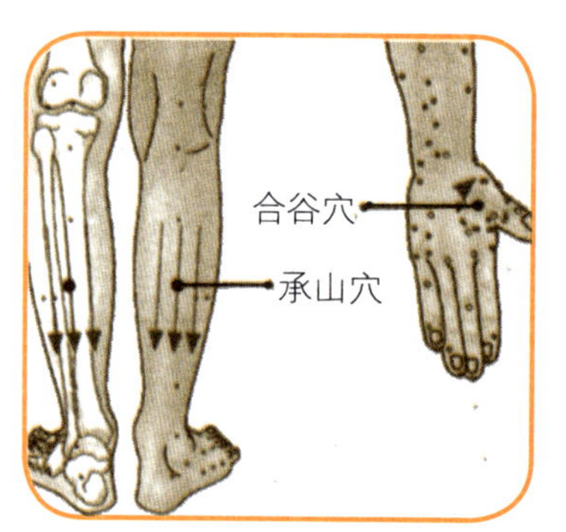

◆ 3 用面刮法刮拭小腿后侧承山穴，用平面按揉法按揉第一、二掌骨间的合谷穴。

父母刮痧

时间	运板	次数
10～15分钟	面刮法 单角刮法 平面按揉法	20～30次

饮食配方

米粥：大米、小米各60克，加水煮至半熟，并加豆浆1斤，搅拌煮熟可食用。

取穴按摩与按摩步骤

精准取穴

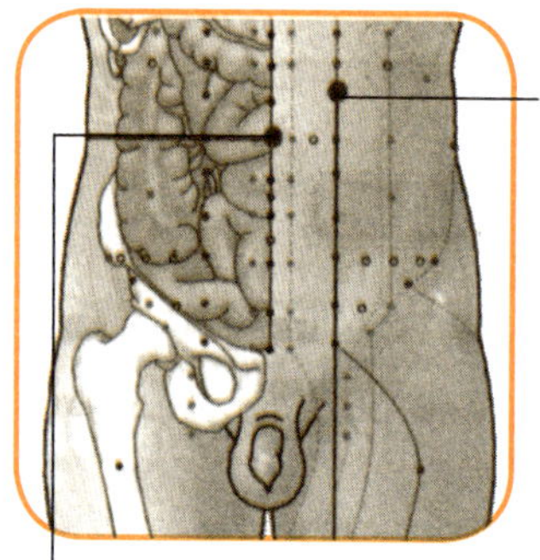

滑肉门穴位于人体上腹部，在肚脐上方1寸处，距前正中线2寸。

神阙穴位于人体头部，在头顶正中线与两耳尖端连线的交点处。

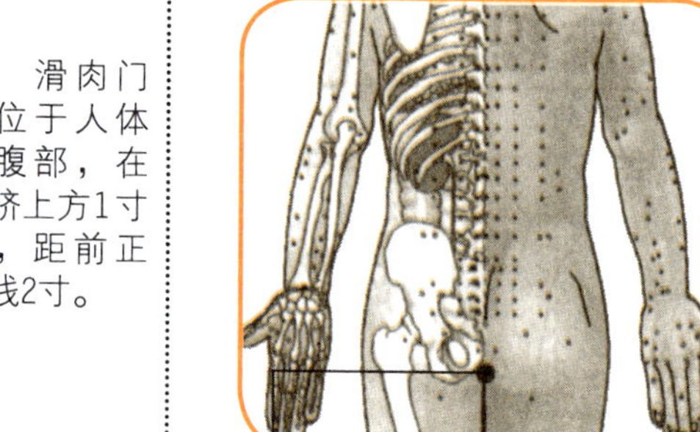

长强穴在人体的尾骨端下，当尾骨端与肛门连线的中点处。

按摩步骤

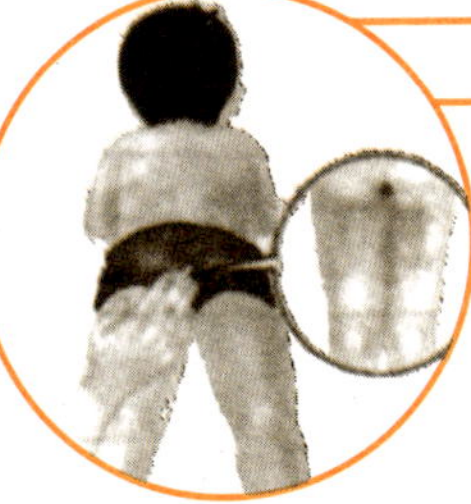

1

按摩穴位：长强

按摩手法：二指压法

按摩时间：1～3分钟

按摩力度：轻

2

按摩穴位：神阙

按摩手法：全手压法

按摩时间：1～3分钟

按摩力度：轻

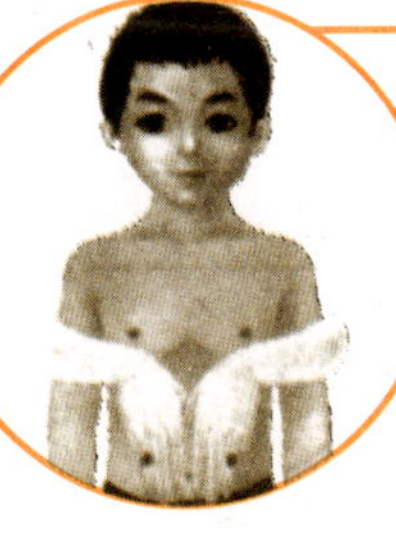

3

按摩穴位：滑肉门

按摩手法：三指压法

按摩时间：1～3分钟

按摩力度：重

饮食宜忌

忌食：辛辣、生冷、油腻食品。

痢疾

保护孩子肠胃不受病毒侵袭

痢疾多是由于患儿饮食不洁，病从口入，肠胃因着凉、疲劳、饥饿等病症而引发的一种肠道性传染病，一般发于夏秋两季，主要表现为突然发热、腹痛腹泻、里急后重、带脓血黏液的大便，对10岁以下的小孩危害尤大。

取穴刮痧与刮拭流程

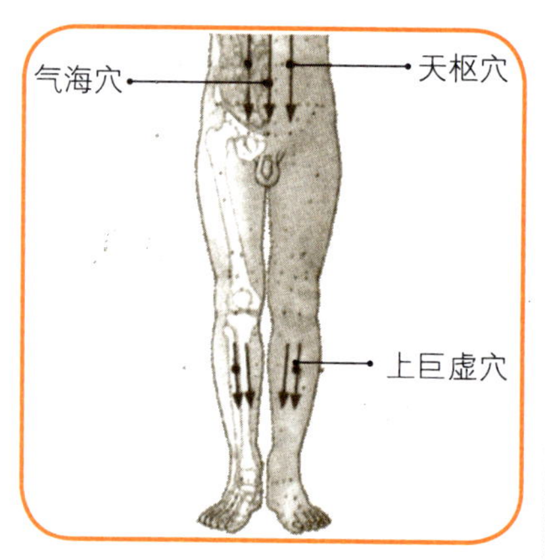

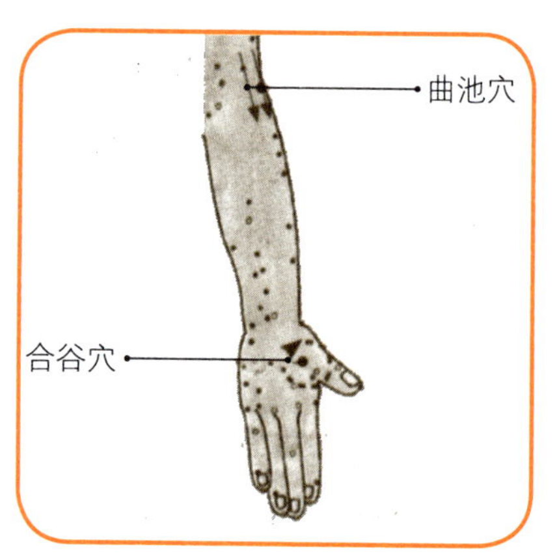

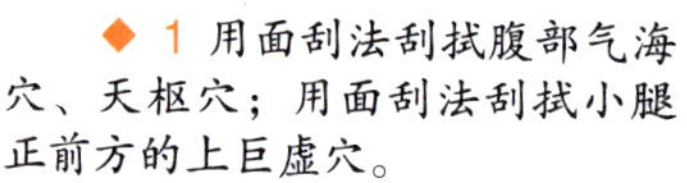
◆ 1 用面刮法刮拭腹部气海穴、天枢穴；用面刮法刮拭小腿正前方的上巨虚穴。

◆ 2 若患儿伴有发热症状可刮拭前臂阳面曲池穴、合谷穴。

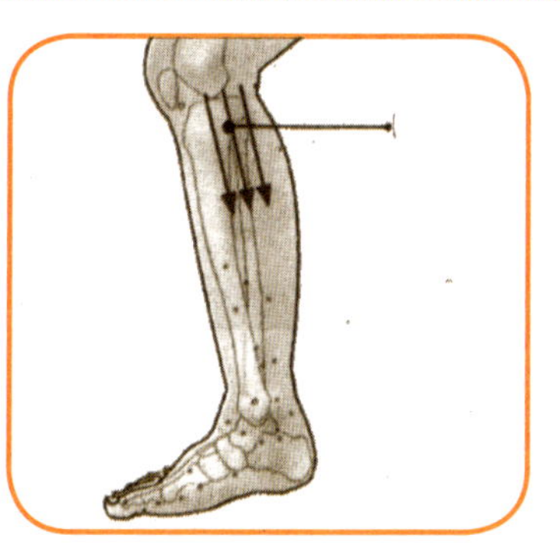

◆ 3 若患儿伴有湿重症状可刮拭小腿内侧阴陵泉穴。

父母刮痧

时间	运板	次数
10～15分钟	面刮法 平面按揉法	20～30次

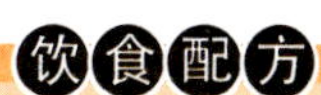

萝卜姜汁：萝卜汁60克，姜汁15克，蜜糖30克，浓茶1杯，和匀蒸熟服，每日2次。

取穴按摩与按摩步骤

精准取穴

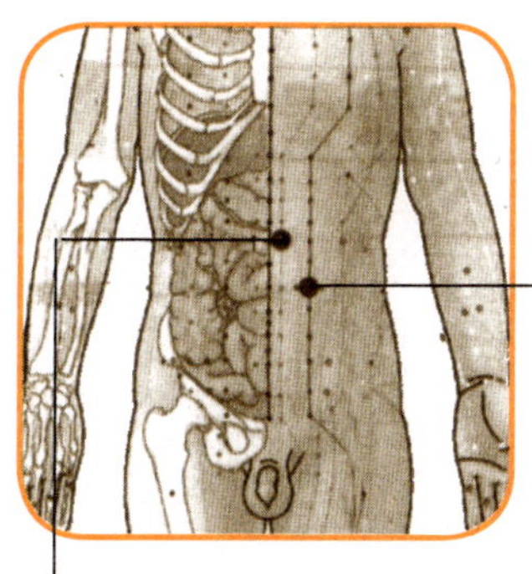

天枢穴在中腹部，肚脐左右两侧三指宽处。

商曲穴在人体的上腹部，当脐中上2寸，前正中线旁开0.5寸。

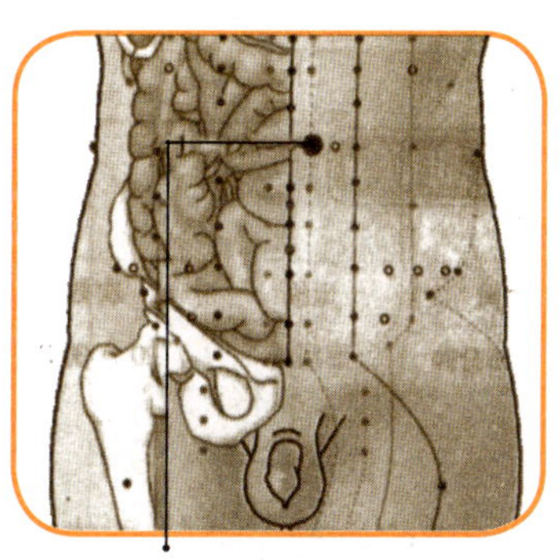

肓俞穴在人体腹中部，当脐中旁开0.5寸处。

按摩步骤

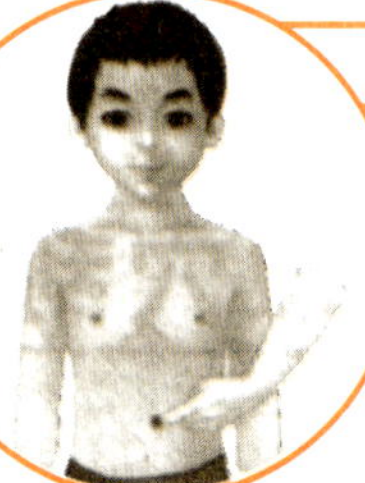

1

按摩穴位：商曲
按摩手法：中指折压法
按摩时间：1～3分钟
按摩力度：轻

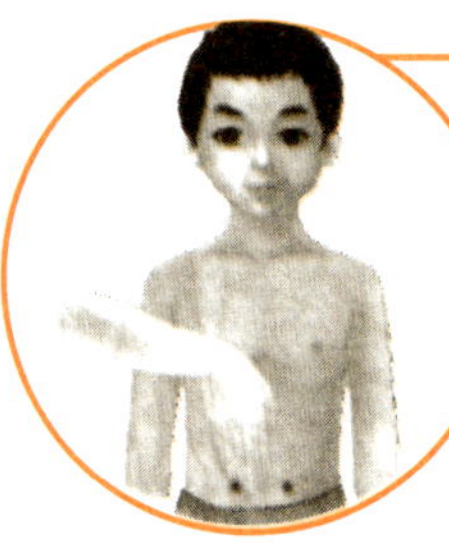

2

按摩穴位：天枢
按摩手法：三指压法
按摩时间：1～3分钟
按摩力度：适度

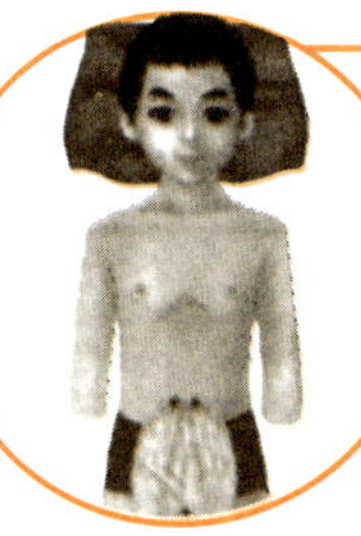

3

按摩穴位：肓俞
按摩手法：中指折压法
按摩时间：1～3分钟
按摩力度：重

饮食宜忌

忌食： 油腻、荤腥、生冷、干硬食物，牛奶、鸡蛋、蔗糖。

多食： 米汤、藕粉、菜汤、果汁水、盐开水。

肠道蛔虫病

晚上不磨牙，睡得香

蛔虫病是儿童当中一种常见的肠道寄生虫病，发病率很高，主要是由于患儿沾染了带有蛔虫卵的不洁食物、水等，与卫生状况的关系极为密切。蛔虫在肠道内生长繁殖，甚至有可能聚结成团，阻塞肠道，甚至穿肠入胆，使得右上腹疼痛、呕吐，形成胆道蛔虫病。

取穴刮痧与刮拭流程

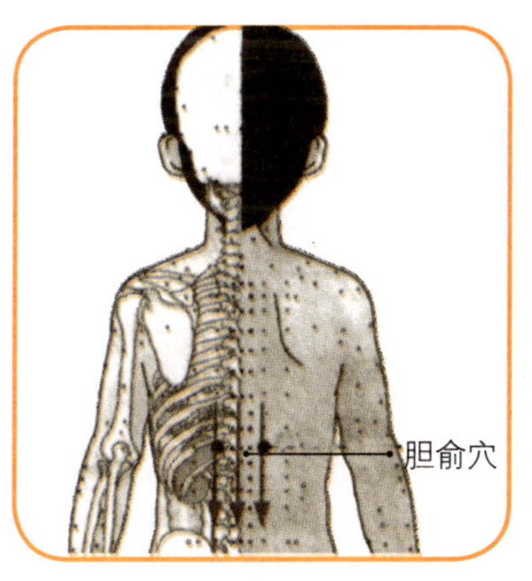

◆ 1 用面刮法刮拭脊背部胆俞穴。

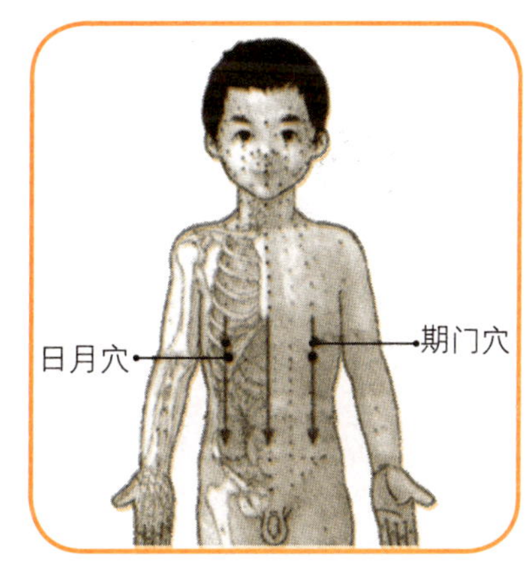

◆ 2 用面刮法刮拭腹部日月穴、期门穴。

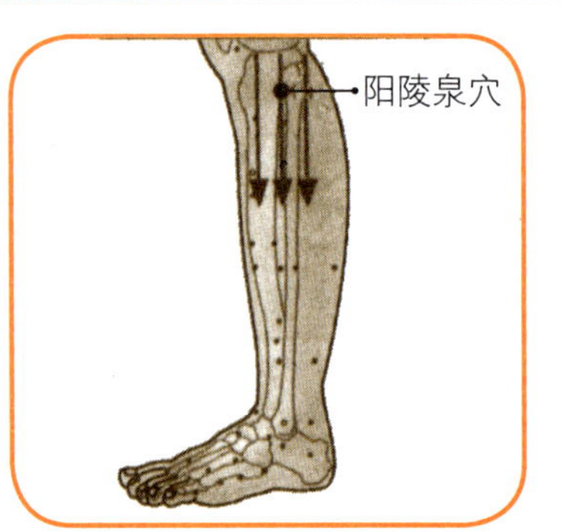

◆ 3 用面刮法刮拭小腿外侧阳陵泉穴。

父母刮痧

时间	运板	次数
10～15分钟	面刮法	20～30次

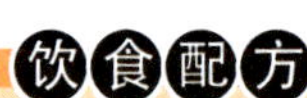

饮食配方

桃叶汁：鲜桃叶60片，将其洗净打烂，开水冲泡，连渣服下。

取穴按摩与按摩步骤

精准取穴

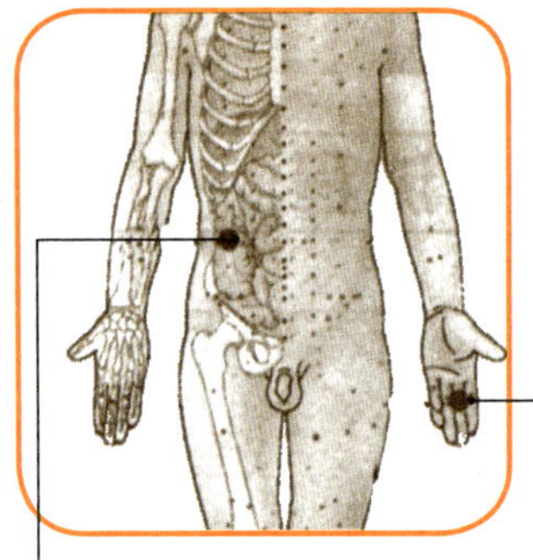

四缝穴在第二至第五指掌侧，近端指关节的中央，当横纹中点。

大横穴在人体的腹中部，距脐中4寸。

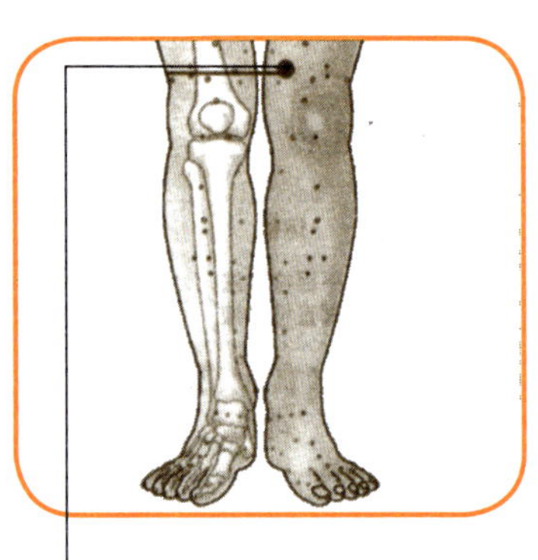

百虫窝穴在大腿内侧髌底内侧端上的3寸处。

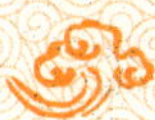

按摩步骤

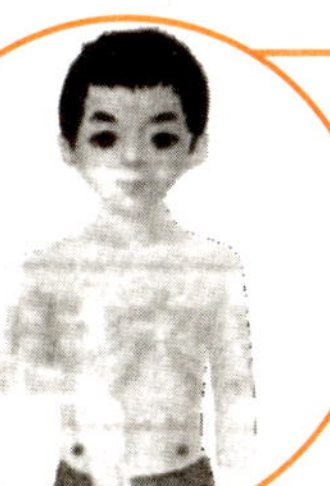

1

按摩穴位：大横

按摩手法：中指折叠法

按摩时间：1～3分钟

按摩力度：适度

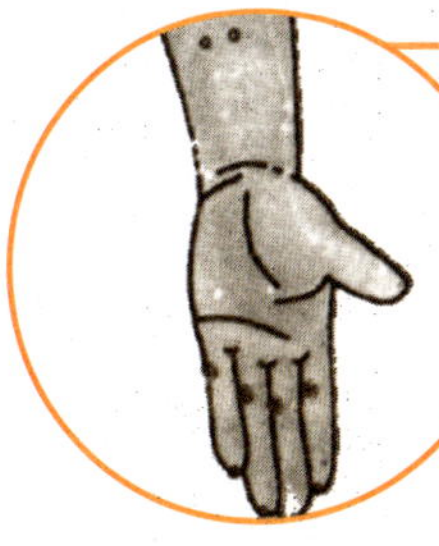

2

按摩穴位：四缝

按摩手法：拇指压法

按摩时间：1～3分钟

按摩力度：重

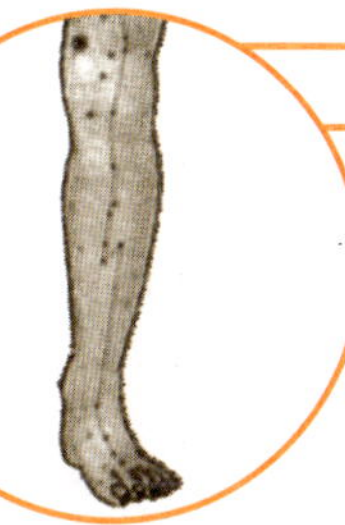

3

按摩穴位：百虫窝

按摩手法：拇指压法

按摩时间：3～5分钟

按摩力度：适度

饮食宜忌

忌食： 咖啡、冷饮、肥肉。

多食： 母乳、米汤、藕粉、菜汁、鲜果汁。

小儿厌食症

益气健脾，吃嘛嘛香

小儿厌食主要是因为饮食不当、家长喂养不当等原因，让孩子养成了偏食的坏习惯，损伤了脾胃，或者是由于食物过于油腻，使得小儿消化不了，积滞内停、郁久化热导致湿热内蕴或大病之后脾胃气虚、脾虚失运、胃不思纳。孩子的症状主要表现为食欲不振而不欲纳食，以1～6岁儿童为多见。

取穴刮痧与刮拭流程

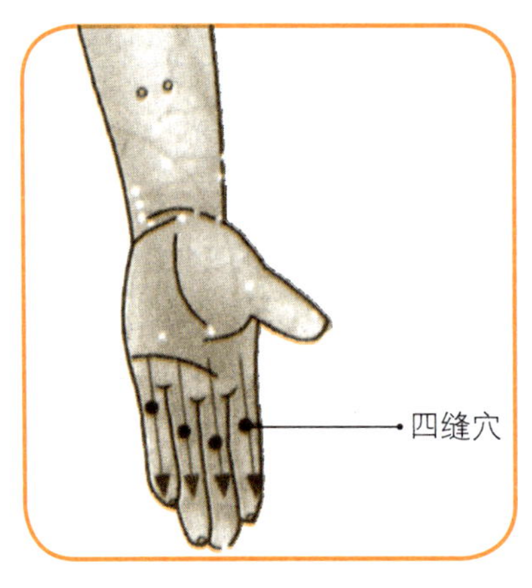

◆ 1 用垂直按揉法按揉双手的四缝穴。

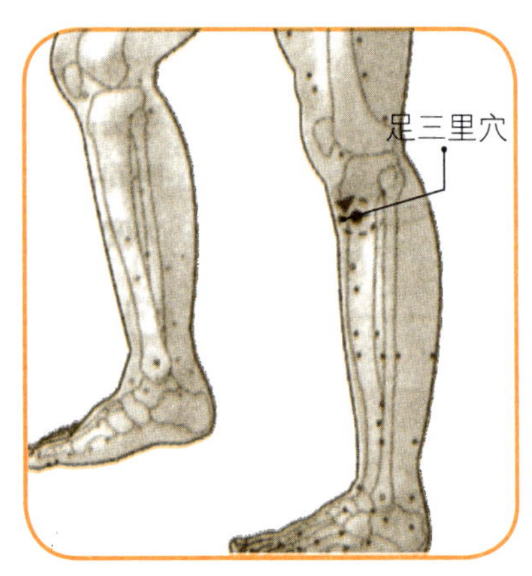

◆ 2 用平面按揉法按揉小腿阳面的足三里穴。

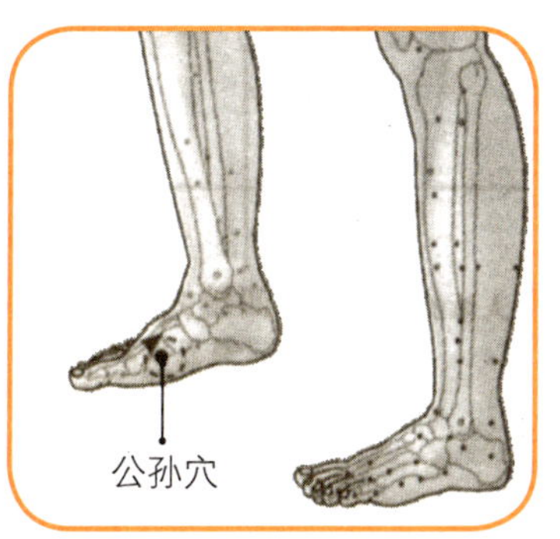

◆ 3 用平面按揉法按揉足部内侧的公孙穴。

父母刮痧

时间	运板	次数
10～20分钟	平面按揉法 垂直按揉法	20～30次

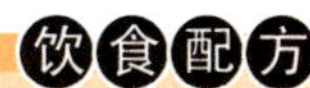

饮食配方

红枣枸杞橘皮汁：将红枣和枸杞放入锅内，加水用大火煮一会儿后，用微火继续煮到汤味较浓为止。熬煮红枣和枸杞的水变凉后，把橘皮切成丝，以0.5厘米的长度放进汤里一起喝。

取穴按摩与按摩步骤

精准取穴

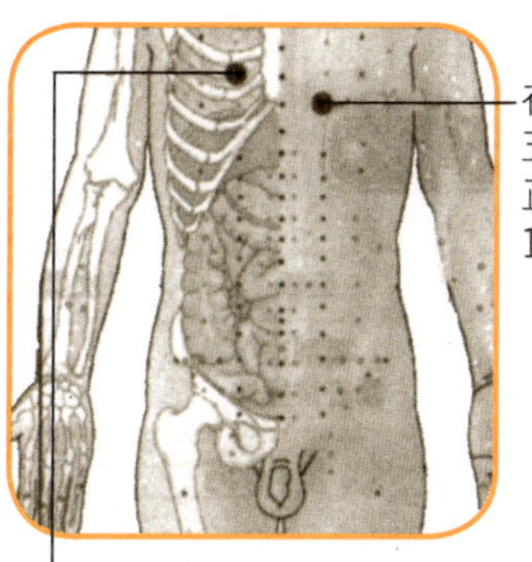

步廊穴在胸部当第五肋间，前正中线旁开1.5寸。

神封穴在人体的胸部，当第四肋间隙，前正中线旁开1.5寸处。

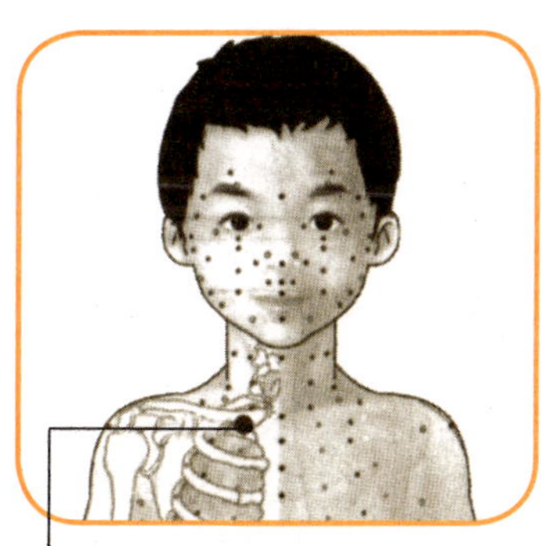

俞府穴在人体的上胸部位，人体正面正中线左右三指宽处，锁骨正下方。

按摩步骤

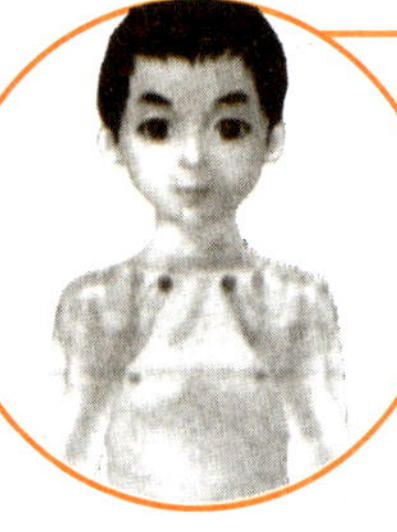

1

按摩穴位：俞府

按摩手法：拇指压法

按摩时间：3～5分钟

按摩力度：重

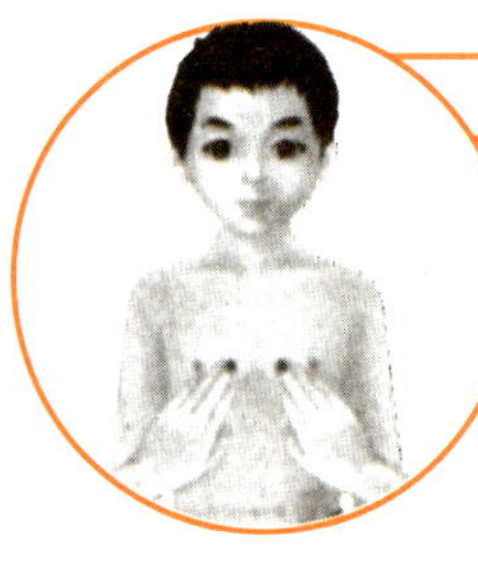

2

按摩穴位：神封

按摩手法：四指压法

按摩时间：1～3分钟

按摩力度：轻

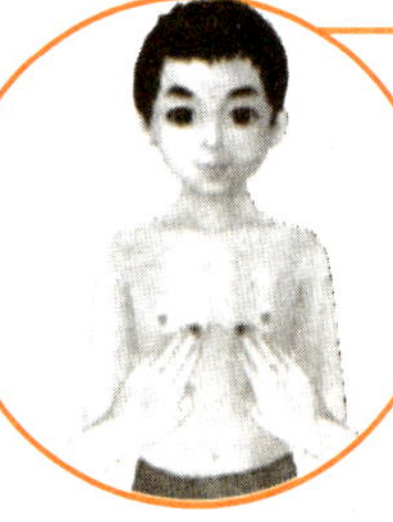

3

按摩穴位：步廊

按摩手法：四指压法

按摩时间：1～3分钟

按摩力度：轻

饮食宜忌

忌食：油腻或煎炸的食物。

宜食：山楂、麦芽、萝卜、葵花籽、南瓜。

小儿疝气

关系孩子未来发育的重大疾患

小儿疝气俗称“脱肠”，主要症状为腹股沟处有肿块，由腹腔内的器官脱出到疝气袋所形成，在患儿哭闹或剧烈运动、大便干结时会显现出来，脱出的器官以小肠居多，并伴有腹痛、恶心、呕吐、发烧等症状。疝气一般是在孩子出生之后很快发生，发病急，若不及时处理很容易有生命危险。父母平时要注意观察孩子的生活情况，一旦发现异常要尽快治疗。

取穴刮痧与刮拭流程

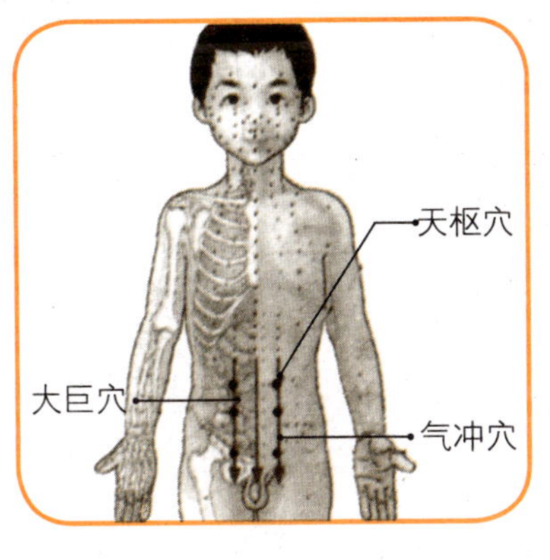

◆ 1 用面刮法刮拭腹部足阳明胃经的天枢穴、大巨穴、气冲穴。

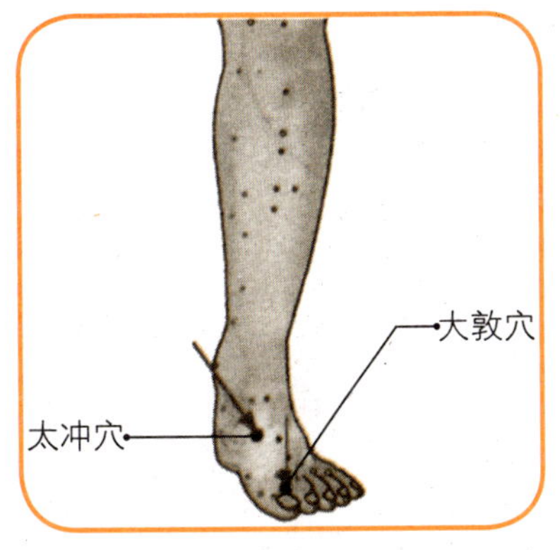

◆ 2 用垂直按揉法按揉足背上的太冲穴和大敦穴。

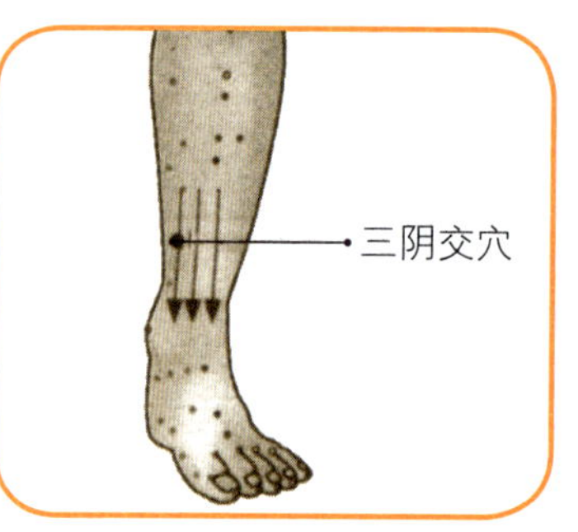

◆ 3 用平面按揉法按揉小腿内侧三阴交穴。

父母刮痧

时间	运板	次数
10～15分钟	面刮法 垂直按揉法	20～30次

饮食宜忌

忌食： 生冷食物、蚕豆、花生。

多食： 流质食物、茄子、无花果、刀豆、丝瓜。

取穴按摩与按摩步骤

精准取穴

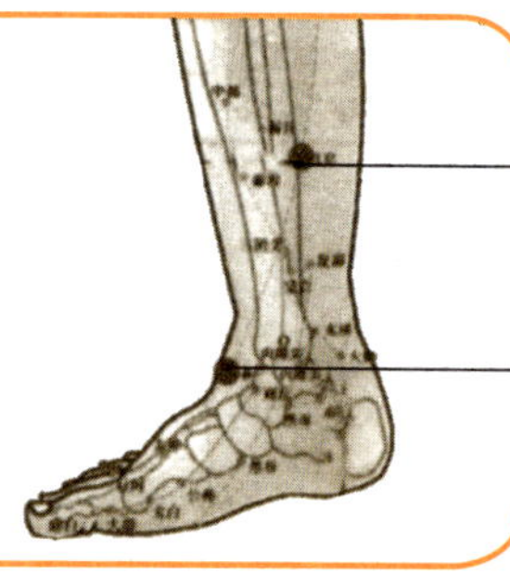

筑宾穴在人体的小腿内侧，当太溪穴和阴谷穴的连线上，太溪穴上5寸处，腓肠肌肌腹的内下方。

中封穴在人体足部背侧，当足内踝前，胫骨前肌腱内侧凹陷处。

气冲穴在人体的腹股沟上方一点，即大腿根里侧，当脐中下约5寸处，距前正中线2寸，穴位下边有一根跳动的动脉，即腹股沟动脉。

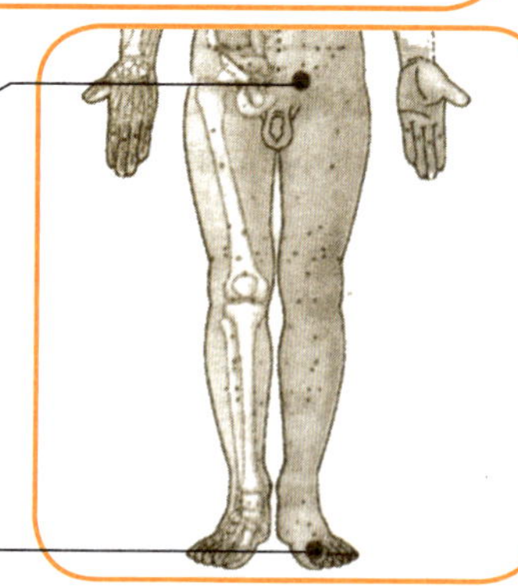

大敦穴在人体足部，大趾（靠第二趾一侧）甲根边缘约2毫米处。

按摩步骤

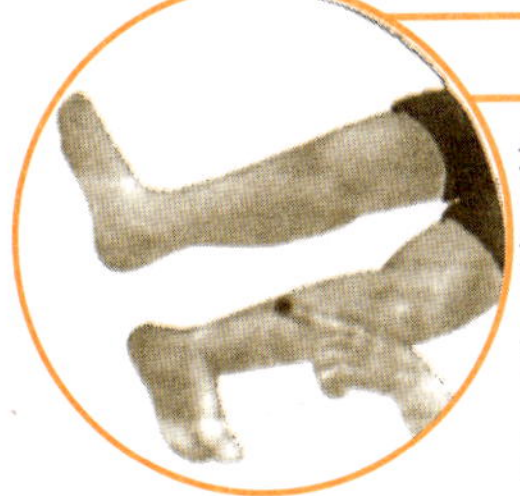

1

按摩穴位：筑宾
按摩手法：中指折压法
按摩时间：1～3分钟
按摩力度：重

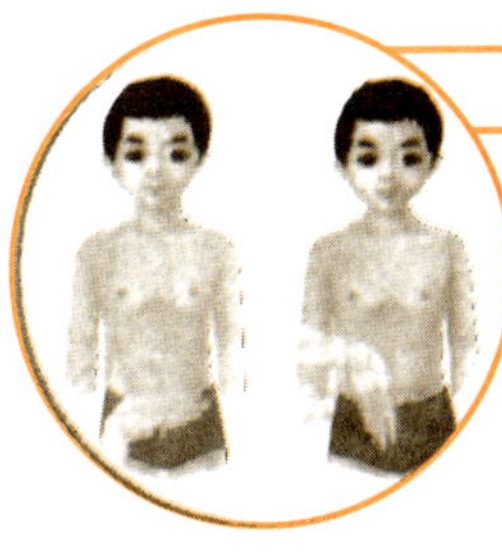

2

按摩穴位：气冲
按摩手法：拇指压法
按摩时间：3～5分钟
按摩力度：适度

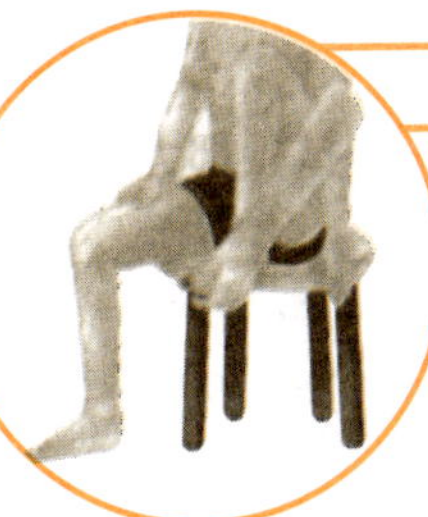

3

按摩穴位：大敦
按摩手法：拇指压法
按摩时间：3～5分钟
按摩力度：重

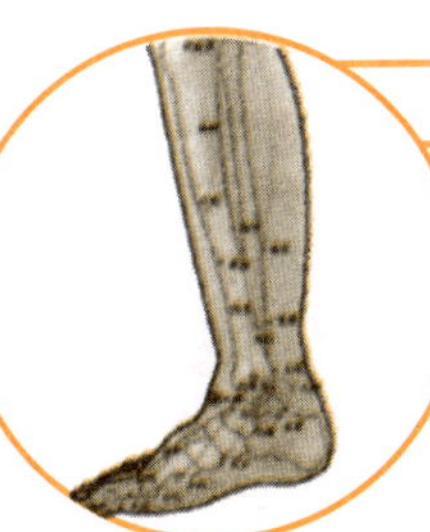

4

按摩穴位：中封
按摩手法：二指压法
按摩时间：3～5分钟
按摩力度：轻

阑尾炎

盲肠之痛不可忽视

阑尾炎可分为急性阑尾炎和慢性阑尾炎两种。急性阑尾炎的特点是突然出现疼痛，并伴有发热、恶心、呕吐等症状，严重时可发生穿孔，形成腹膜炎。慢性阑尾炎缺乏典型的表现症状，多是由于急性阑尾炎发作之后，因为管腔狭窄或闭合，周围粘连，使阑尾运动功能失常或压迫阑尾壁神经末梢等引起腹痛。

取穴刮痧与刮拭流程

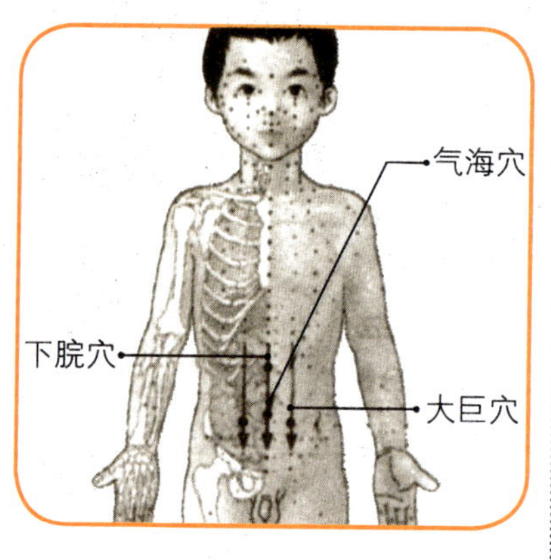

◆ 1 用面刮法刮拭腹部下脘穴、气海穴、大巨穴位；用同样方法刮拭腰部大肠俞穴。

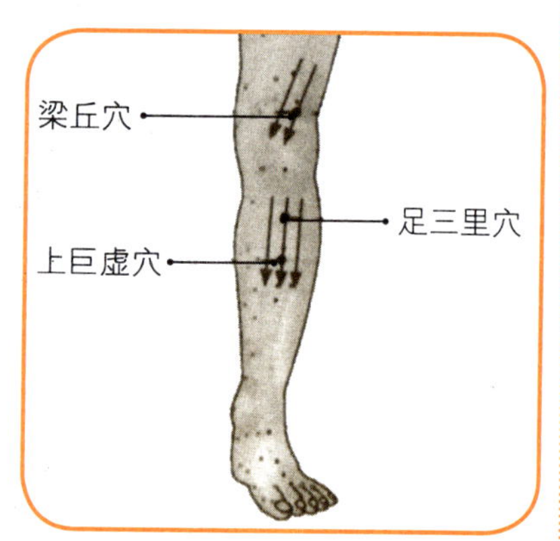

◆ 2 用面刮法刮拭腿部膝盖上方梁丘穴；用面刮法刮拭小腿正前方足三里穴、上巨虚穴。

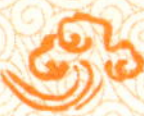

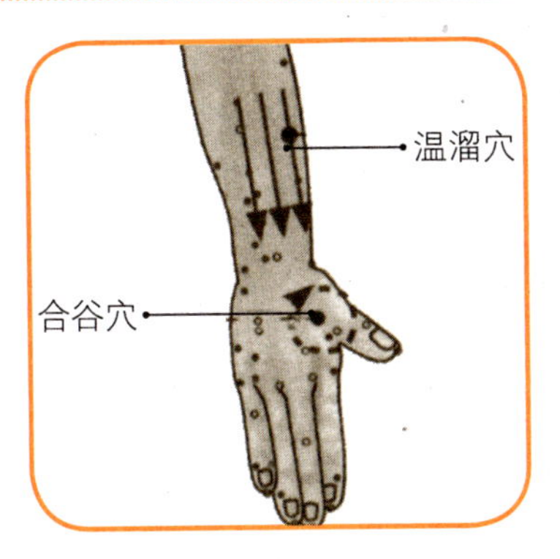

◆ 3 用面刮法从上到下刮拭温溜穴、合谷穴。

父母刮痧

时间	运板	次数
10～15分钟	面刮法 垂直按揉法	20～30次

饮食配方

芹菜瓜仁汤：芹菜30克，冬瓜仁20克，藕节20克，野菊花30克，水煎，每日分2次服。

取穴按摩与按摩步骤

精准取穴

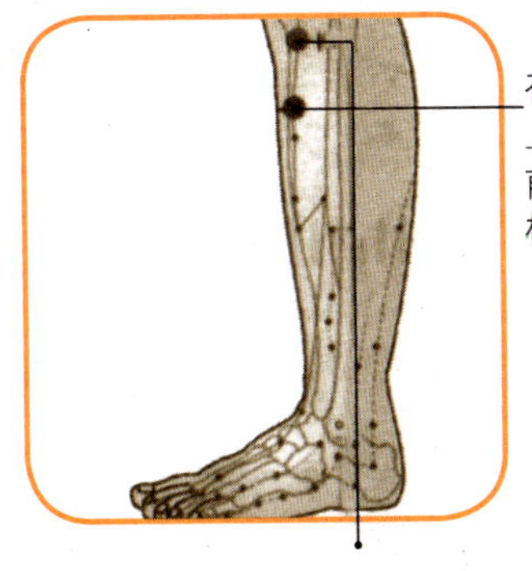

阑尾穴在小腿前侧上部，胫骨前缘旁开1横指。

足三里穴位于小腿前外侧，当犊鼻穴下3寸，距胫骨前嵴一横指（中指）处。

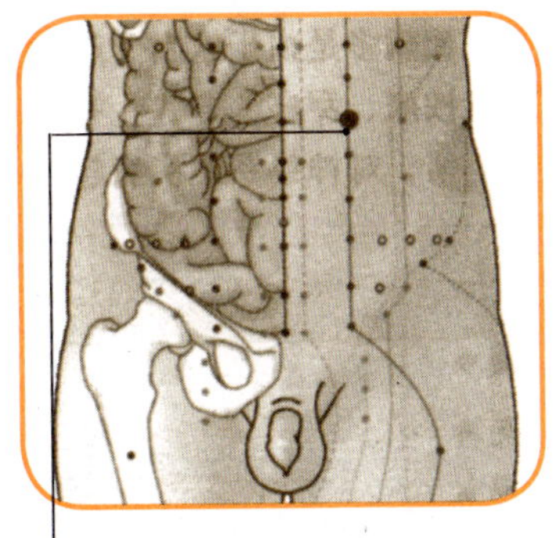

天枢穴在中腹部，肚脐左右两侧三指宽处。

按摩步骤

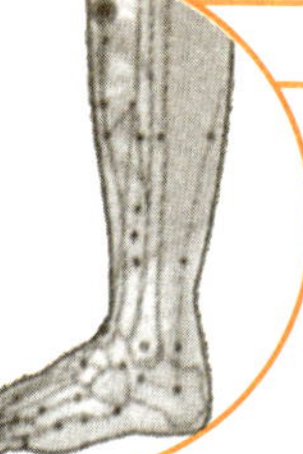

1

按摩穴位：阑尾

按摩手法：中指折叠法

按摩时间：1～3分钟

按摩力度：重

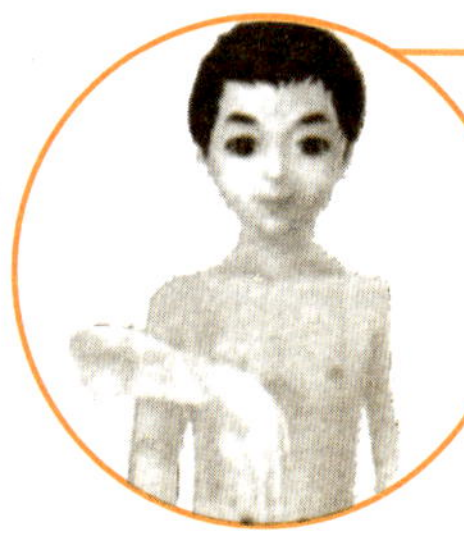

2

按摩穴位：天枢

按摩手法：三指压法

按摩时间：1～3分钟

按摩力度：适度

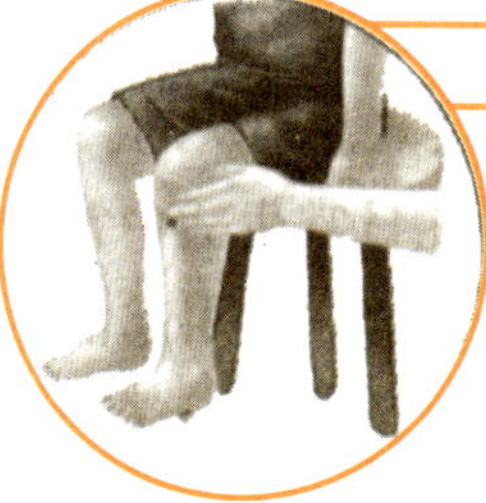

3

按摩穴位：足三里

按摩手法：中指折叠法

按摩时间：1～3分钟

按摩力度：重

饮食宜忌

忌食：羊肉、黄豆、火腿、白菜、韭菜。

多食：汤类食物，藕粉、牛奶、鸡蛋羹。

第三节 儿童神经系统疾病按摩刮痧

多 汗

静身静心，让孩子不再大汗淋漓

多汗是指全身或局部汗腺分泌过多，多是生理性体温调节，如外界气温过高，穿衣服过多，剧烈活动，机体为了维持正常的体温而出汗，这是生理性多汗。同时，其他病症，如小儿佝偻病、结核病、风湿热、神经系统疾病等也可引起患儿多汗，在儿童多汗的情况下，睡眠时全身或半身出汗多，即为病理性多汗。

取穴刮痧与刮拭流程

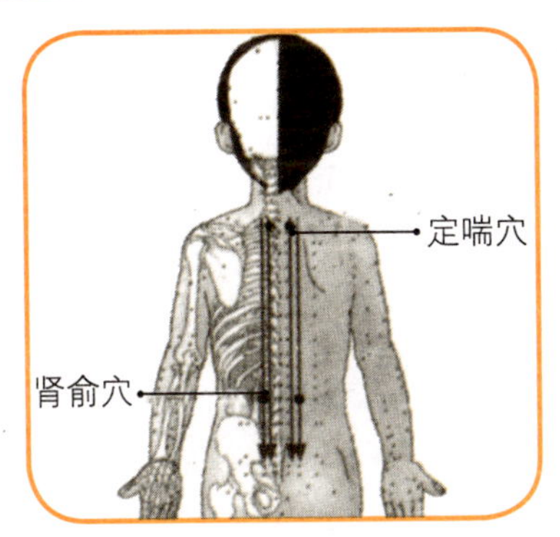

◆ 1 用面刮法刮拭第七颈椎棘下，旁开0.5寸处的定喘穴，用同样方法刮拭腰椎的肾俞穴。

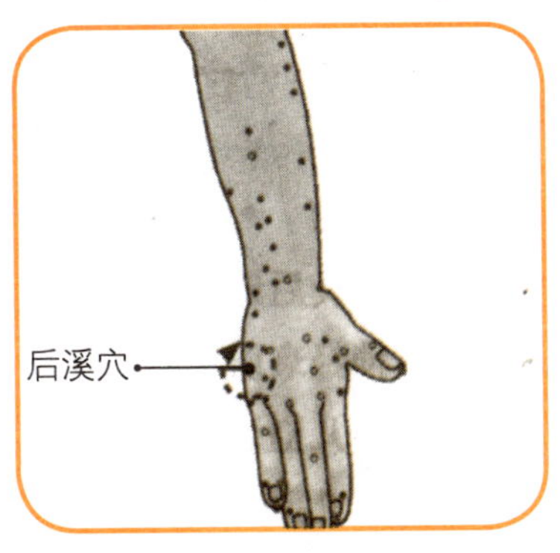

◆ 2 用平面按揉法按揉小指外侧的后溪穴。

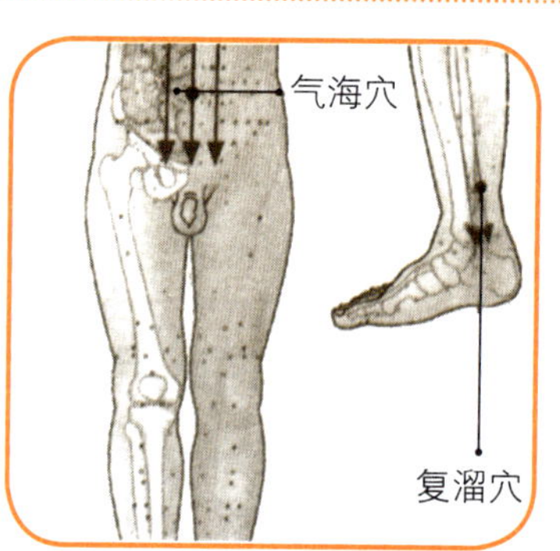

◆ 3 用面刮法刮拭小腹的气海穴和小腿内侧的复溜穴。

父母刮痧

时间	运板	次数
10～15分钟	面刮法 平面按揉法	20～30次

注意事项

父母要给孩子勤换衣被，并常用柔软的毛巾擦拭身体，或外用扑粉，以保持皮肤干燥。

取穴按摩与按摩步骤

精准取穴

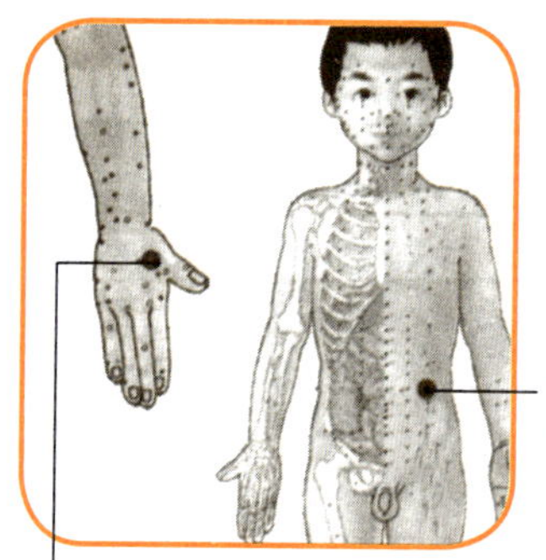

大横穴在人体的腹中部，距脐中4寸。

合谷穴当拇指和食指伸张时，在第一、二掌骨的中点，稍微偏向食指处。

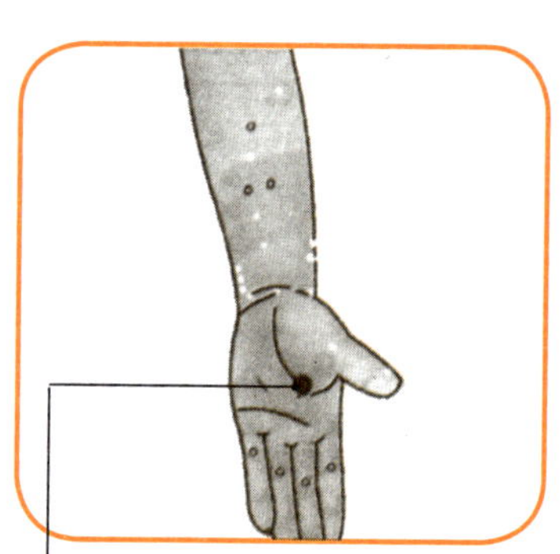

劳宫穴在人体的手掌心，即握拳屈指时，中指尖所在的部位。

按摩步骤

1

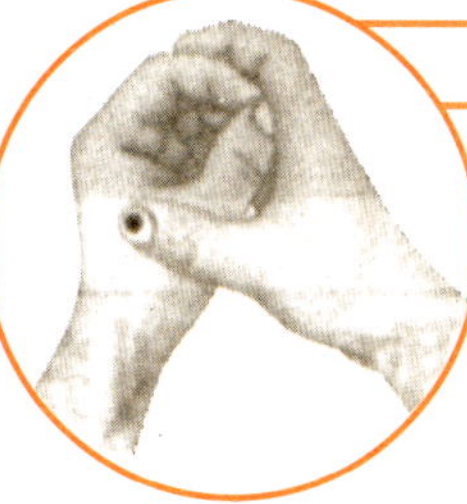

按摩穴位：合谷
按摩手法：拇指压法
按摩时间：1～3分钟
按摩力度：重

2

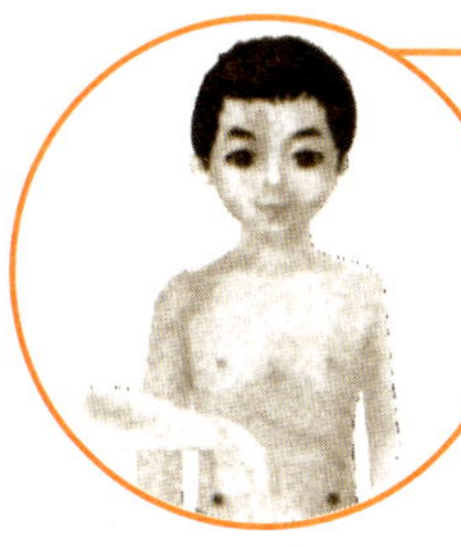

按摩穴位：大横
按摩手法：中指折叠法
按摩时间：1～3分钟
按摩力度：适度

3

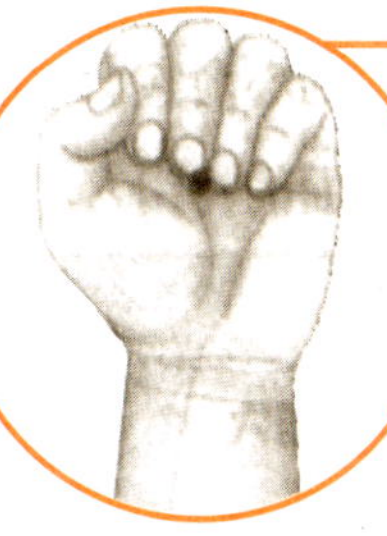

按摩穴位：劳宫
按摩手法：拇指压法
按摩时间：1～3分钟
按摩力度：重

饮食配方

气阴两虚型的小儿多汗，可取黑豆30克，桂圆肉10克，红枣30克煮汤食，一日分2次食完，15天为一疗程。

营卫不和型的小儿多汗，可取黄芪15克，红枣20只，加水煮汤食，每日1剂，分2～3次饮食。连服15天为一疗程。

多　梦

安享宁静夜晚，远离噩梦侵扰

儿童在睡觉时容易有说梦话、踢腿等动作，说梦话主要是由于睡眠时大脑主管语言的神经细胞的活动而引起的，而踢腿的动作，则是由大脑神经主管动作部分的神经细胞的活动而引起的，一般而言都是正常的，家长不必担心。但是，如果宝宝在做梦时有惊叫、梦游的现象，就应当格外留意了。这可能是因为儿童的大脑神经发育不完全或过度疲劳、受惊吓、饮食不当等原因造成的。

取穴刮痧与刮拭流程

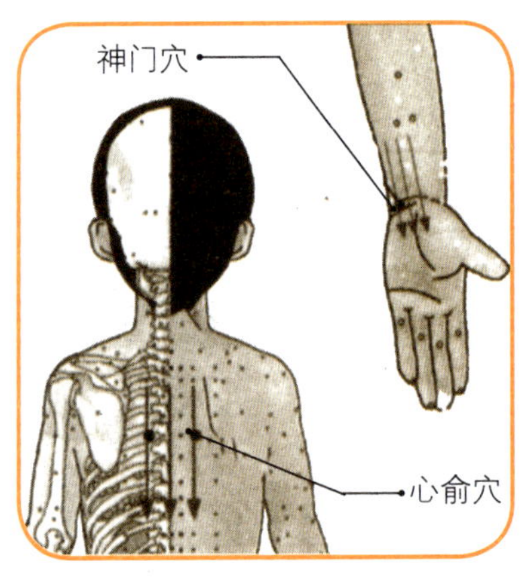

◆ 1 用面刮法刮拭背脊处的心俞穴；用面刮法刮拭前臂阴面的神门穴。

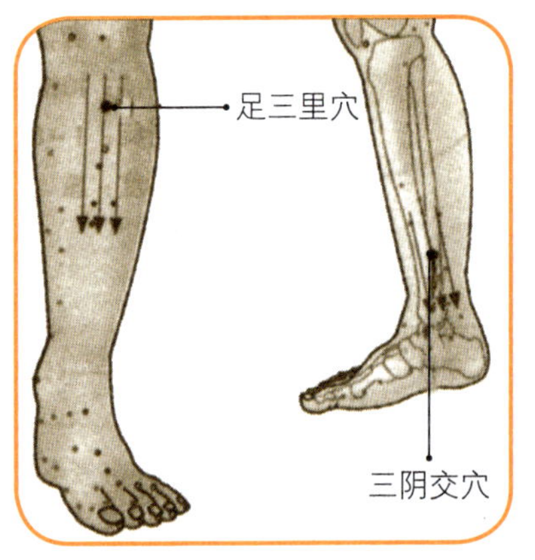

◆ 2 用平面按揉法或面刮法刮拭小腿正前方的足三里穴，用同样方法刮拭小腿阴面的三阴交穴。

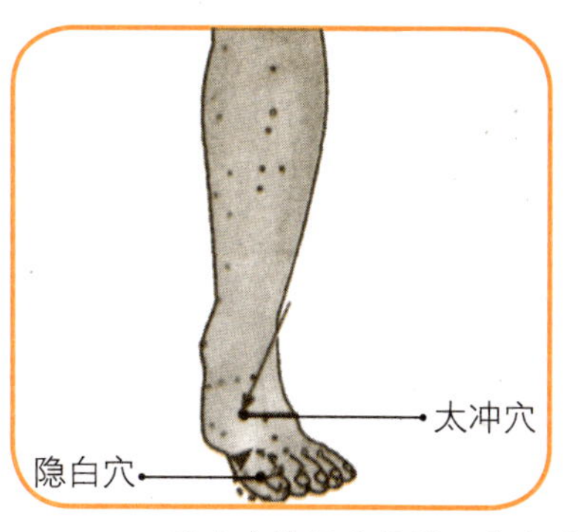

◆ 3 用垂直按揉法按揉足背上的太冲穴，用平面按揉法按揉隐白穴。

父母刮痧

时间	运板	次数
10～15分钟	平面按揉法 面刮法	20～30次

注意事项

晚饭可以为孩子准备红枣面粉粥，可以起到稳定孩子情绪的作用。睡前不要让孩子吃太多零食，被子不宜过重过暖，枕头不宜过高过硬。

取穴按摩与按摩步骤

精准取穴

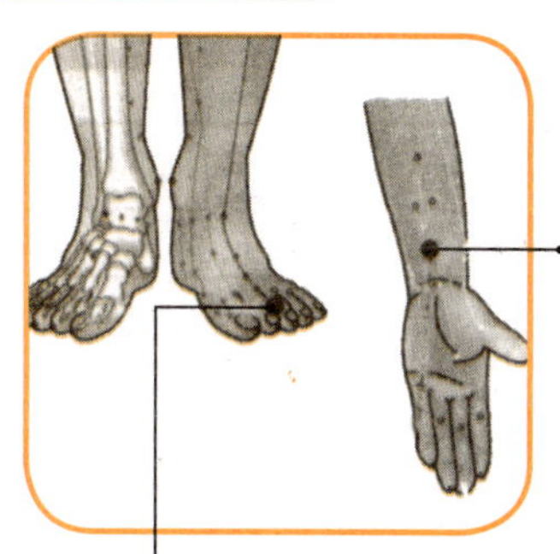

内关穴在人体的前臂掌侧，从近手腕的横纹中央，往上大约三指宽的中央部位。

厉兑穴在足第2趾末节外侧，距趾甲角0.1寸。

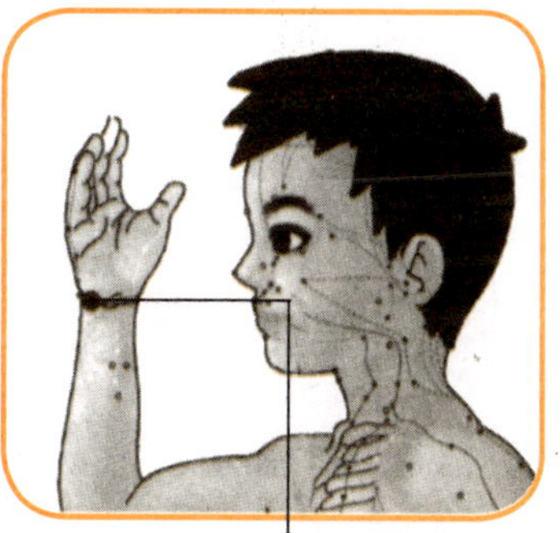

神门穴该处穴位在手腕关节的手掌一侧，尺侧腕屈肌腱的桡侧凹陷处。

按摩步骤

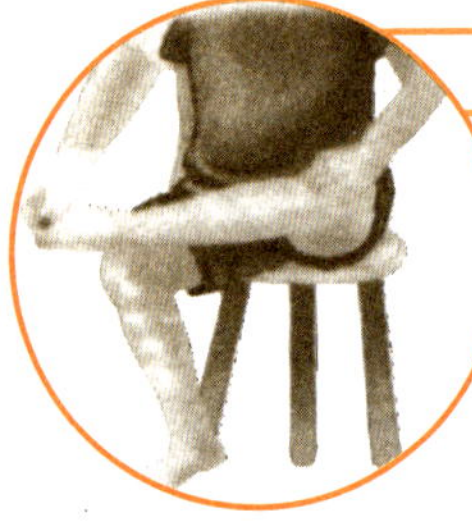

1

按摩穴位：厉兑
按摩手法：拇指压法
按摩时间：1～3分钟
按摩力度：适度

2

按摩穴位：内关
按摩手法：拇指压法
按摩时间：1～3分钟
按摩力度：重

3

按摩穴位：神门
按摩手法：拇指压法
按摩时间：3～5分钟
按摩力度：适度

饮食宜忌

多食：莲子心、胡桃、蜂蜜、枣仁。

癫 痫

息风定痫，保护孩子智力发育

癫痫俗称“羊癫风”，是一种脑功能障碍综合征，患病原因复杂，一般认为先天遗传、胎中受惊、后天产伤、脑伤以及风痰扰神、烦恼等都有可能导致癫痫，然总以痰火壅盛、阻塞窍道为多。癫痫主要表现为反复发作的肌肉抽搐和意识障碍，且伴有感觉、情感、行为或自主神经功能异常。癫痫不仅严重影响患儿的身体健康，同时还会对孩子的精神以及智力造成严重威胁。

取穴刮痧与刮拭流程

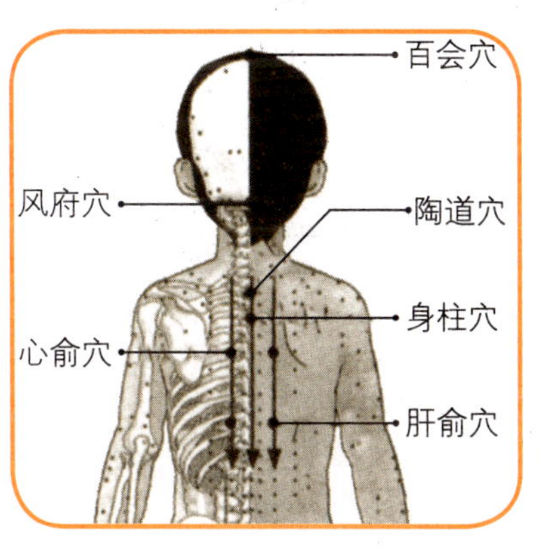

◆ 1 用角刮法刮拭头顶至百会穴；用面刮法从上向下分段刮拭后颈部风府穴至脊背部陶道穴、身柱穴、心俞穴、肝俞穴。

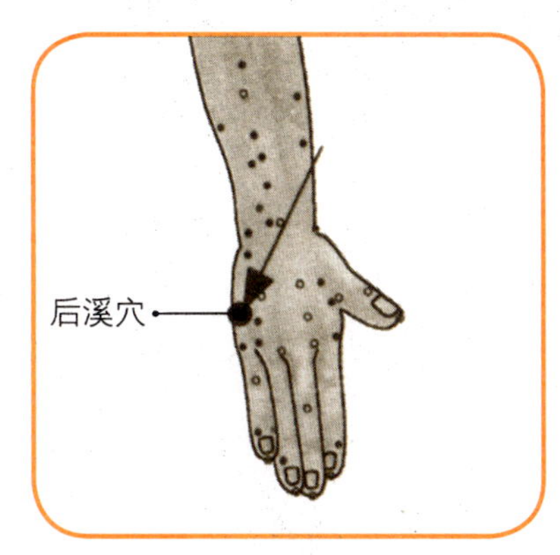

◆ 2 用垂直按揉法按揉尾指外侧的后溪穴。

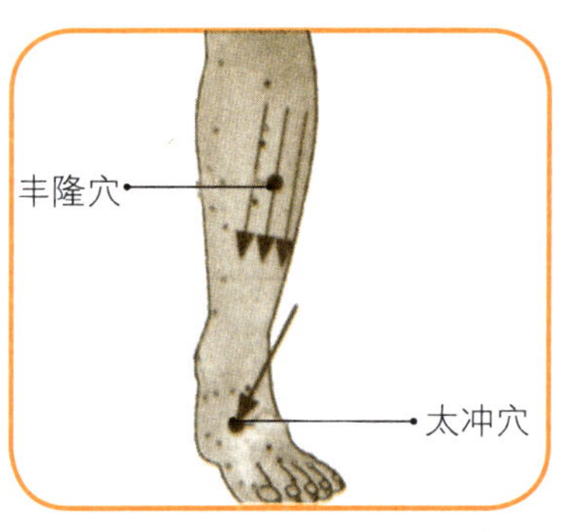

◆ 3 用面刮法刮拭小腿前方的丰隆穴，用垂直按揉法按揉足背的太冲穴。

父母刮痧

时间	运板	次数
10～15分钟	垂直按揉法 面刮法 角刮法	20～30次

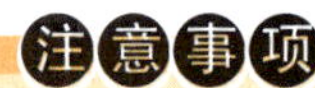

注意事项

对患儿的发热性疾病，特别是高热抽搐的患儿，父母应该格外注意，及早治疗，减少致痫的机会，同时在平时也要避免患儿受惊吓和精神刺激，预防此病发生。

取穴按摩与按摩步骤

精准取穴

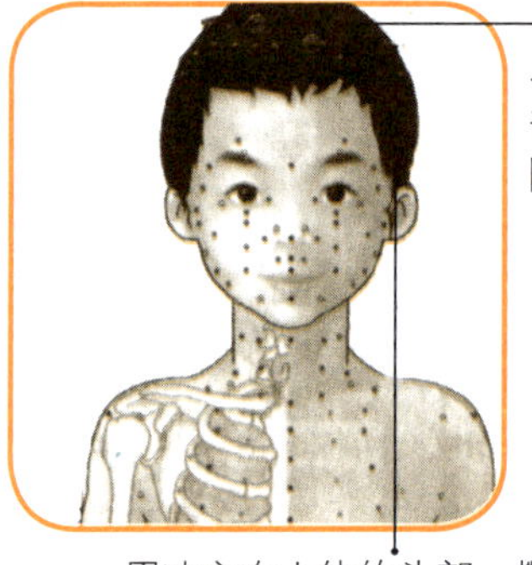

五处穴在人体的头部，当前发际正中直上1寸，旁开1.5寸处。

眉冲穴在人体的头部，攒竹穴直上入发际0.5寸处，神庭穴与曲差穴连线之间。

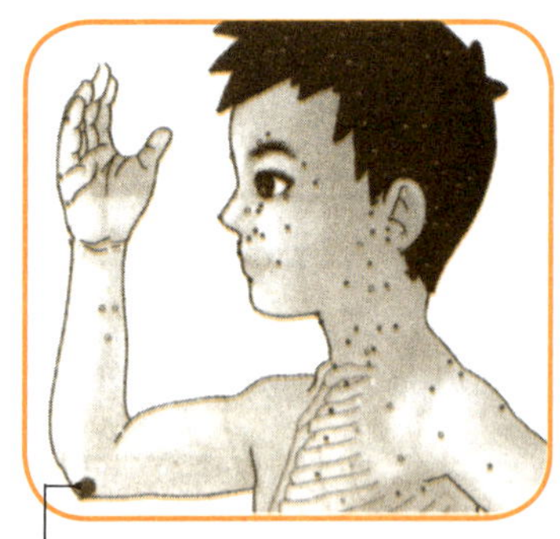

小海穴在人体的肘内侧，当尺骨鹰嘴与肱骨内上髁之间的凹陷处。

按摩步骤

1

按摩穴位：小海

按摩手法：拇指压法

按摩时间：1～3分钟

按摩力度：适度

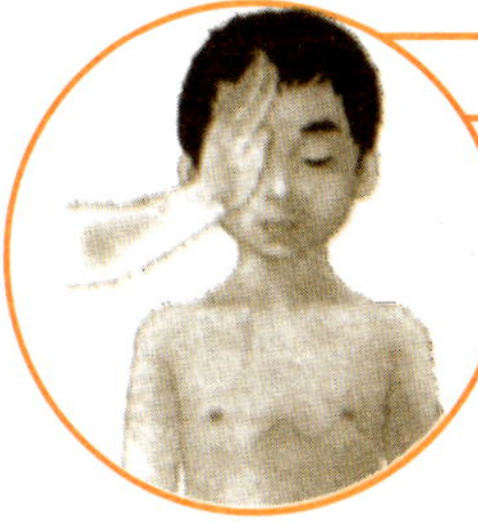

2

按摩穴位：五处

按摩手法：食指压法

按摩时间：1～3分钟

按摩力度：适度

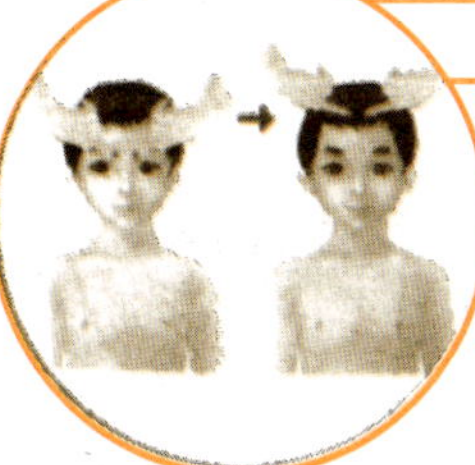

3

按摩穴位：眉冲

按摩手法：中指折叠法

按摩时间：1～3分钟

按摩力度：适度

饮食宜忌

忌食：油腻、辛辣食品。

多食：荞麦、沙丁鱼、无花果、凤梨。

儿童失语症

帮助孩子开口说话，表达自我

儿童失语症是指由于神经中枢病损导致抽象符号思维障碍，而丧失口语、文字的表达和领悟能力的病症。但是，失语症不包括由于意识障碍和普通的智力减退造成的语言症状，也不包括听觉、视觉、书写、发音等感觉和运动器官损害引起的语言、阅读和书写障碍。因先天或幼年疾病导致学习困难、语言机能缺陷也不属失语症范畴。

取穴刮痧与刮拭流程

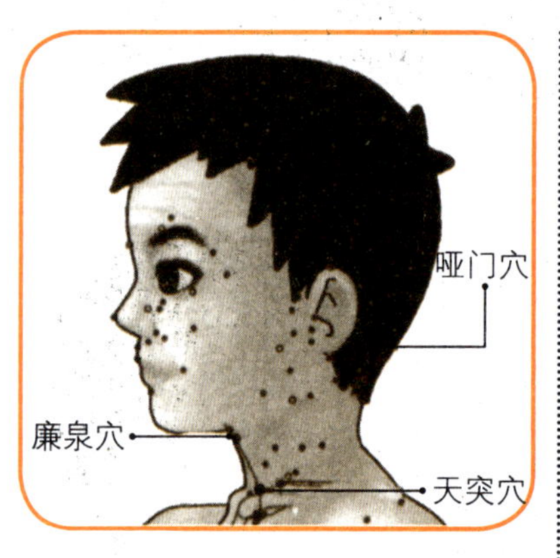

◆ 1 用单角刮法刮拭项部哑门穴；用面刮法从上而下刮拭前颈部的廉泉穴、天突穴。

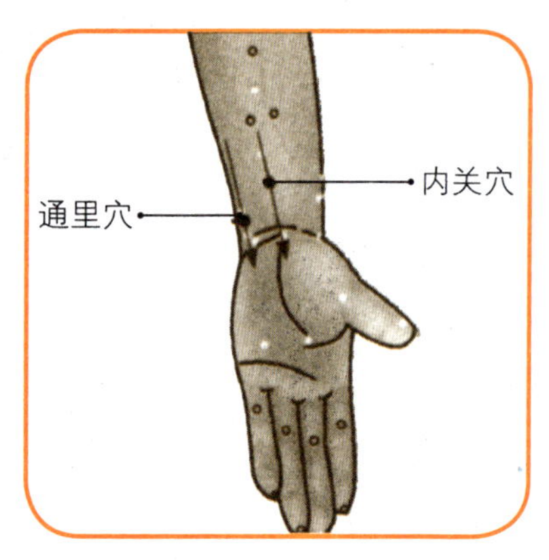

◆ 2 用面刮法刮拭前臂阴面内关穴、通里穴。

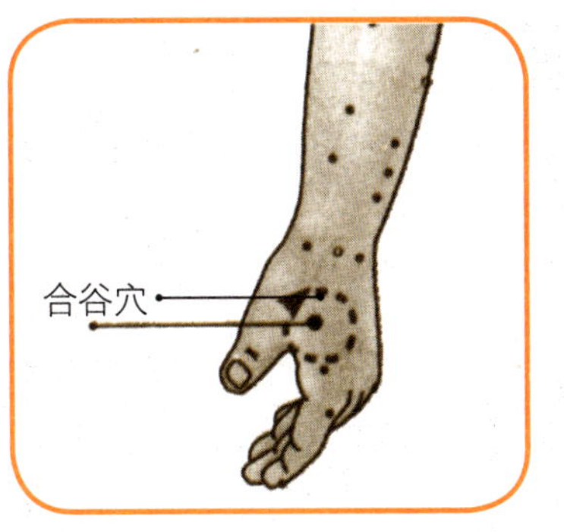

◆ 3 用平面按揉法按揉第一、二掌骨间的合谷穴。

父母刮痧

时间	运板	次数
10～15分钟	平面按揉法 面刮法 角刮法	20～30次

取穴按摩与按摩步骤

精准取穴

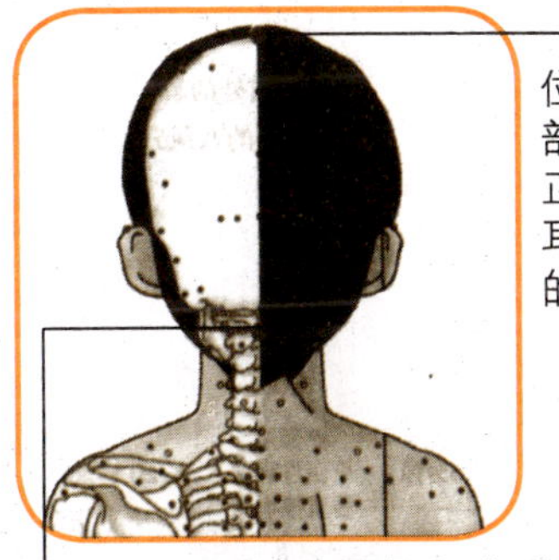

百会穴位于人体头部，在头顶正中线与两耳尖端连线的交点处。

哑门穴位于项部，当后发际正中直上0.5寸，第一颈椎下。

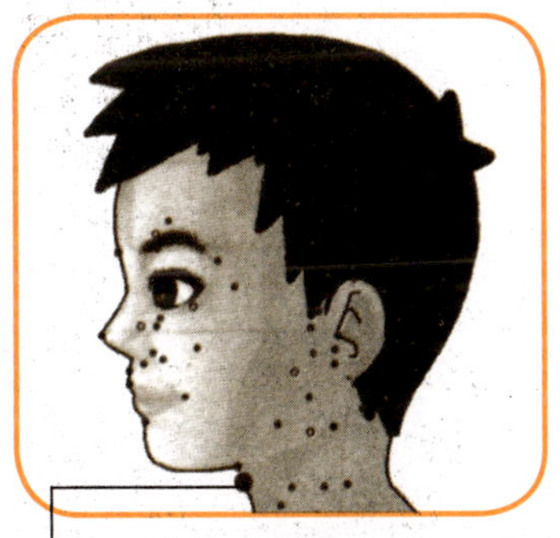

廉泉穴这个穴位在人体的颈部，当前颈正中线上，结喉上方，舌骨上缘凹陷处。

按摩步骤

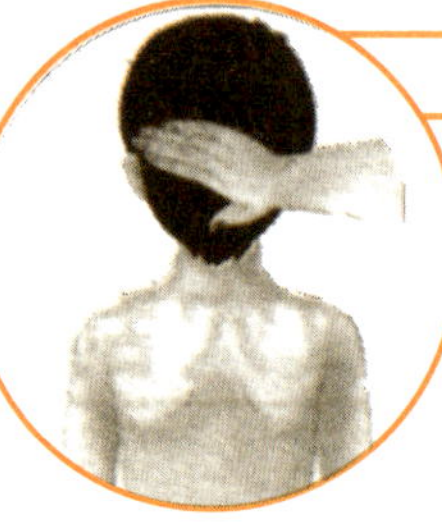

1

按摩穴位：哑门
按摩手法：拇指压法
按摩时间：3～5分钟
按摩力度：轻

2

按摩穴位：廉泉
按摩手法：拇指压法
按摩时间：1～3分钟
按摩力度：轻

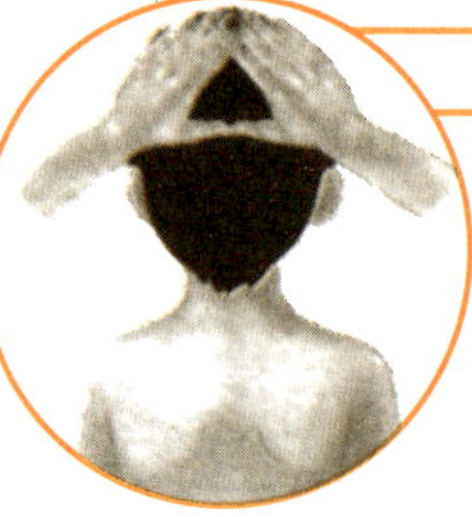

3

按摩穴位：百会
按摩手法：二指压法
按摩时间：1～3分钟
按摩力度：轻

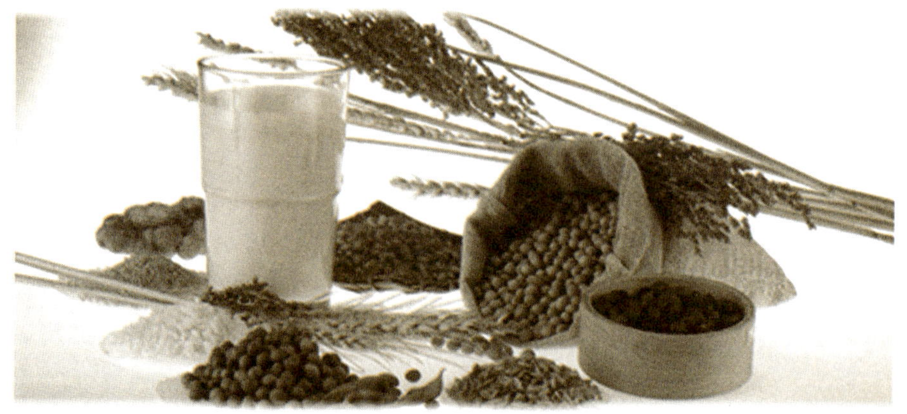

脚 气

杜绝交叉感染，补充维生素B_1

脚气病为维生素B_1缺乏症，主要累及神经系统以及心血管系统和水肿及浆液渗出，主要表现为多发性神经炎、食欲不振、大便秘结，严重时可出现心力衰竭，母亲怀孕时缺乏维生素B_1，新生儿可能患先天性脚气病，表现为哭声无力、神情萎靡、吸吮力弱、水肿、嗜睡等症状。

取穴刮痧与刮拭流程

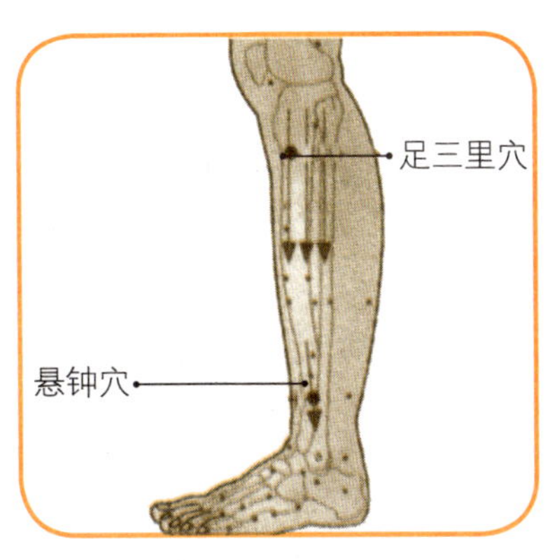

◆ 1 用面刮法从上到下分段刮拭小腿正前方的足三里穴和小腿外侧的悬钟穴。

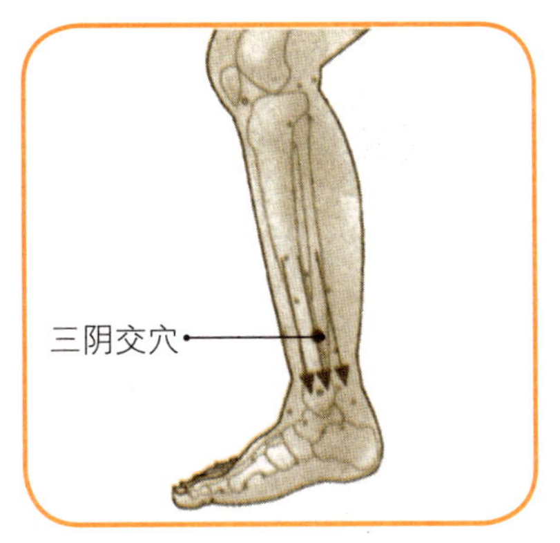

◆ 2 用面刮法或平面按揉法刮拭小腿内侧的三阴交穴。

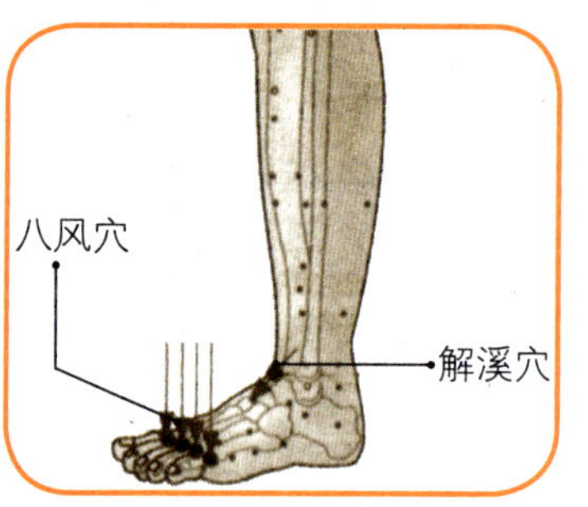

◆ 3 用面刮法刮拭足背屈处的解溪穴，用垂直按揉法按揉足五趾间的八风穴。

父母刮痧

时间	运板	次数
10～15分钟	面刮法 平面按揉法 垂直按揉法	20～30次

饮食宜忌

忌食：哈密瓜、蚕蛹、咖啡。

多食：黄豆、绿豆、小米、薏米、花生、猪肉、谷类的胚芽和外皮。

取穴按摩与按摩步骤

精准取穴

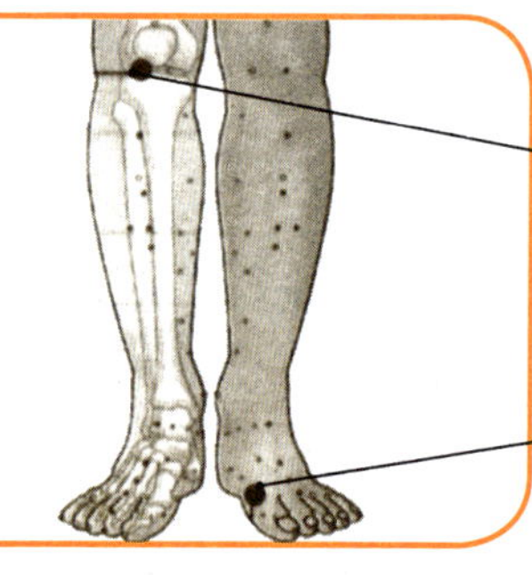

犊鼻穴屈膝，在膝部髌骨和髌韧带外侧的凹陷中。

太白穴位于足内侧缘，当第一跖骨小头后下方凹陷处，即脚的内侧缘靠近足大趾处。

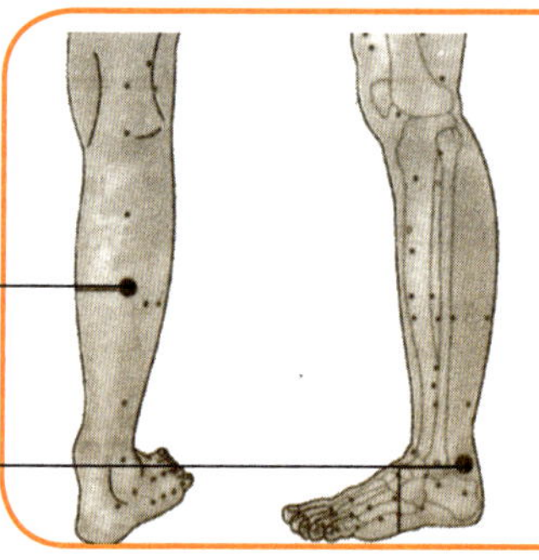

承山穴在人体的小腿后面正中，委中穴与昆仑穴之间，当伸直小腿或足跟上提时，腓肠肌肌腹下出现的尖角凹陷处就是这个穴位。

昆仑穴在足外踝后5分处，跟骨上的凹陷处。

按摩步骤

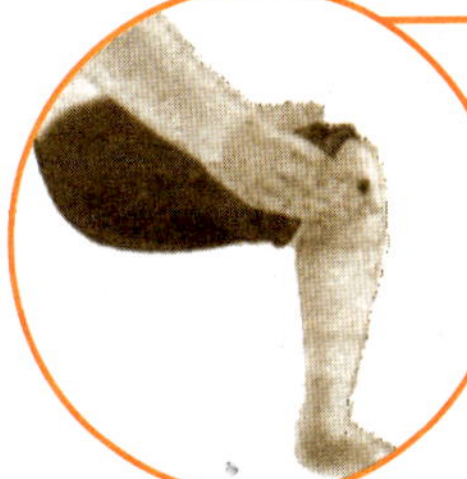

1

按摩穴位：犊鼻

按摩手法：食指压法

按摩时间：1～3分钟

按摩力度：适度

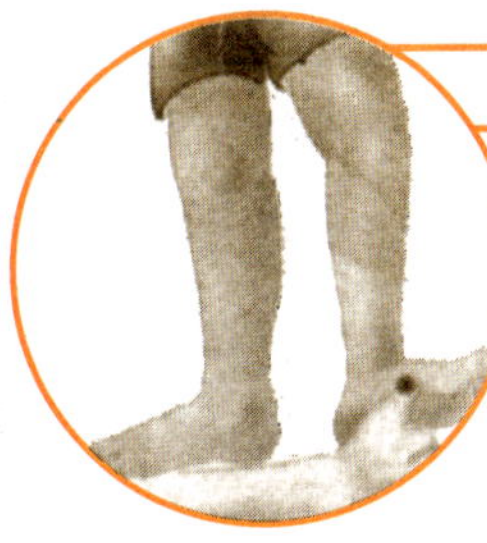

2

按摩穴位：太白

按摩手法：拇指压法

按摩时间：1～3分钟

按摩力度：适度

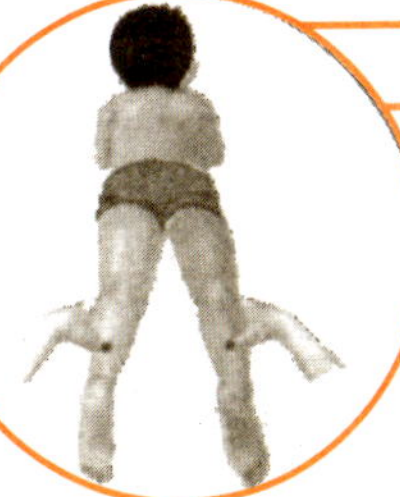

3

按摩穴位：承山

按摩手法：拇指压法

按摩时间：1～3分钟

按摩力度：适度

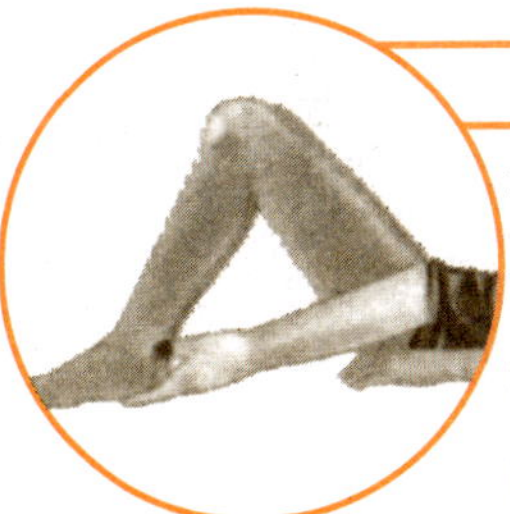

4

按摩穴位：昆仑

按摩手法：拇指压法

按摩时间：1～3分钟

按摩力度：轻

脑震荡

保护脑功能正常运作

儿童脑震荡常常是由于家长在看护儿童的过程中，忽视一些小动作引起的，比如为哄孩子高兴，将孩子抛高，或剧烈摇晃孩子。孩子的各个组织较为柔软，头部相对大而重，颈部软且弱，一旦遇到剧烈震动，都很容易导致孩子脑震荡。脑震荡的主要病理变化是脑组织水肿，受伤的病人可出现短暂的神志恍惚或意识丧失，或头痛、头昏、恶心、呕吐、面色苍白、嗜睡、抽筋等症状。

取穴刮痧与刮拭流程

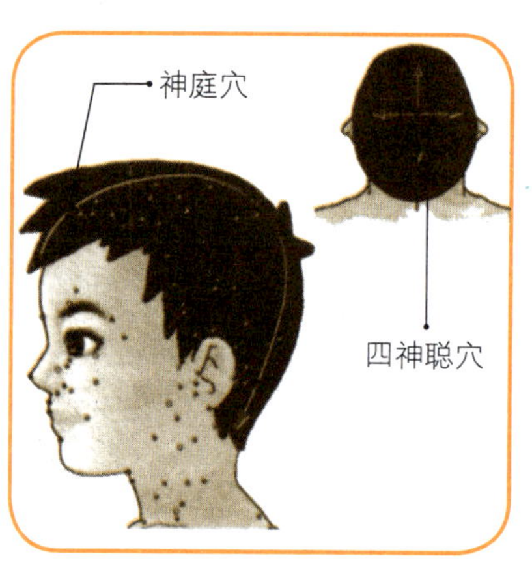

◆ 1 用角刮法刮拭头顶四神聪穴，用同样方法刮拭前额神庭穴。

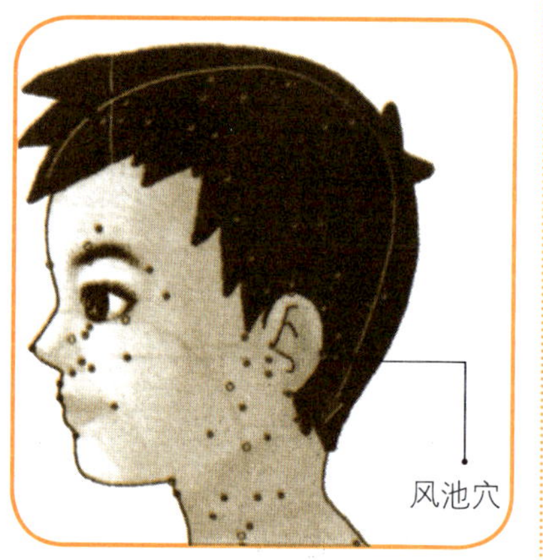

◆ 2 用面刮法刮拭后发际风池穴。

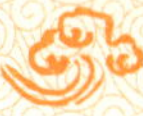

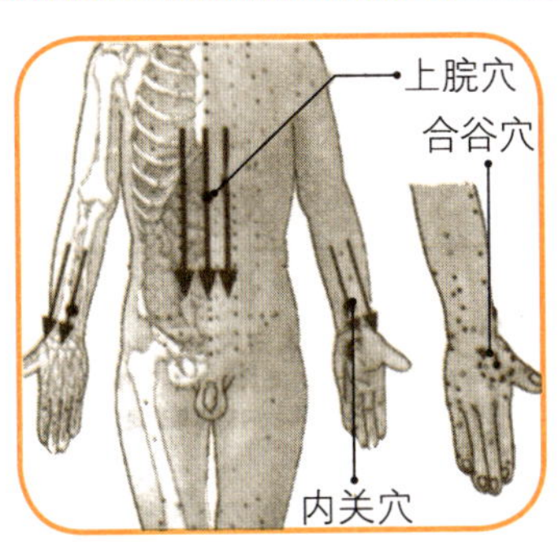

◆ 3 用面刮法刮拭腹部上脘穴；用面刮法刮拭前臂阴面内关穴，用平面按揉法按揉第一、二掌骨间的合谷穴。

父母刮痧

时间	运板	次数
10～15分钟	角刮法 面刮法	20～30次

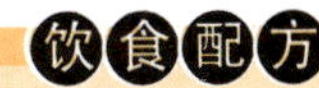

饮食配方

川芎茶：取川芎6克，绿茶3克，加水煎煮之后取药汁代茶饮用。有活血止痛、行气解郁的功效，适用于淤血阻滞所引起的头痛症状。连服15天为一疗程。

取穴按摩与按摩步骤

精准取穴

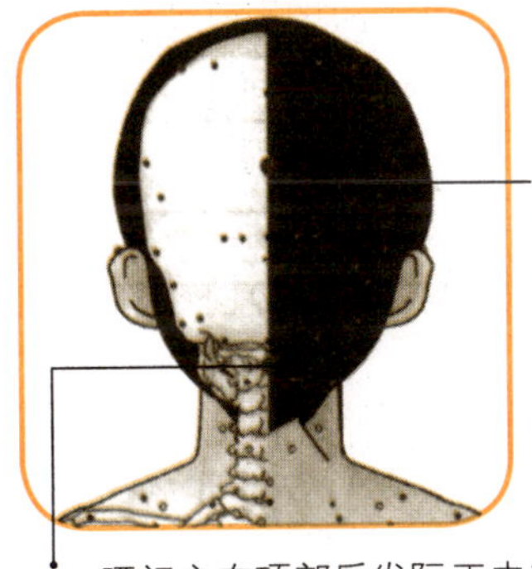

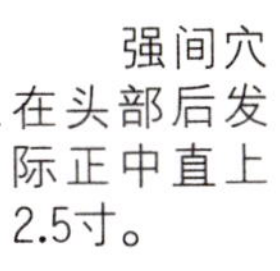

强间穴在头部后发际正中直上2.5寸。

哑门穴在项部后发际正中直上0.5寸，第一颈椎下。

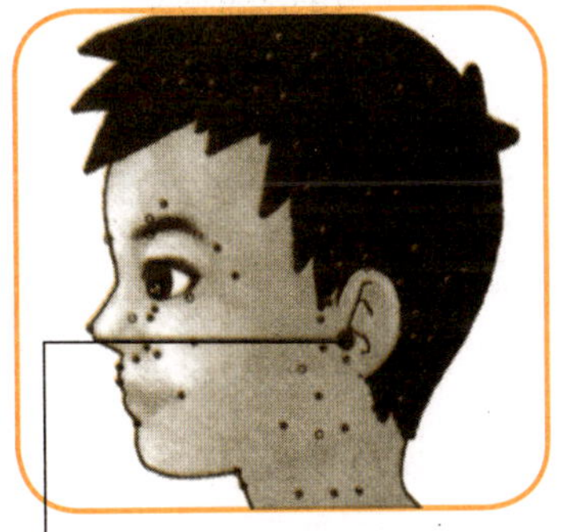

听宫穴在面部耳屏前，下颌骨髁状突起的后方，张口时呈凹陷处。

按摩步骤

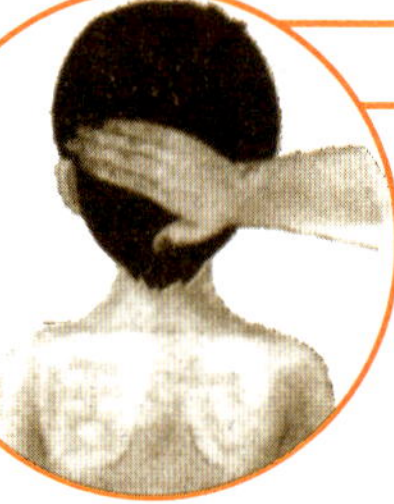

1

按摩穴位：哑门

按摩手法：拇指压法

按摩时间：3～5分钟

按摩力度：轻

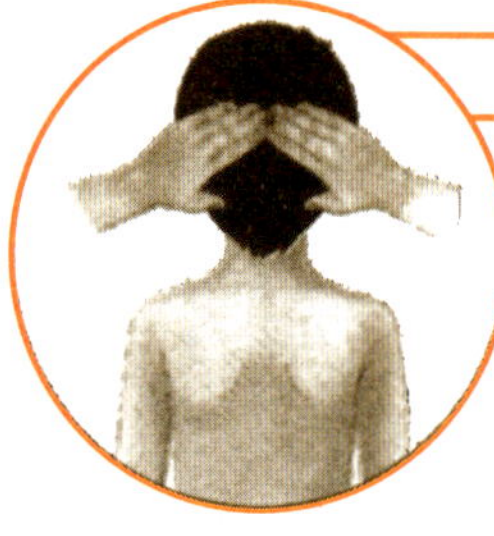

2

按摩穴位：强间

按摩手法：二指压法

按摩时间：1～3分钟

按摩力度：轻

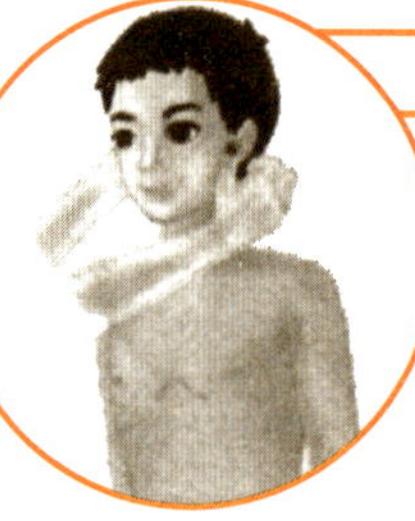

3

按摩穴位：听宫

按摩手法：拇指压法

按摩时间：1～3分钟

按摩力度：适度

饮食宜忌

忌食： 盐。

多食： 山楂、葡萄、黑豆、枸杞、鱼。

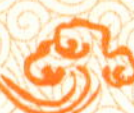

脑炎后遗症

祛除聪明孩子的致命杀手

小儿脑炎后遗症是脑炎治疗后还残留有神经、精神症状的疾病，该病病情轻重不等，轻者可自行缓解，危重者可导致后遗症或死亡。神经异常的表现多有发热、头痛、呕吐、嗜睡、昏迷、惊厥等，重者则大脑、丘脑下部、底节、脑干、小脑和脊髓的症状都可能有异常表现。另外，伴随脑炎后遗症症状在脑膜炎发病之前或同时伴有相应病毒感染的症状。

取穴刮痧与刮拭流程

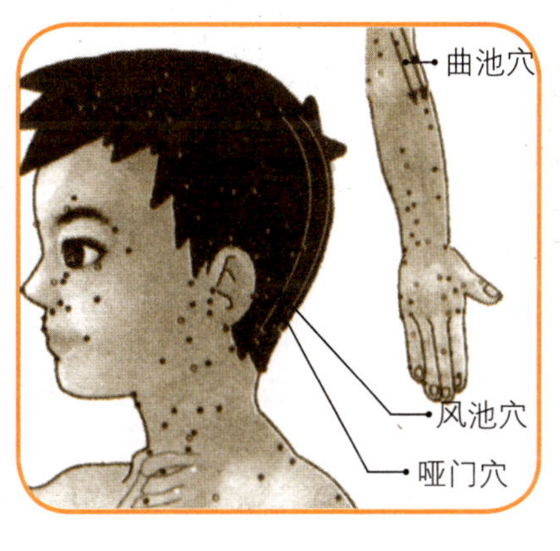

◆ 1 用面刮法刮拭后头部哑门穴、风池穴，用同样方法刮拭手肘处曲池穴。

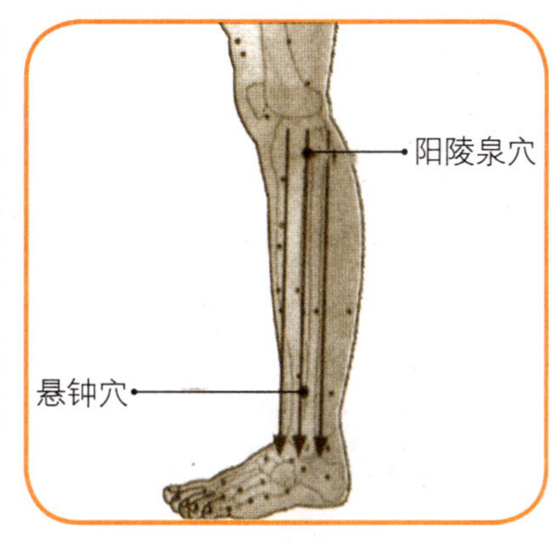

◆ 2 用面刮法从上到下刮拭阳陵泉穴和悬钟穴。

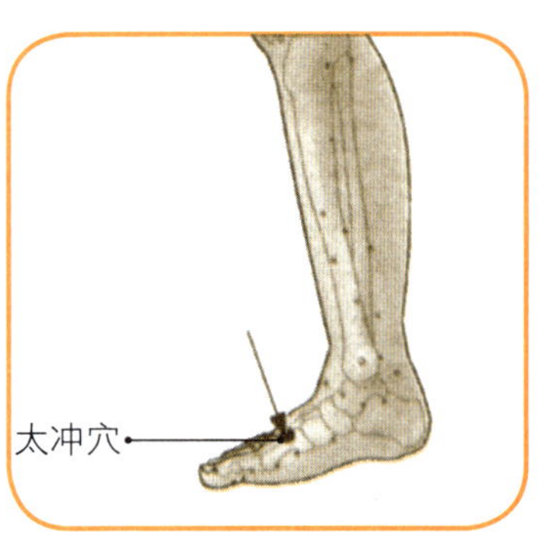

◆ 3 用垂直按揉法按揉足背上的太冲穴。

父母刮痧

时间	运板	次数
10～15分钟	面刮法 垂直按揉法	20～30次

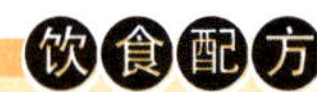

饮食配方

1.瓜藤芦根汤：取黄瓜藤30克，鲜芦根50克，糖12克。将黄瓜藤、鲜芦根加水煮20分钟，加糖饮用。

2.苋菜荸荠粥：取苋菜50克，荸荠200克，冰糖15克，粳米50克。将苋菜洗净切碎，荸荠去皮切片。将以上各种原料加水煮粥食用。

取穴按摩与按摩步骤

精准取穴

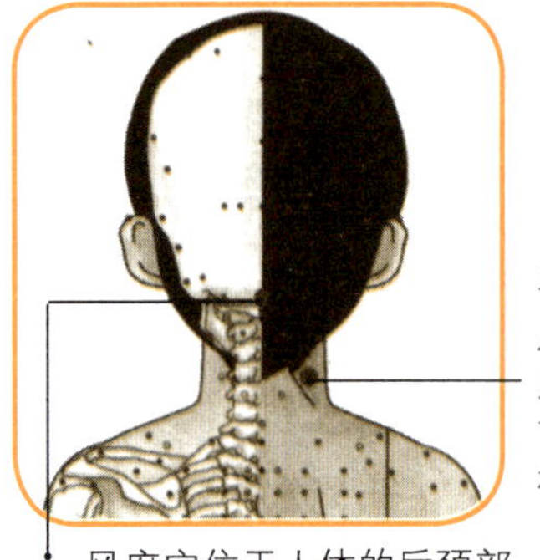

新设穴在人体项部，风池穴直下，后发际下1寸，平第四颈椎横突端。

风府穴位于人体的后颈部，当后发际正中直上0.7寸，枕外隆凸直下，两侧斜方肌之间凹陷处。

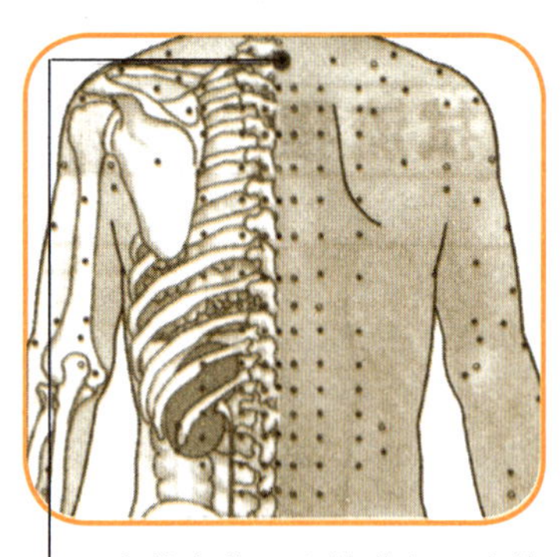

大椎穴位于人体背部正中线上，第七颈椎棘突下凹陷中。

按摩步骤

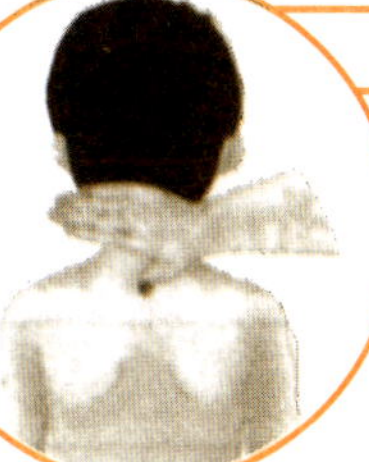

1

按摩穴位：大椎
按摩手法：拇指压法
按摩时间：1～3分钟
按摩力度：轻

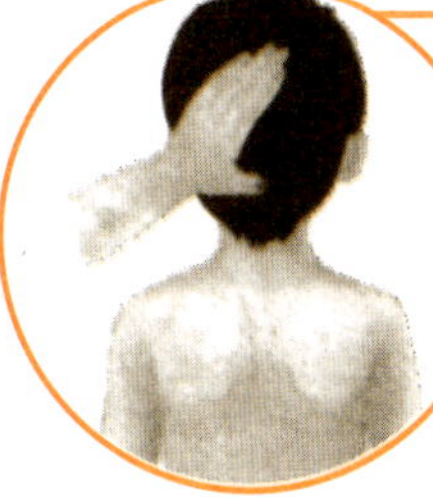

2

按摩穴位：风府
按摩手法：拇指压法
按摩时间：1～3分钟
按摩力度：重

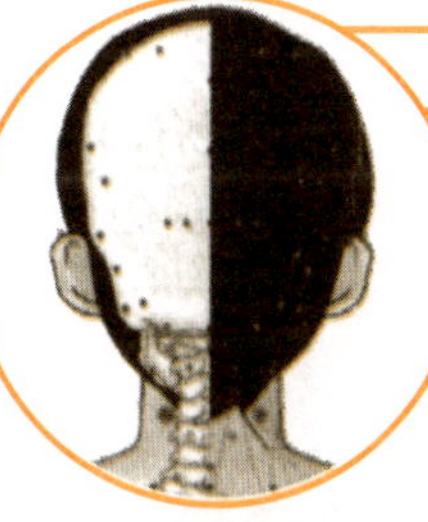

3

按摩穴位：新设
按摩手法：拇指压法
按摩时间：1～3分钟
按摩力度：轻

饮食宜忌

忌食： 辛辣、油腻食物。

宜食： 鱼、鸡蛋、豆制品。

失 眠

让孩子一觉睡天明

失眠与多梦有着密切的联系，睡眠不沉的患儿即使在睡着之后也容易多梦。失眠多与白天遇到的情景有关，让孩子精神紧张，不容易进入睡眠状态。

取穴刮痧与刮拭流程

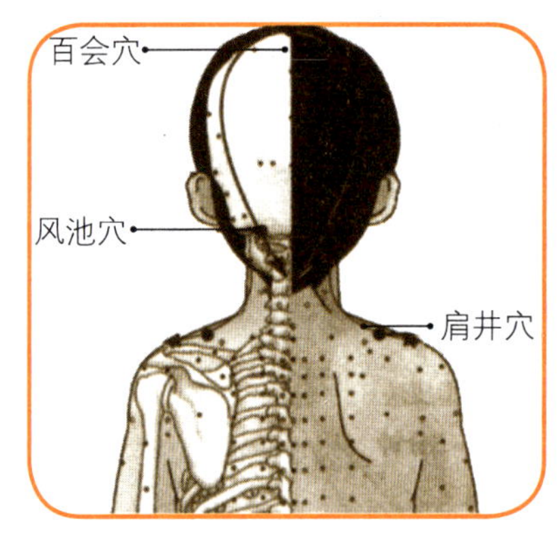

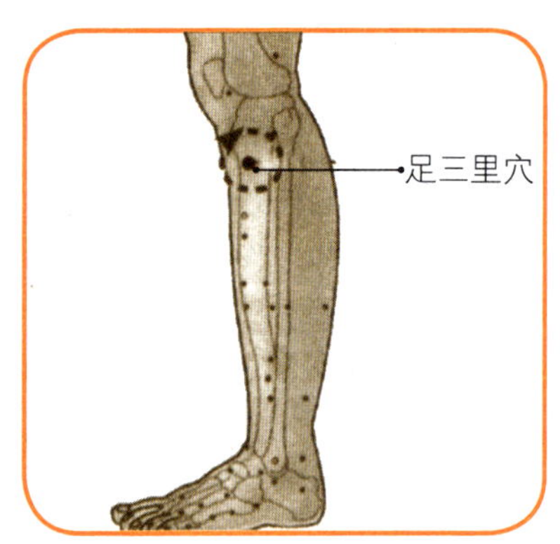

◆ 1 用角刮法进行全头刮拭，并重点刮拭百会穴；用面刮法刮拭颈部风池穴至肩部肩井穴一带。

◆ 2 用平面按揉法按揉小腿正前方的足三里穴。

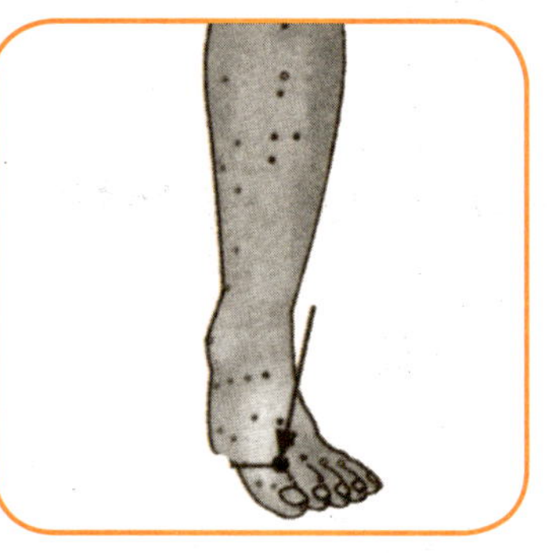

◆ 3 用垂直按揉法按揉第一、二跖骨之间的行间穴。

父母刮痧

时间	运板	次数
10～15分钟	平面按揉法 垂直按揉法 面刮法	20～30次

饮食配方

莴苣汁：莴苣汁性味同莴苣，苦、甘、凉，《本草拾遗》称其“利五脏，通经脉，开胸膈”。据有关资料，莴苣茎、叶、皮的乳白色浆液，具有镇静、安神的功效，可助儿童睡眠，临睡前食服效果明显。

取穴按摩与按摩步骤

精准取穴

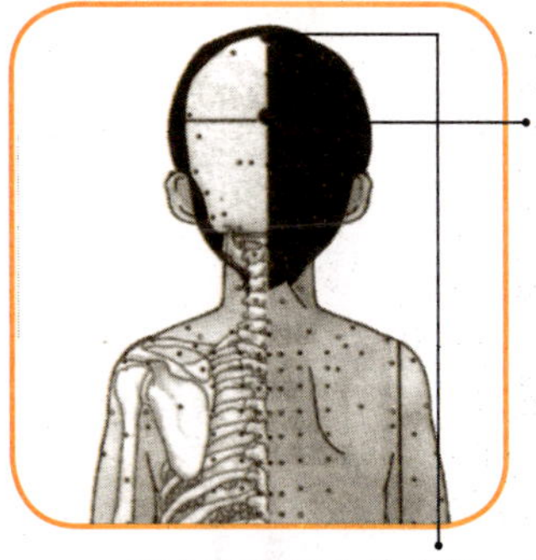

强间穴在头部，当后发际正中直上4寸，即脑户穴上1.5寸处。

百会穴位于人体头部，在头顶正中线与两耳尖端连线的交点处。

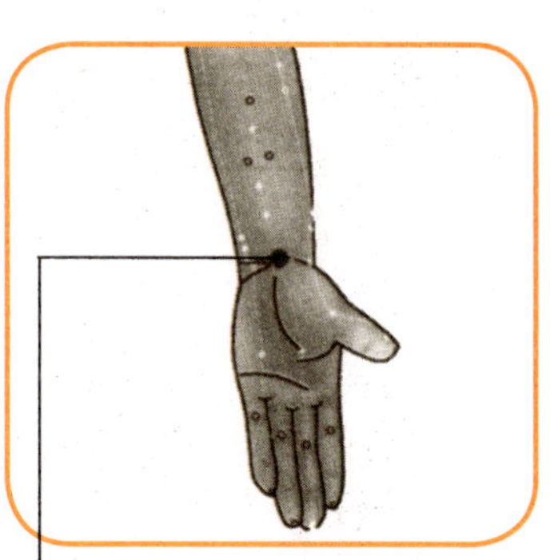

大陵穴在人体的腕掌横纹的中点处，当掌长肌腱与桡侧腕屈肌腱之间。

按摩步骤

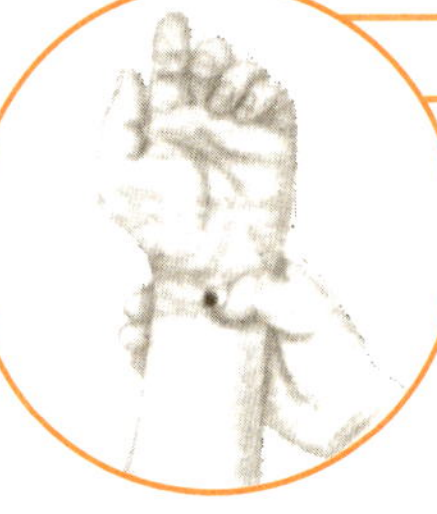

1

按摩穴位：大陵

按摩手法：拇指压法

按摩时间：1～3分钟

按摩力度：重

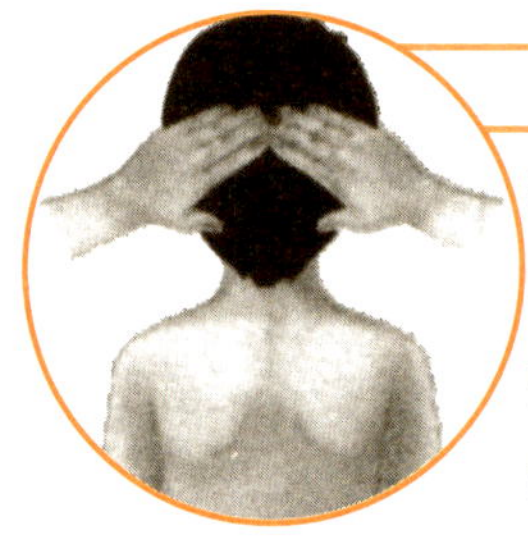

2

按摩穴位：强间

按摩手法：二指压法

按摩时间：1～3分钟

按摩力度：轻

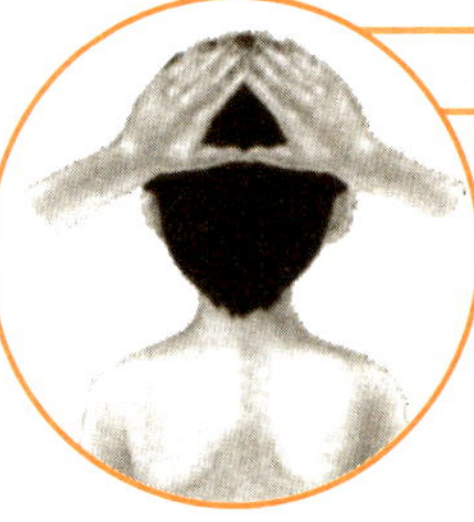

3

按摩穴位：百会

按摩手法：二指压法

按摩时间：1～3分钟

按摩力度：轻

饮食宜忌

多食：牛奶、小米、百合、猪心、酸枣仁、小麦、糯米。

嗜睡

科学睡眠，正常作息

儿童的睡眠时间相对较长，但是对一旦疲劳就容易进入睡眠状态的孩子来说，这就是一种病理性的睡眠。患有嗜睡的儿童容易感到疲劳、记忆力下降，并对日常生活造成很大影响。

取穴刮痧与刮拭流程

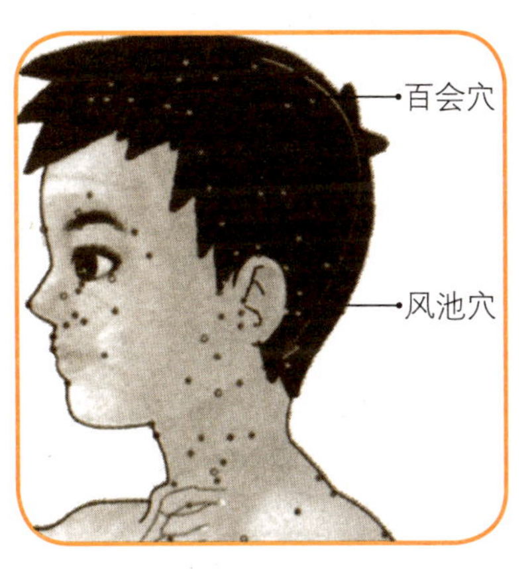

◆ 1 用角刮法刮拭头顶及后脑的百会穴和风池穴。

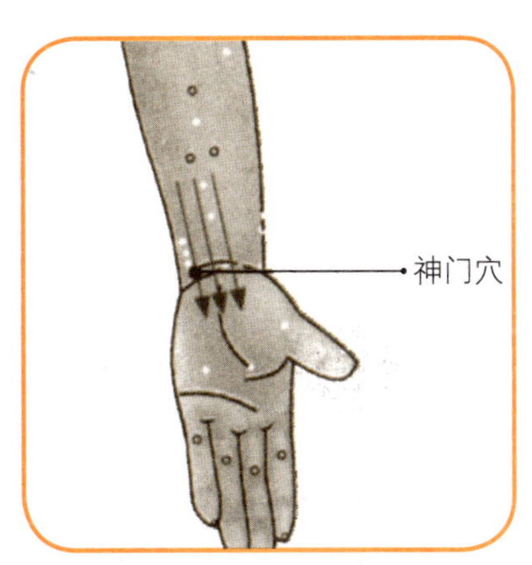

◆ 2 用面刮法刮拭前臂阴面的神门穴。

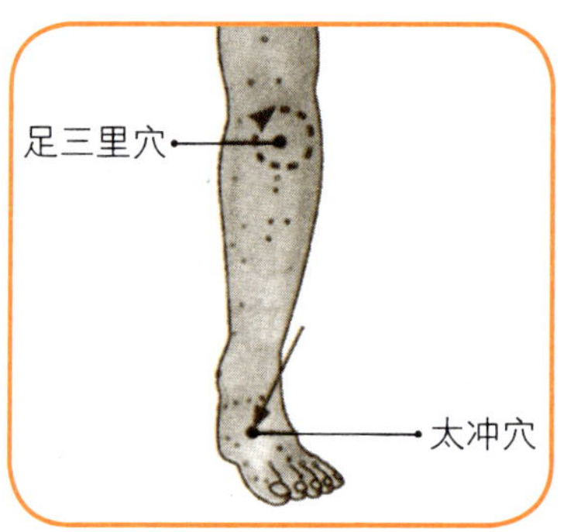

◆ 3 用平面按揉法按揉小腿正前方的足三里穴；再用垂直按揉法按揉足背上的太冲穴。

父母刮痧

时间	运板	次数
10～15分钟	面刮法 平面按揉法 垂直按揉法	20～30次

注意事项

每一餐不要让孩子吃得过饱，重视孩子的三餐搭配，讲求营养均衡。

取穴按摩与按摩步骤

精准取穴

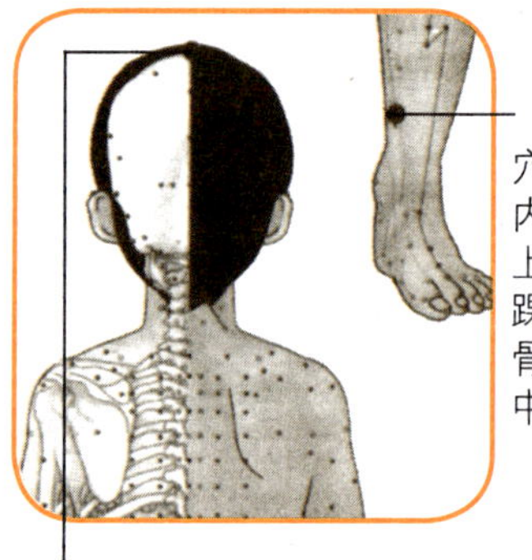

三阴交穴在人体小腿内侧，足内踝上缘三指宽，踝尖正上方胫骨边缘凹陷中。

百会穴位于人体头部，在头顶正中线与两耳尖端连线的交点处。

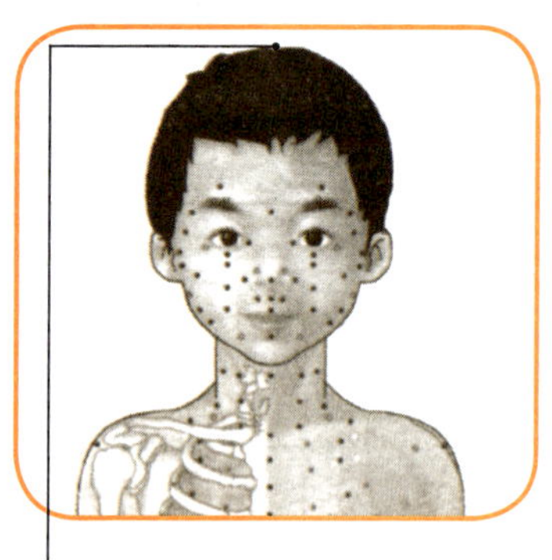

囟会穴头部当前发际正中直上1.5寸。

按摩步骤

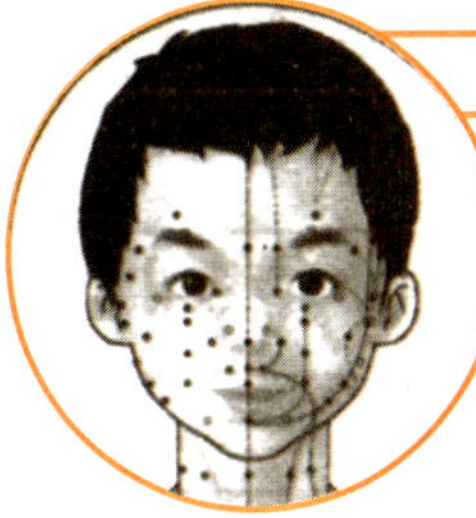

1

按摩穴位：囟会

按摩手法：二指压法

按摩时间：1～3分钟

按摩力度：轻

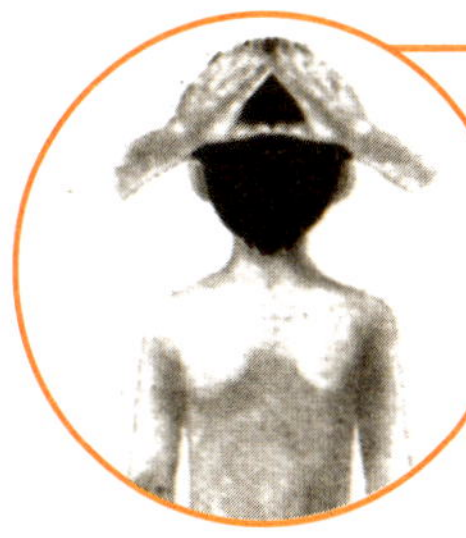

2

按摩穴位：百会

按摩手法：二指压法

按摩时间：1～3分钟

按摩力度：轻

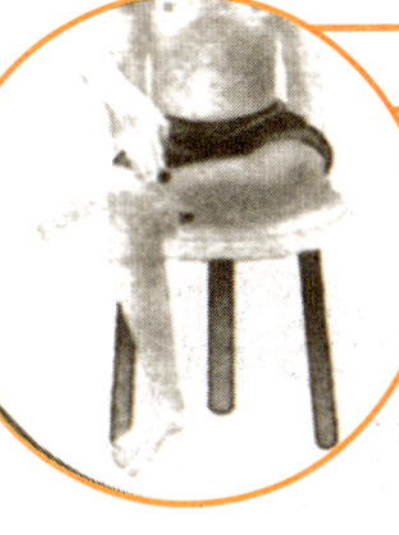

3

按摩穴位：三阴交

按摩手法：拇指压法

按摩时间：1～3分钟

按摩力度：适度

饮食宜忌

忌食：油腻、黏滞、辛辣食物。

多食：鱼类、鸡蛋、牛奶、猪肝、新鲜蔬菜、紫菜、海带。

神经衰弱

为孩子创造精神和谐的环境

神经衰弱并不只是属于大人的病症，儿童由于对外界事物的认识较浅，且在面对压力时无法自我治疗，容易导致神经衰弱，主要症状表现在容易疲劳或兴奋，睡眠有障碍，且在情绪上的波动较强。

取穴刮痧与刮拭流程

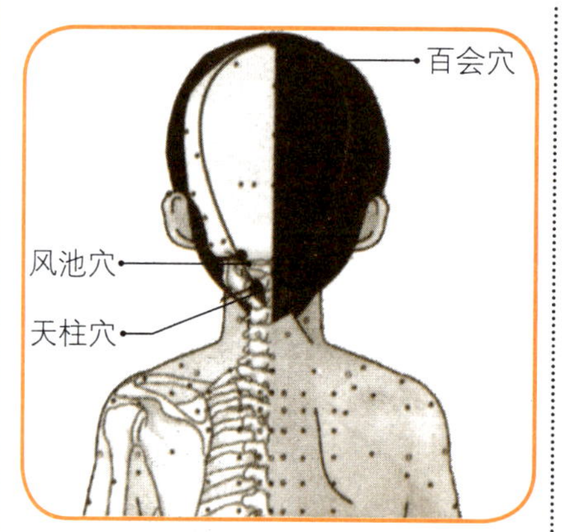

◆ 1 用单角刮法刮拭头顶及后脑的百会穴、风池穴，用刮痧板双角部从上到下刮拭天柱穴位。

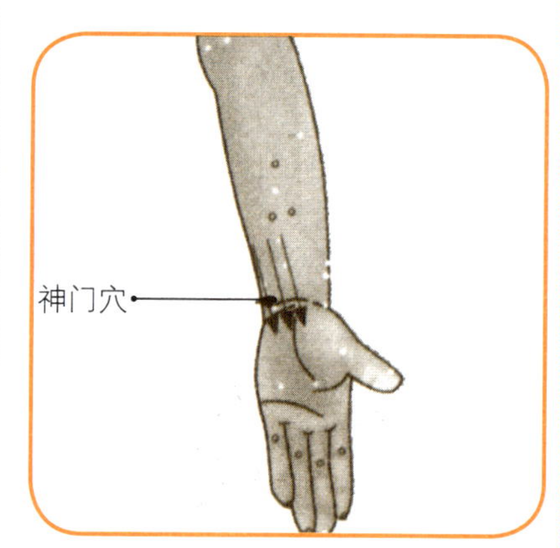

◆ 2 用面刮法刮拭上肢双侧的神门穴。

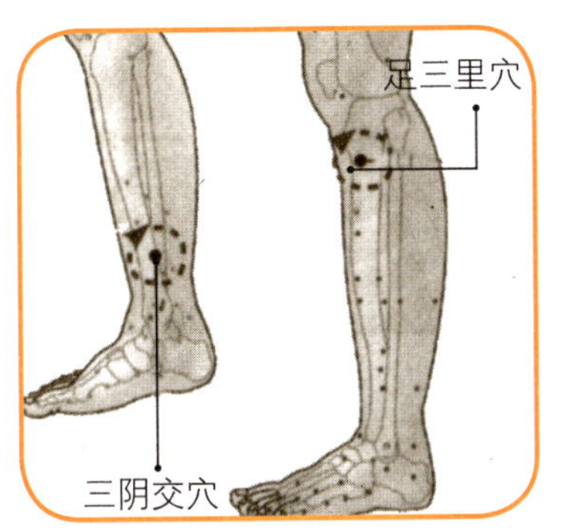

◆ 3 用平面按揉法刮拭小腿正前方足三里穴，用同样的方法刮拭小腿内侧的三阴交穴。

父母刮痧

时间	运板	次数
10～15分钟	平面按揉法 面刮法 角刮法	20～30次

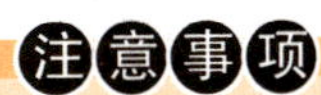

父母要帮助孩子养成早睡早起的良好生活习惯，作息规律，劳逸结合。

取穴按摩与按摩步骤

精准取穴

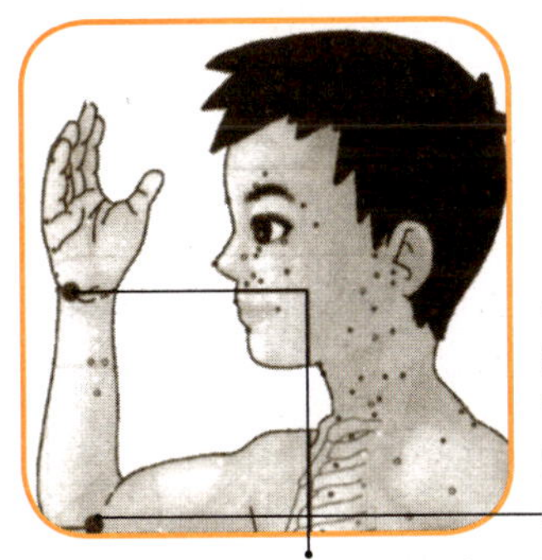

少海穴位于人体肘横纹内侧端与肱骨内上髁连线的中点的凹陷处。

神门穴在手腕关节的手掌一侧，尺侧腕屈肌腱的桡侧凹陷处。

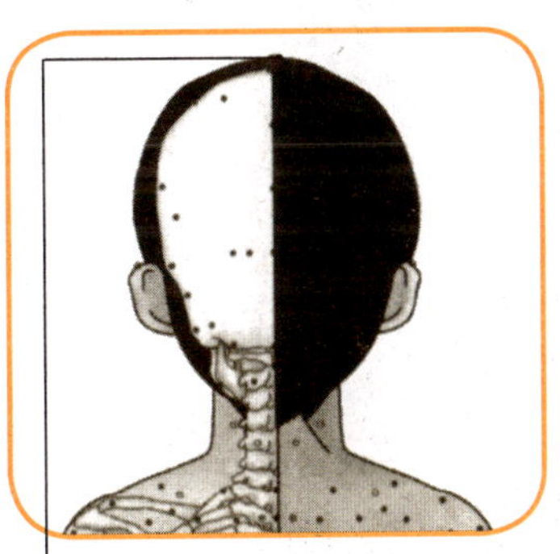

百会穴位于人体头部，在头顶正中线与两耳尖端连线的交点处。

按摩步骤

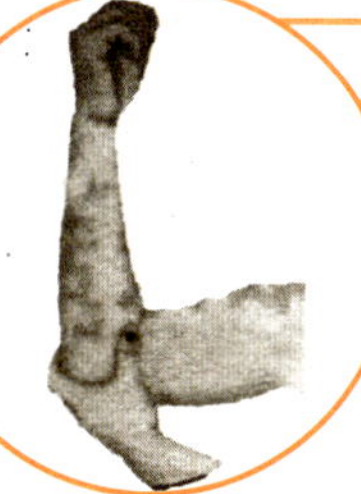

1

按摩穴位：少海

按摩手法：拇指压法

按摩时间：1～3分钟

按摩力度：适度

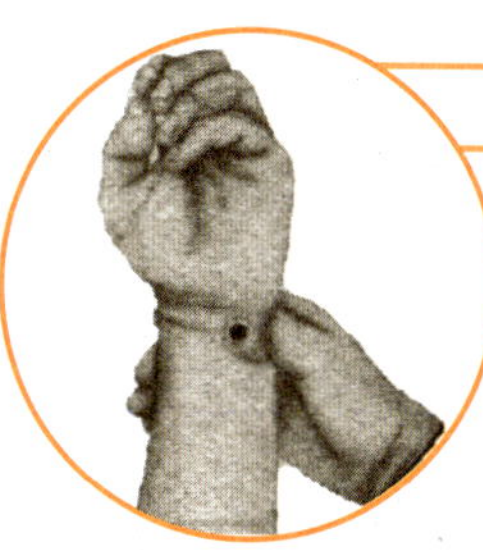

2

按摩穴位：神门

按摩手法：拇指压法

按摩时间：1～3分钟

按摩力度：适度

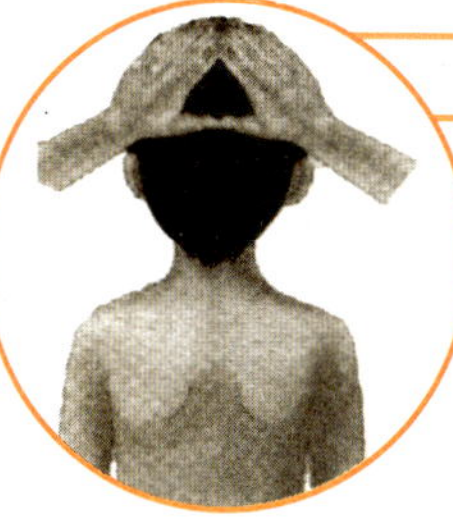

3

按摩穴位：百会

按摩手法：二指压法

按摩时间：1～3分钟

按摩力度：轻

饮食宜忌

忌食： 辛辣、油腻食物、萝卜籽、肉桂。

多食： 动物肝脏、海鲜、花生、猪脑、核桃。

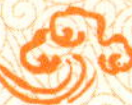

神经性尿频

帮孩子解除生活小尴尬

神经性尿频主要表现为患儿排尿次数频繁，一有尿意，必须立即排尿，无法控制，每次排尿量少。这种现象在2～5岁的儿童当中相当普遍，且男孩多于女孩，小儿尿频的治疗多以清胃养阴为主，兼以去积滞、疏肝气为法，常选益胃汤可奏效。

取穴刮痧与刮拭流程

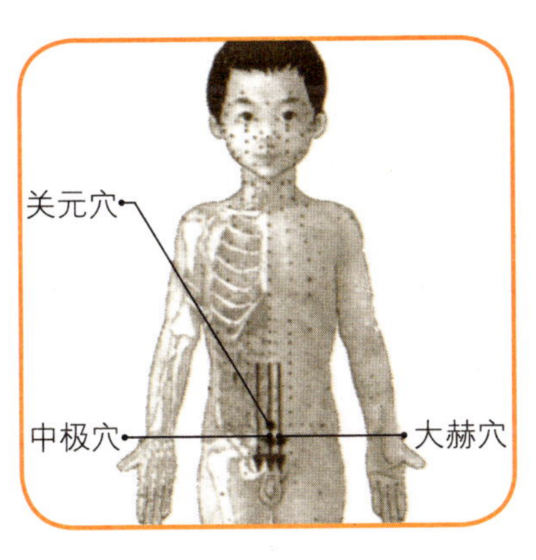

◆ 1 用面刮法刮拭小腹的关元穴、中极穴、大赫穴。

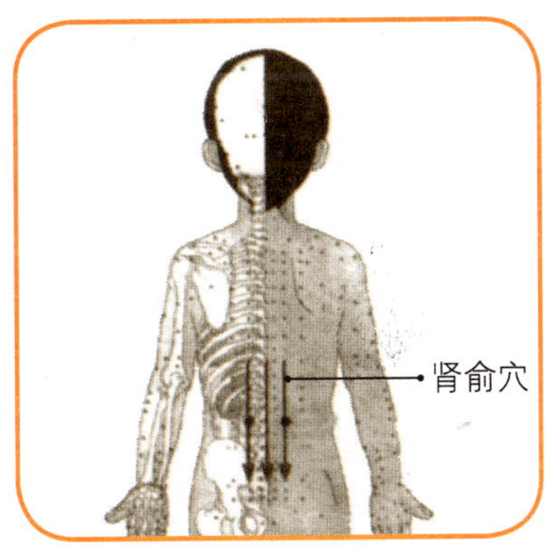

◆ 2 用面刮法刮拭腰椎的肾俞穴。

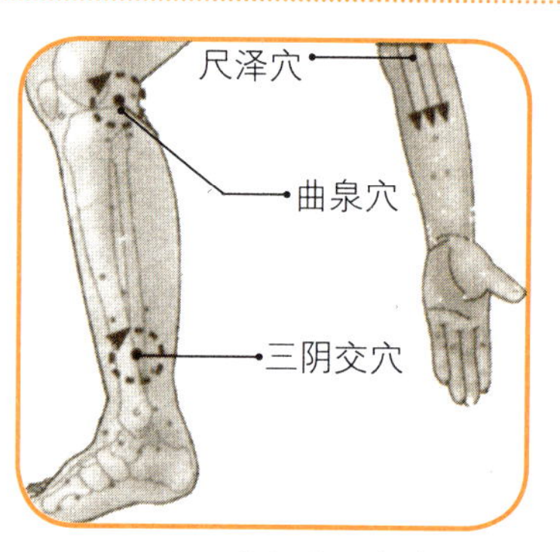

◆ 3 用面刮法刮拭前臂阴面的尺泽穴；用平面按揉法按揉膝内侧的曲泉穴、三阴交穴。

父母刮痧

时间	运板	次数
10～15分钟	面刮法	20～30次

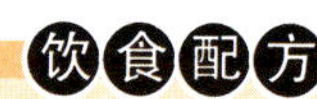

1.栗子10颗，切开两半，用开水煮一下，去壳取肉与芡实30克一同煮粥，加糖一匙。

2.遇事紧张导致尿频的患儿，可取7枚白果，加盐煮汤，预先锹服，少喝茶水，可治尿频。

3.蚕茧10只，水煮半熟时取汁，兑入糯米粥内，加糖一匙，缩尿止遗。

取穴按摩与按摩步骤

精准取穴

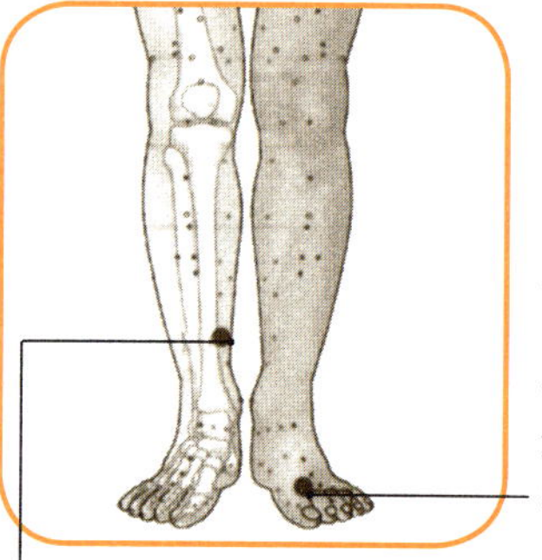

大敦穴在人体足部，大趾（靠第二趾一侧）甲根边缘约2毫米处。

三阴交穴在人体小腿内侧，足内踝上缘三指宽，踝尖正上方胫骨边缘凹陷中。

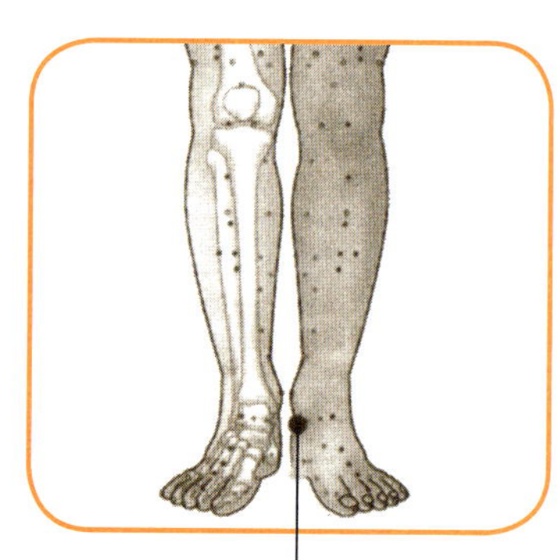

照海穴在足内侧内踝尖下方凹陷处。

按摩步骤

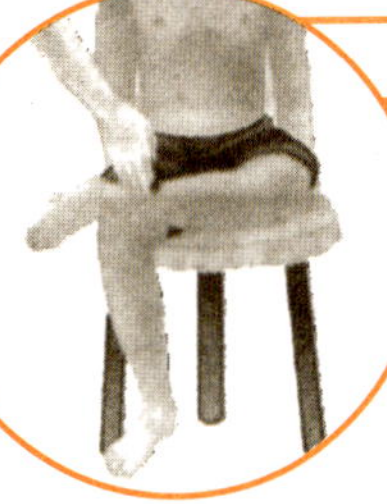

1

按摩穴位：三阴交
按摩手法：拇指压法
按摩时间：1～3分钟
按摩力度：适度

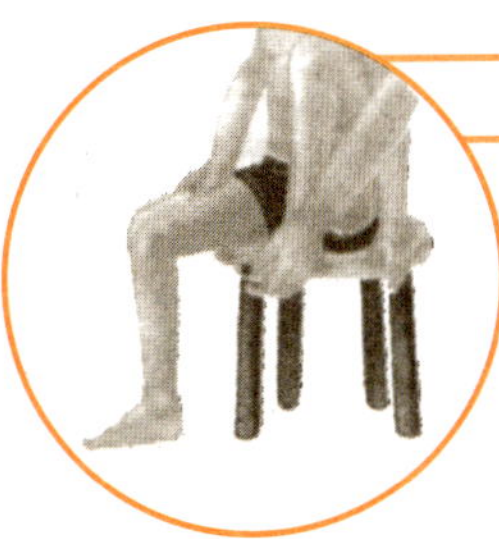

2

按摩穴位：大敦
按摩手法：拇指压法
按摩时间：3～5分钟
按摩力度：重

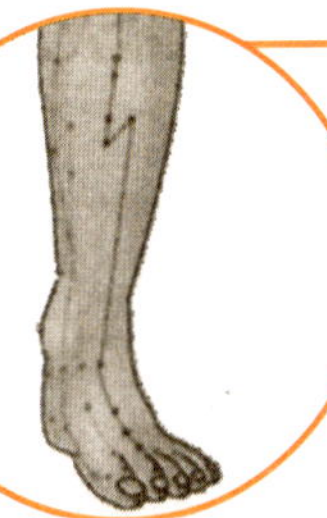

3

按摩穴位：照海
按摩手法：拇指压法
按摩时间：3～5分钟
按摩力度：重

饮食宜忌

父母要鼓励孩子将两次排尿间隙的时间尽可能延长，同时要少喝糖水、甜饮料或茶水，晚上临睡前不要让孩子喝过量的水。

小儿遗尿症

消除自卑，睡觉不再“画地图”

小儿遗尿是儿童时期的常见病症，主要表现睡眠时尿床，且有部分患儿在清醒时也不能自控而排尿，且伴有嗜饮水现象。小儿遗尿一般在婴幼儿时期得病，有的为一时行为，数月后消失，也有的是长期患病。当儿童逐渐进入学龄阶段，小儿遗尿症会让孩子有很重的自卑心理，造成很大的精神负担。

刮痧取穴与刮拭顺序

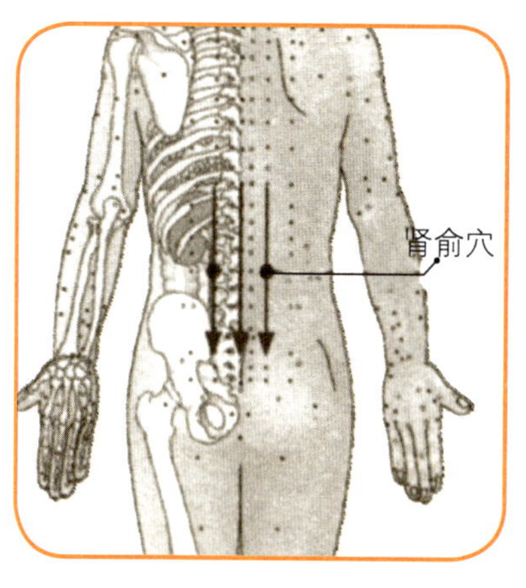

◆ 1 用面刮法刮拭腰部的肾俞穴。

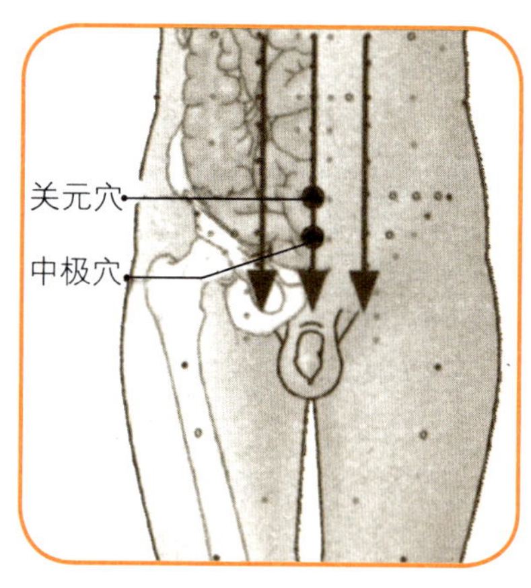

◆ 2 用面刮法刮拭下腹部的关元穴、中极穴。

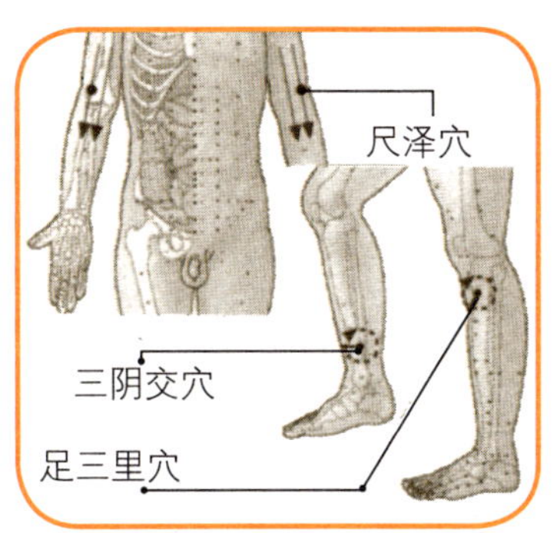

◆ 3 用面刮法刮拭肘部的尺泽穴，用平面按揉法按揉小腿正前方的足三里穴和小腿内侧的三阴交穴。

父母刮痧

时间	运板	次数
10～15分钟	面刮法 平面按揉法	20～30次

治疗小儿遗尿症的饮食配方

葱白七八根，硫磺30克，共捣出汁，睡前敷脐上，连敷两三夜，可治小儿遗尿症。

按摩取穴与按摩顺序

找准穴位

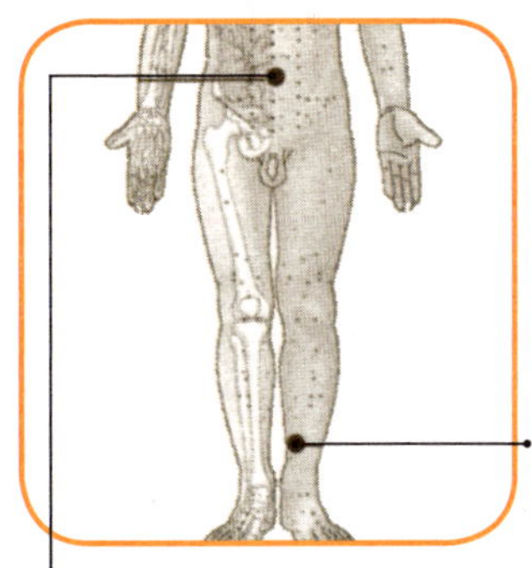

三阴交穴在人体小腿内侧，足内踝上缘三指宽，踝尖正上方胫骨边缘凹陷中。

气海穴在下腹部，前正中线上，脐中下1.5寸。

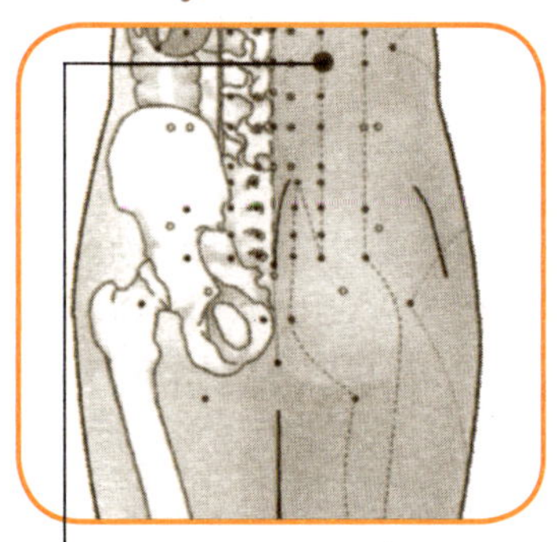

肾俞穴在腰部第2腰椎棘突下，旁开1.5寸。

按摩流程

1

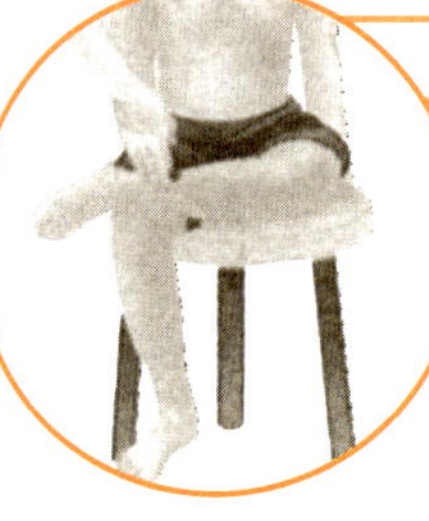

按摩穴位：三阴交

按摩手法：拇指压法

按摩时间：1～3分钟

按摩力度：适度

2

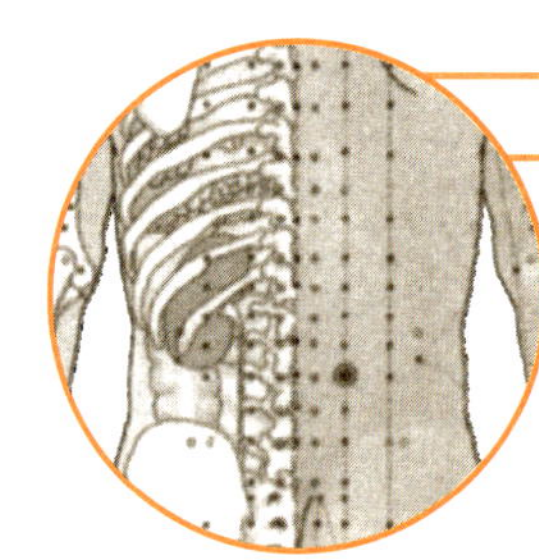

按摩穴位：肾俞

按摩手法：中指折压法

按摩时间：3～5分钟

按摩力度：重

3

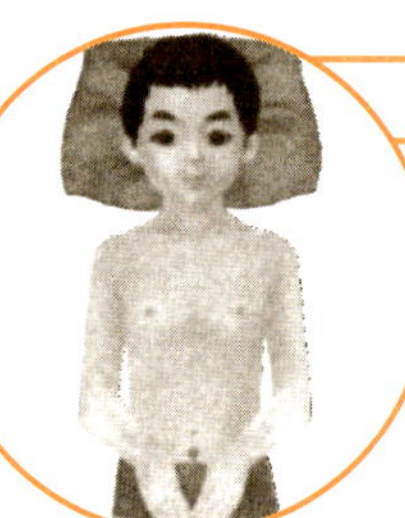

按摩穴位：气海

按摩手法：拇指压法

按摩时间：1～3分钟

按摩力度：轻

预防小儿遗尿症的注意事项

家长要注意帮幼儿养成定时排尿的好习惯，每天晚上定时叫醒患儿一次排尿。白天，孩子不宜过度疲劳，晚饭后一般不应再喝过多的水。

新生儿黄疸

清热利湿，祛除婴儿“胎黄”

新生儿黄疸是指新生儿时期皮肤、黏膜及巩膜出现黄色的一种体征，发病原因较多，从中医角度来说主要分为湿热胎黄、寒湿胎黄、瘀血胎黄、胎黄动风四种类型，以目黄、身黄、小便黄为主要表现。轻度患儿将在出生2～3天后发黄，10天左右可自行消退，重症患儿将会反复发作，应该赶快加以治疗。

刮痧取穴与刮拭顺序

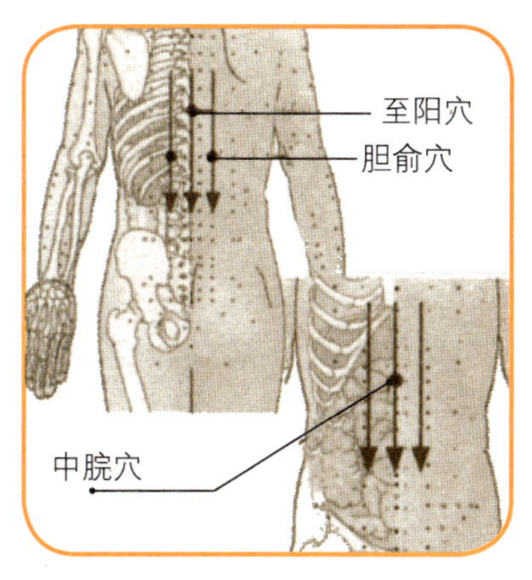

◆ 1 用面刮法刮拭脊椎的至阳穴、胆俞穴，用同样的方法刮拭腹部的中脘穴。

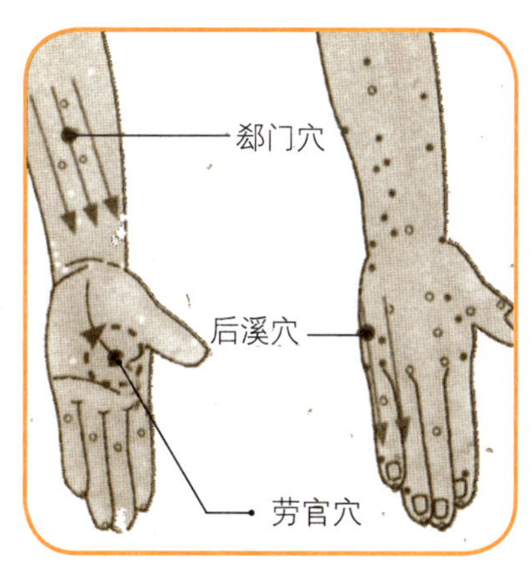

◆ 2 用面刮法刮拭上臂的郄门穴和后溪穴，用平面按揉法按揉劳宫穴。

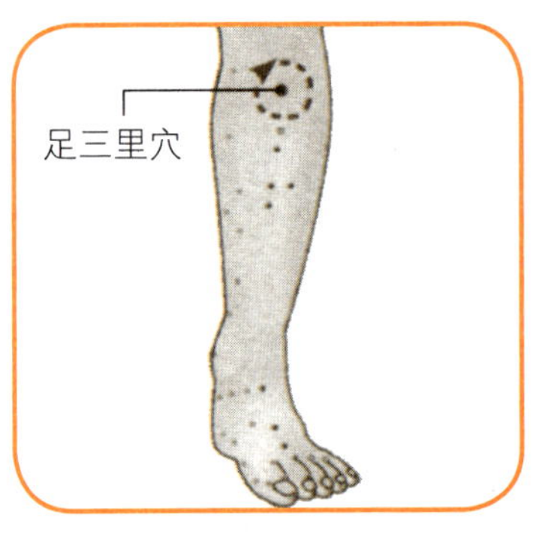

◆ 3 用平面按揉法按揉小腿正前方的足三里穴。

父母刮痧

时间	运板	次数
10～15分钟	面刮法 平面按揉法	20～30次

治疗新生儿黄疸的饮食配方

1.干姜红糖茶：干姜2克，切成细薄片，加入滚开水冲泡，焖数分钟后加红糖10克，去渣代茶饮。每日1剂，10天为一疗程。

2.玉米芯茶：玉米芯20克，茶叶3克，红糖10克。共煎水，代茶饮，每日1剂，10天为一疗程。

按摩取穴与按摩顺序

找准穴位

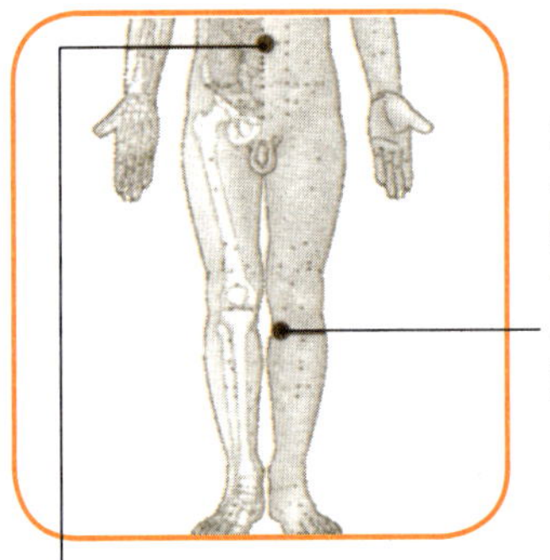

阴陵泉穴在人体的小腿内侧，膝下胫骨内侧凹陷处，与阳陵泉相对。

肓俞穴在人体腹中部，当脐中旁开0.5寸处。

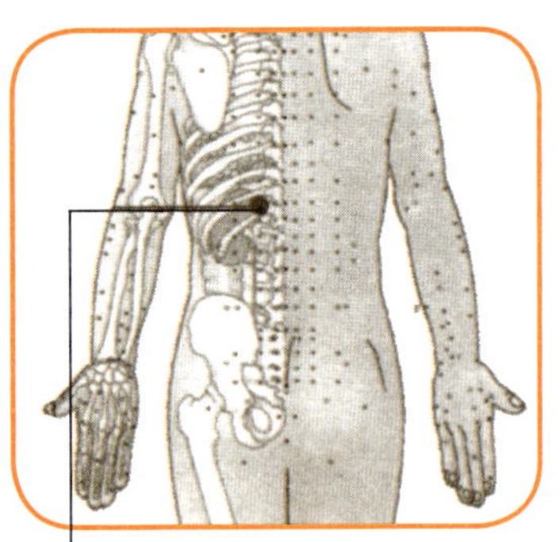

胆俞穴在人体背部第10胸椎棘突下，旁开1.5寸。

按摩流程

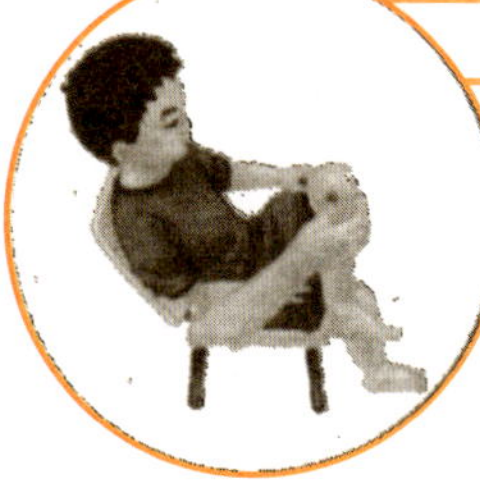

1

按摩穴位：阴陵泉

按摩手法：拇指压法

按摩时间：1～3分钟

按摩力度：重

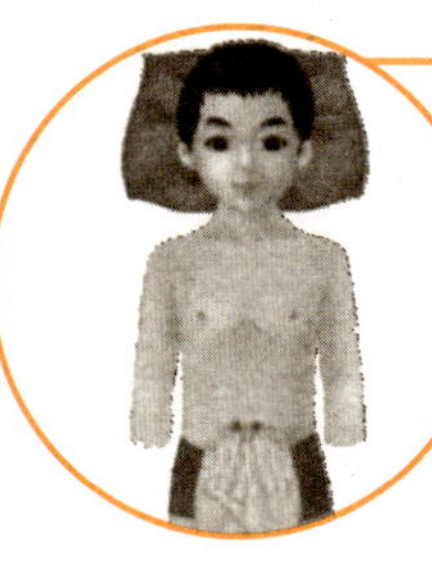

2

按摩穴位：肓俞

按摩手法：中指折压法

按摩时间：1～3分钟

按摩力度：重

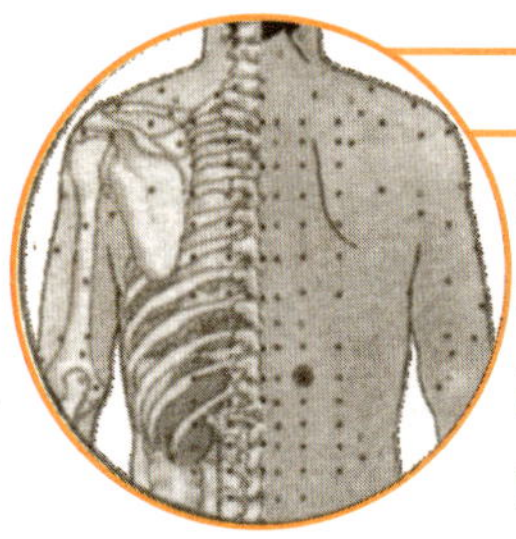

3

按摩穴位：胆俞

按摩手法：中指折压法

按摩时间：3～5分钟

按摩力度：适度

预防新生儿黄疸的注意事项

新生儿出现黄疸，可首先从母乳喂养上寻找原因，若新生儿有肝脾肿大迹象，应怀疑黄疸和贫血，可能是同种免疫或感染所引起。

小儿盗汗

舒心睡眠，自然出汗

小儿盗汗为睡时出汗，醒来汗止者，主要见于2～6岁体虚较弱者，因患儿的体质不同，其出汗量也不同，主要原因为表虚不固、营卫不和或脾胃积热、肺虚痰热或阳气衰损。

取穴刮痧与刮拭流程

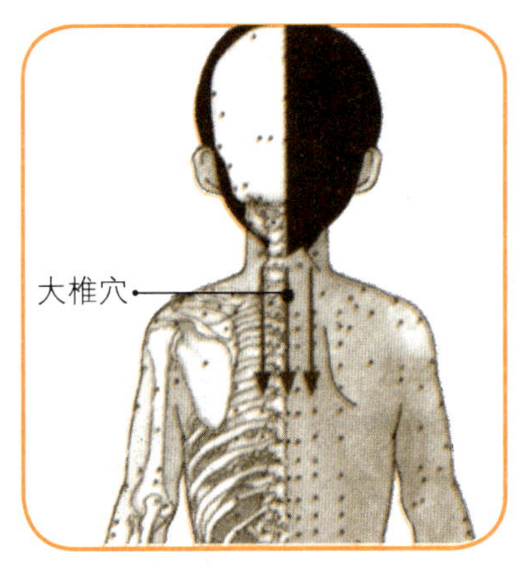

◆ 1 用面刮法刮拭脊椎处的大椎穴。

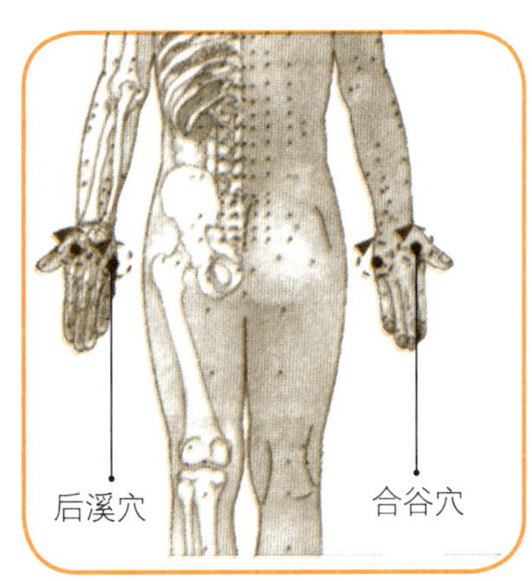

◆ 2 用平面按揉法按揉手拇指、食指间的合谷穴和小指外侧的后溪穴。

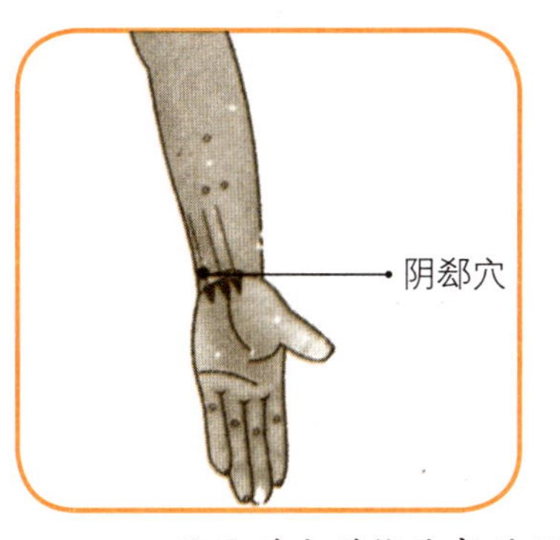

◆ 3 用面刮法刮拭腕部的阴郄穴。

父母刮痧

时间	运板	次数
10～15分钟	面刮法 平面按揉法	20～30次

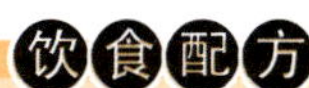

饮食配方

1.猪排骨1000克，太子参50克，炖汤分数次食用，可治疗生理性及缺钙引起的盗汗。

2.枸杞饮：枸杞根皮15克，小麦6克，麦门冬6克，将以上3味加水煎煮至麦熟，取汁，去渣，分次饮用。

取穴按摩与按摩步骤

精准取穴

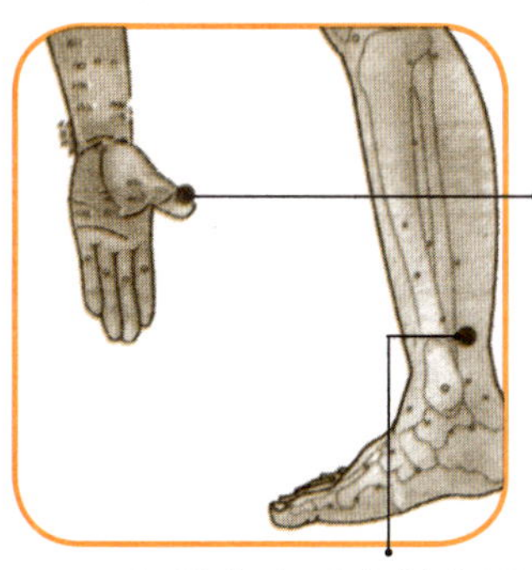

少商穴在拇指的桡侧，距离指甲角约0.1寸分处。

复溜穴小腿内侧太溪直上2寸，跟腱前方处。

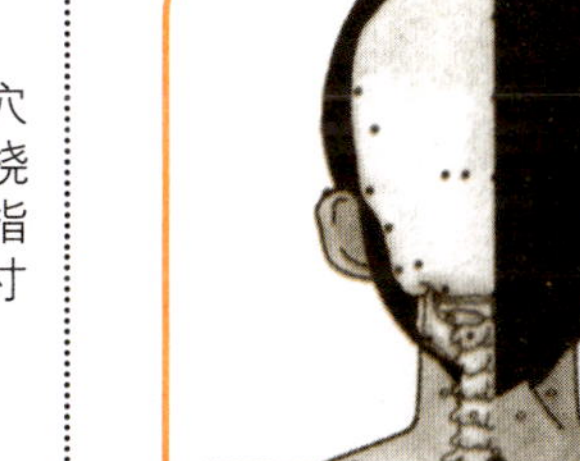

大椎穴位于人体背部正中线上，第七颈椎棘突下凹陷中。

按摩步骤

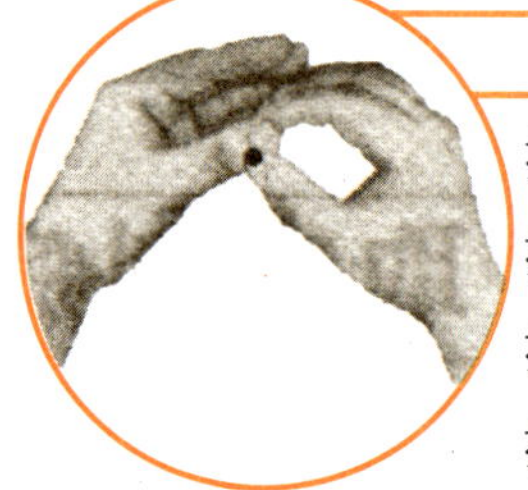

1

按摩穴位：少商

按摩手法：拇指压法

按摩时间：1～3分钟

按摩力度：轻

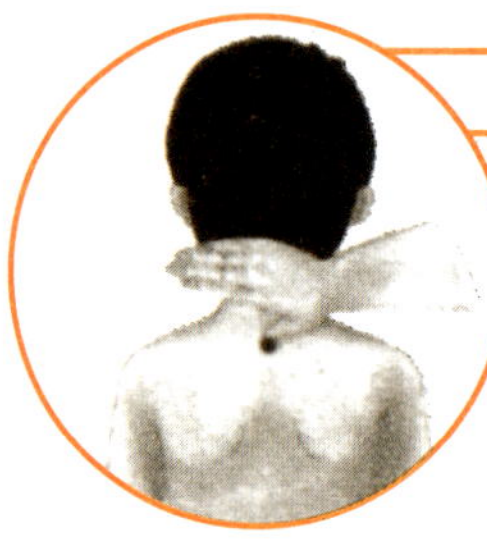

2

按摩穴位：大椎

按摩手法：拇指压法

按摩时间：1～3分钟

按摩力度：轻

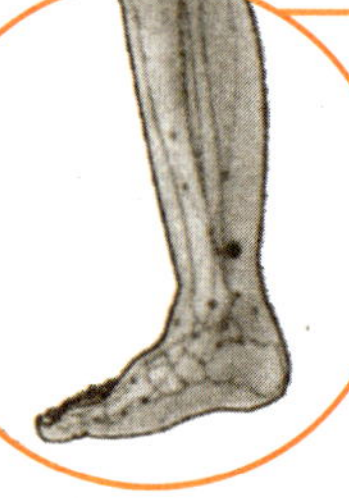

3

按摩穴位：复溜

按摩手法：拇指压法

按摩时间：3～5分钟

按摩力度：重

饮食宜忌

忌食：巧克力、鱼肉、鸡肉。

多食：蔬菜、水果。

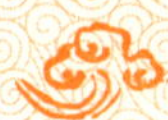

小儿流涎

不让流口水成为小尴尬

中医认为“脾之液为涎”，是唾液分泌过多或不能下咽的口涎外流现象。小儿流涎多是由于口腔炎症、面神经麻痹、脑炎后遗症及呆小病、消化不良等引起，主要表现为口中经常流涎，浸渍两颊及胸前，且口角周围发生粟米红疹及糜烂等，一般2～6岁体虚的患儿发病率较高。

取穴刮痧与刮拭流程

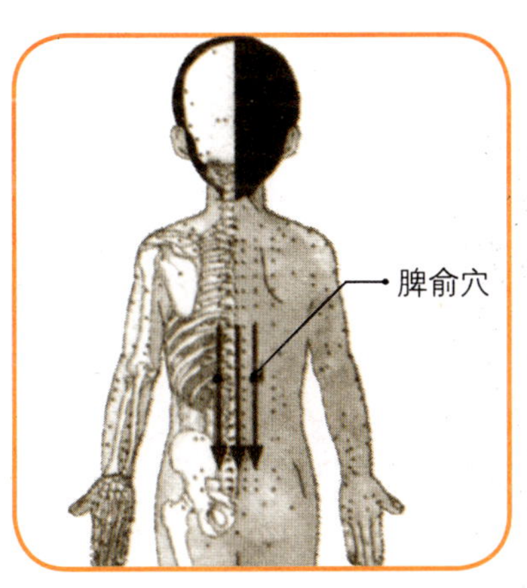

◆ 1 用面刮法刮拭脊背部的脾俞穴。

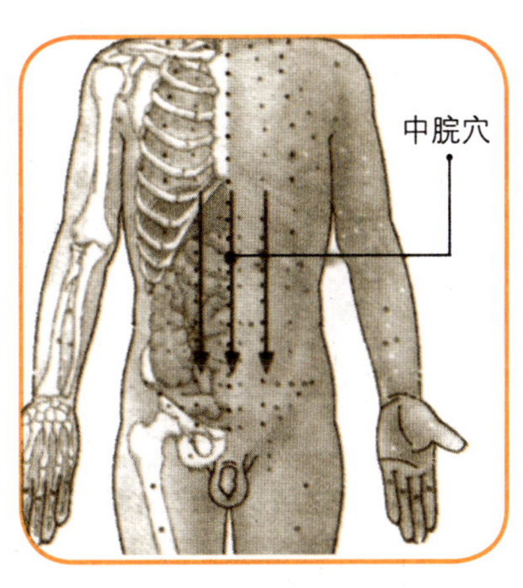

◆ 2 用面刮法刮拭腹部的中脘穴。

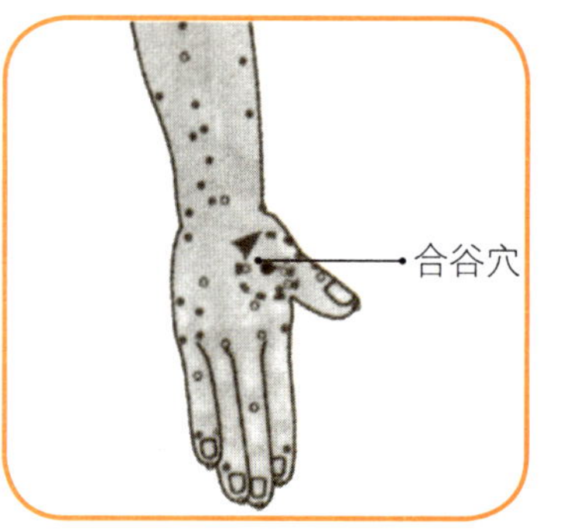

◆ 3 用平面按揉法按揉第一、二掌骨之间的合谷穴。

父母刮痧

时间	运板	次数
10～15分钟	面刮法 平面按揉法	20～30次

饮食配方

米仁粥：米仁100克，生山楂20克，水650毫升。文火煮1小时，浓缩汤汁每日分3次服食，空腹服，连服7天。

取穴按摩与按摩步骤

精准取穴

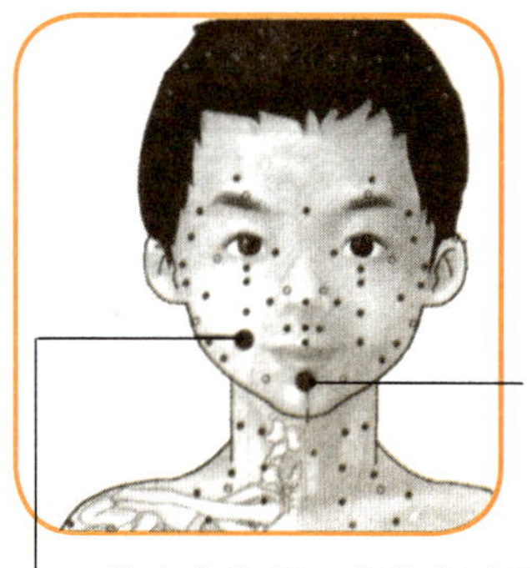

承浆穴在面部当颏唇沟的正中凹陷处。

地仓穴位于口角外侧瞳孔直下。

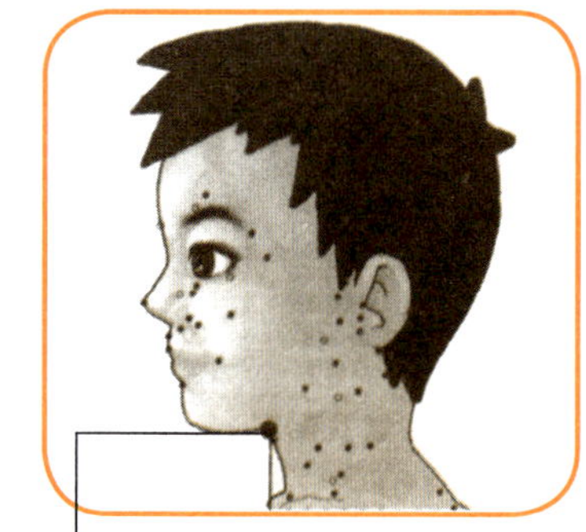

上廉泉穴在颈上部正中，下颌下缘与舌骨体之间凹陷处。

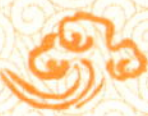

按摩步骤

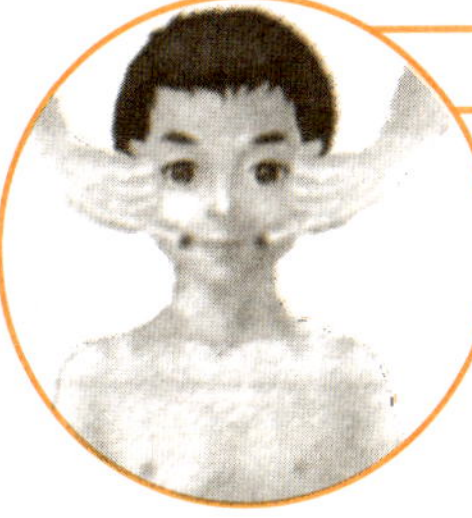

1

按摩穴位：地仓

按摩手法：食指压法

按摩时间：1～3分钟

按摩力度：重

2

按摩穴位：承浆

按摩手法：食指压法

按摩时间：1～3分钟

按摩力度：重

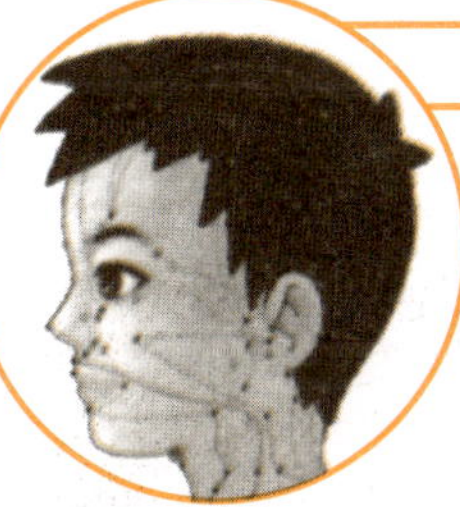

3

按摩穴位：上廉泉

按摩手法：食指压法

按摩时间：1～3分钟

按摩力度：重

饮食宜忌

忌食：姜、蒜、辣椒。

多食：绿豆汤、丝瓜汤、花生、虾、核桃。

小儿癔病

让孩子与未来和谐相处

小儿癔病多是由于心理疾患引起的，容易受环境的影响，同时身体的疾患也可能会引发患儿不正常的癔病心理，以女孩居多。

取穴刮痧与刮拭流程

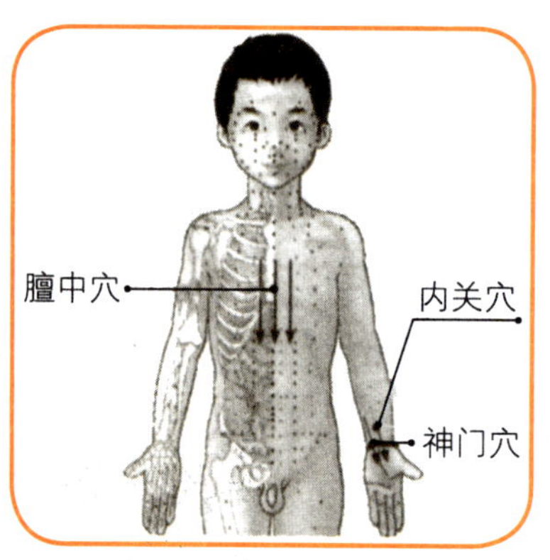

◆ 1 用面刮法刮拭两乳头之间的膻中穴；用面刮法刮拭腕上的内关穴、神门穴。

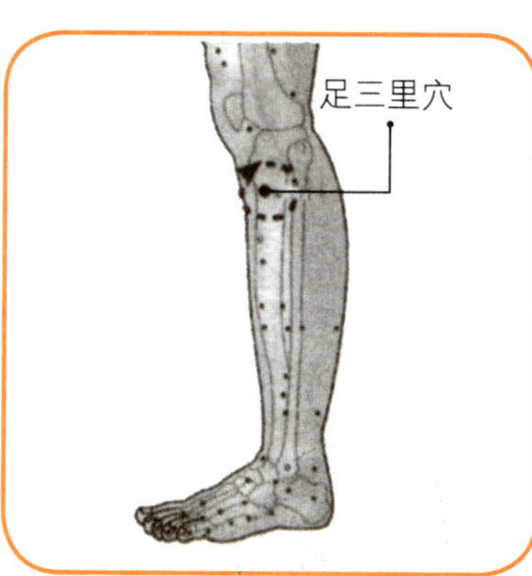

◆ 2 用平面按揉法按揉小腿正前方的足三里穴。

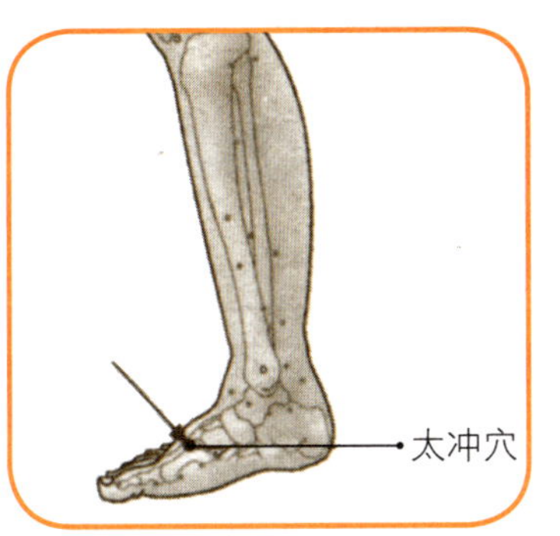

◆ 3 用垂直按揉法按揉足背上的太冲穴。

父母刮痧

时间	运板	次数
10～15分钟	按揉法 面刮法 点按法	20～30次

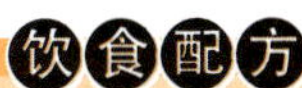

饮食配方

核桃、芝麻各120克，大茴香、小茴香各12克，研细末，加入冰糖、蜂蜜、麻油、鲜牛奶各120克，文火炖2小时左右，成膏冷后装瓶备用。每次服核桃大的一团，每日3次。一般连服7天，病情好转，再服2天可愈。

取穴按摩与按摩步骤

精准取穴

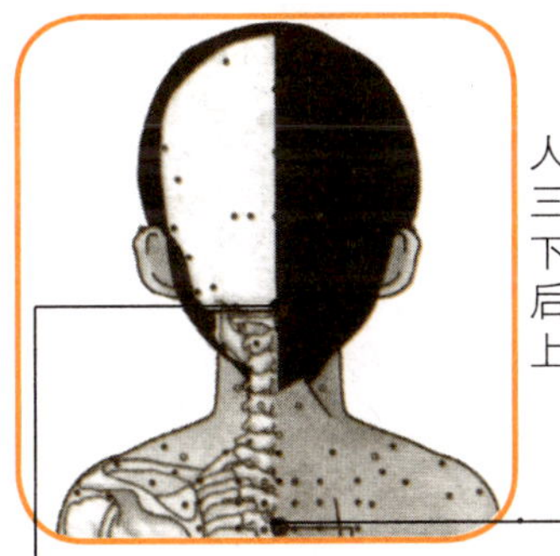

身柱穴 人体背部第三胸椎棘突下凹陷处，后正中线上。

风府穴位于人体头部，在头顶正中线与两耳尖端连线的交点处。

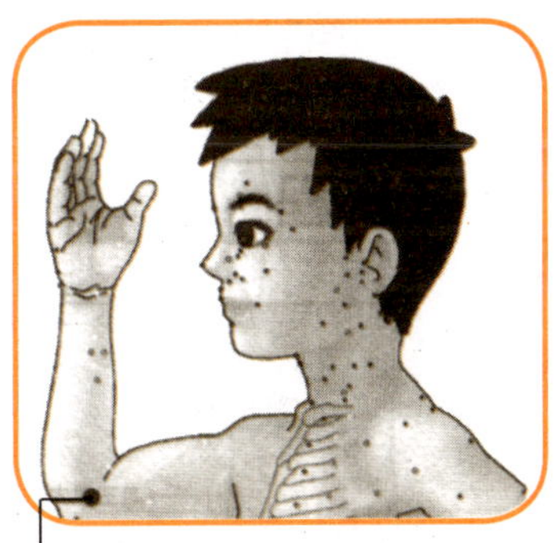

少海穴位于人体肘横纹内侧端与肱骨内上髁连线的中点的凹陷处。

按摩步骤

1

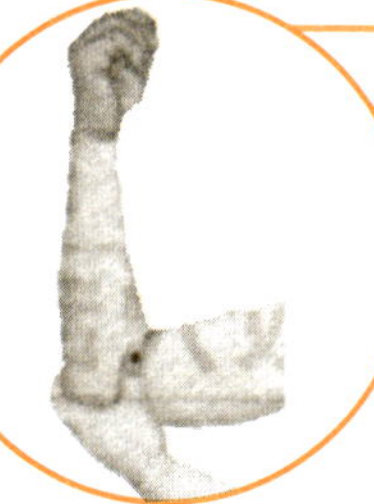

按摩穴位：少海
按摩手法：拇指压法
按摩时间：1～3分钟
按摩力度：适度

2

按摩穴位：身柱
按摩手法：中指折叠法
按摩时间：3～5分钟
按摩力度：重

3

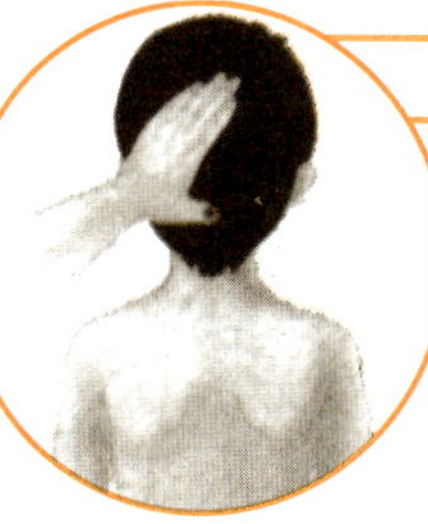

按摩穴位：风府
按摩手法：拇指压法
按摩时间：1～3分钟
按摩力度：重

注意事项

父母在平时要合理安排儿童的生活，保证睡眠充足，减少外界负面刺激，对于刺激性事件要及时转移孩子的注意力。

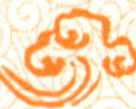

小儿夜啼

不做“夜啼郎”

小儿夜啼多发于6～7个月的婴幼儿，最常见的是由于日间受惊吓或腹痛、消化不良，或饥饿、佝偻病、蛲虫感染所致，主要症状为入睡后15～30分钟发作。突然惊恐、眼直视或紧闭，呼吸急促，心跳加快，出汗，持续约10分钟后再入睡，或辗转反侧、烦躁不安、啼哭不止，甚至通宵难以入睡，而日间安静。

取穴刮痧与刮拭流程

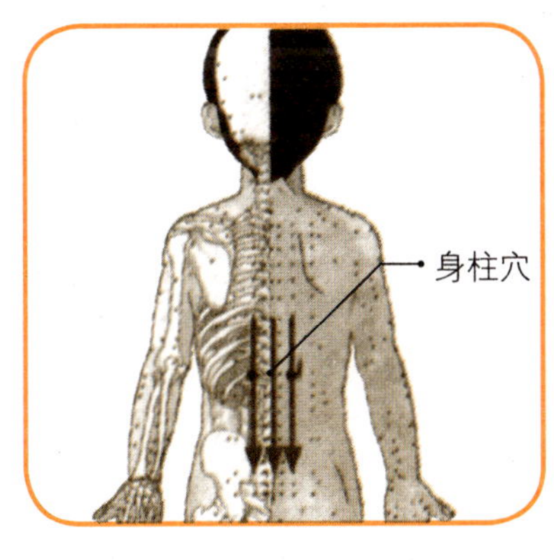

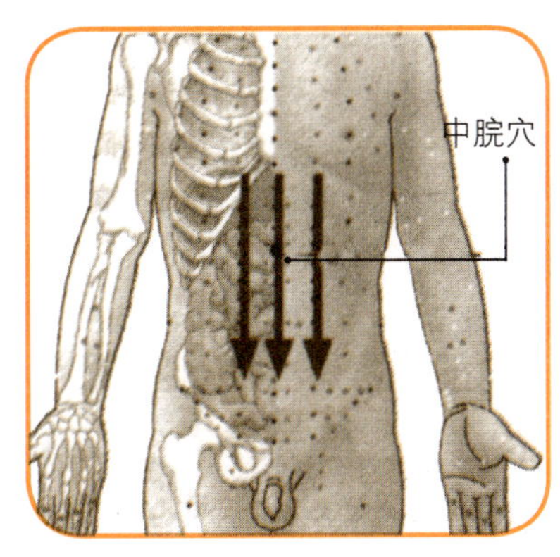

◆ 1 用面刮法刮拭脊背部的身柱穴。

◆ 2 用面刮法刮拭腹部的中脘穴。

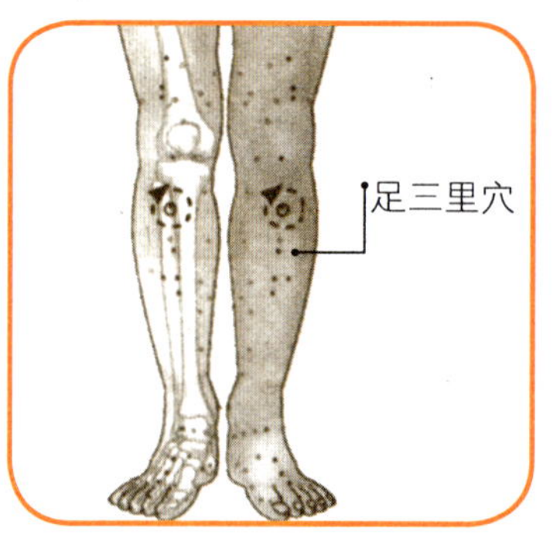

◆ 3 用平面按揉法按揉小腿正前方的足三里穴。

父母刮痧

时间	运板	次数
10～15分钟	面刮法 平面按揉法	20～30次

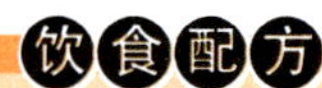

扁豆红枣茶：将扁豆炒好后磨成粉，每次煮4克扁豆粉，加入红枣茶，每天喝3～4次就可。

取穴按摩与按摩步骤

精准取穴

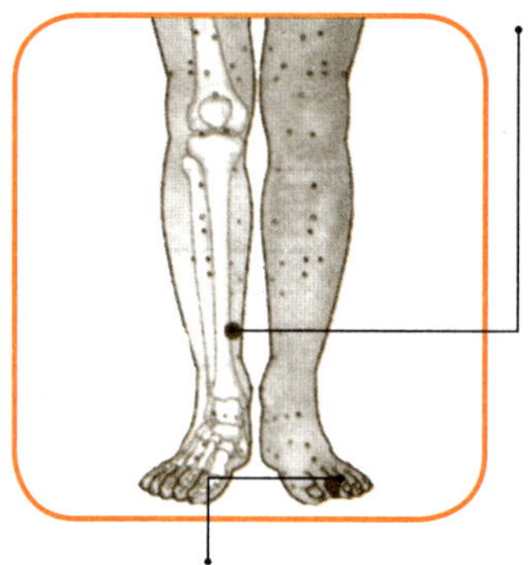

三阴交穴在人体小腿内侧，足内踝上缘三指宽，踝尖正上方胫骨边缘凹陷中。

厉兑穴在足第2趾末节外侧，距趾甲角0.1寸。

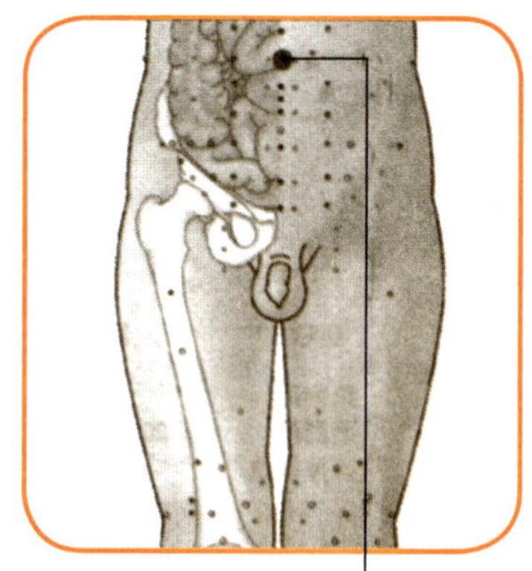

神阙穴在人体的腹中部，肚脐中央。

按摩步骤

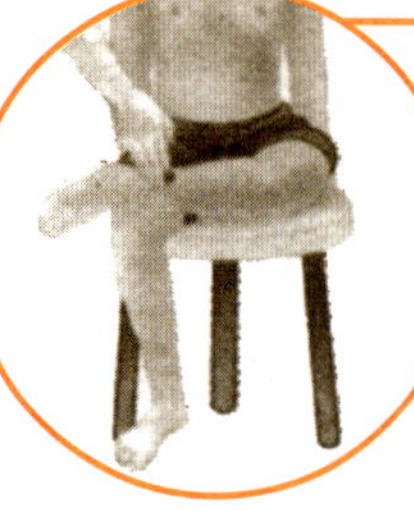

1

按摩穴位：三阴交
按摩手法：拇指压法
按摩时间：1～3分钟
按摩力度：适度

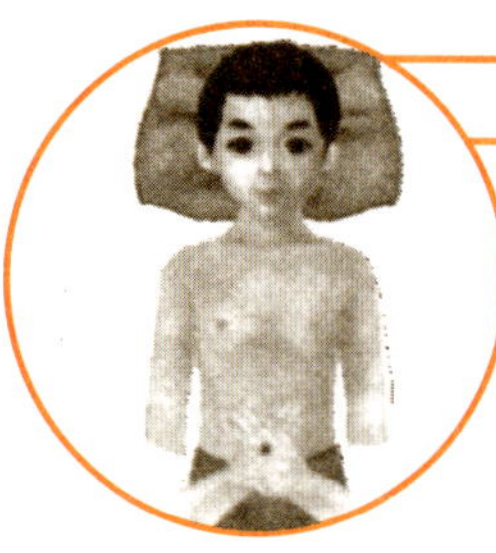

2

按摩穴位：神阙
按摩手法：全手压法
按摩时间：1～3分钟
按摩力度：轻

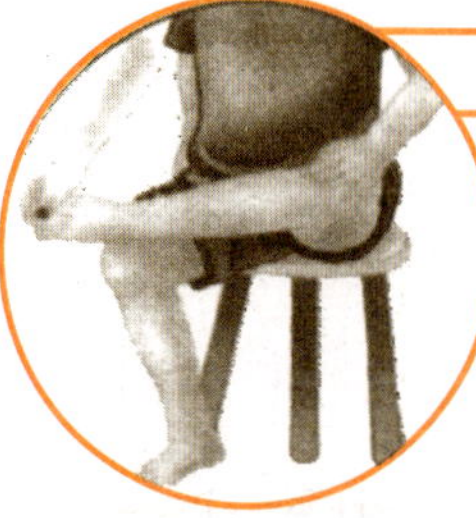

3

按摩穴位：厉兑
按摩手法：拇指压法
按摩时间：1～3分钟
按摩力度：适度

注意事项

为了孩子拥有良好的睡眠质量，首先要适当掌控晚饭食量，且要适当饮水，其次要为孩子准备舒适的睡眠环境。

小儿惊风

从源头上治疗惊风

小儿惊风又称为“小儿惊厥”，是一种小儿常见病，对年龄越小的孩子危害越大，主要症状表现为发病时四肢抽搐，伴高热、神昏。发病急骤的叫“急惊风”，常见于脑炎及其他传染性或感染性疾病。手足徐动，发病缓慢，不伴高热神昏的叫“慢惊风”，见于缺钙、脱水、营养不良等。凡抽搐病因已明确诊断者，及大脑发育不全、脑性瘫痪皆可照此法治疗。

取穴刮痧与刮拭流程

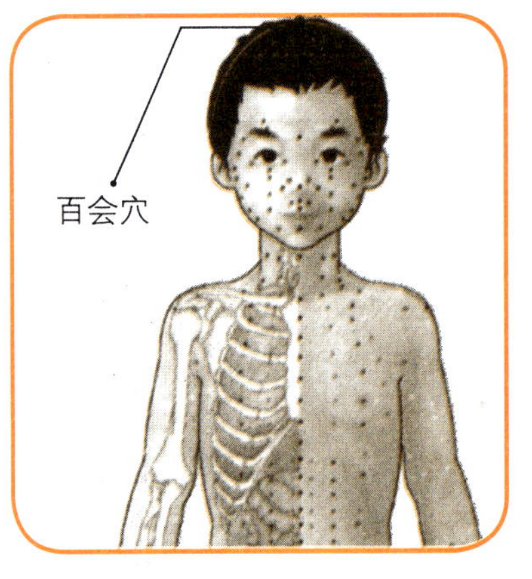

◆ 1 用角刮法刮拭头顶部的百会穴。

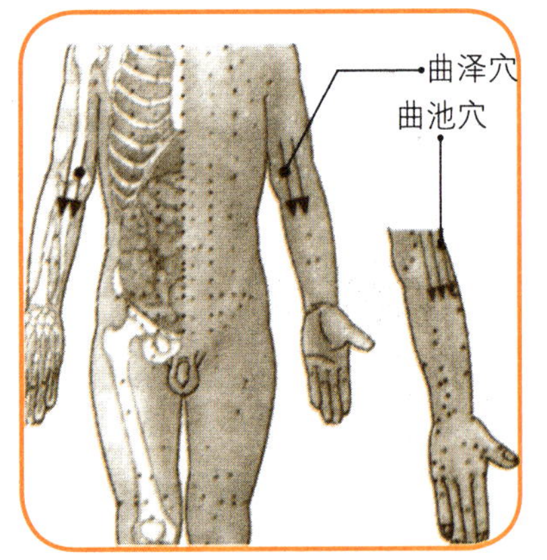

◆ 2 用面刮法刮拭手臂屈肘处的曲池穴和手臂阴面的曲泽穴。

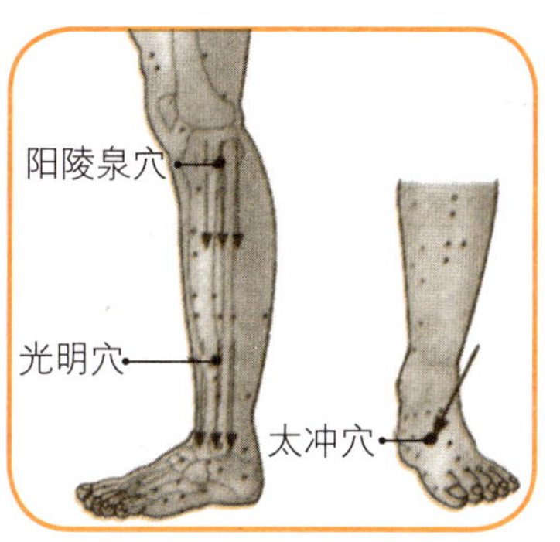

◆ 3 用面刮法刮拭小腿外侧的阳陵泉穴和光明穴；用垂直按揉法按揉足部太冲穴。

父母刮痧

时间	运板	次数
10～15分钟	角刮法 面刮法 垂直按揉法	20～30次

饮食配方

竹叶粳米粥：淡竹叶30克，粳米50克，冰糖适量。先将淡竹叶加水煎汤取汁，加入粳米煮成粥，拌入冰糖调味食用。每天2次，早晚食用，连食1周。

取穴按摩与按摩步骤

精准取穴

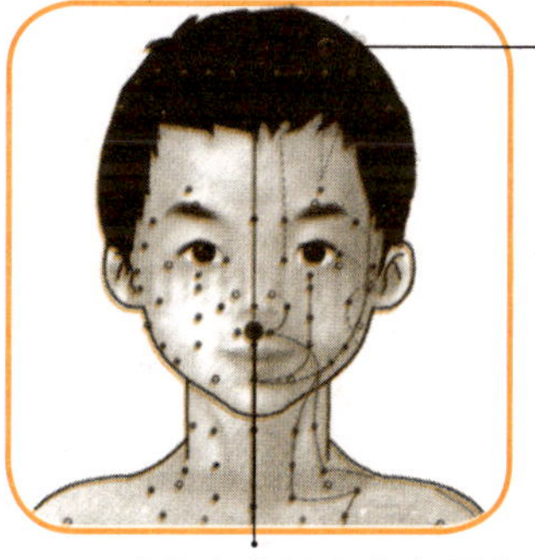

五处穴在人体的头部，当前发际正中直上1寸，旁开1.5寸处。

水沟穴位于人体上唇上中部，人中沟的上1／3与中1／3的交点，用指压时有强烈的压痛感。

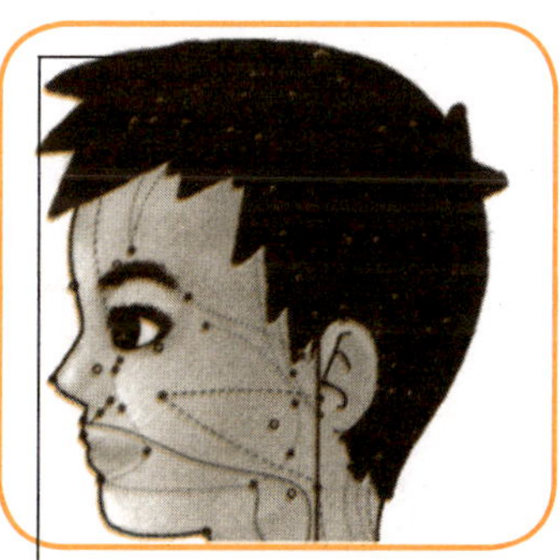

前顶穴在人体的头部，当前发际正中直上3.5寸，即百会穴前1.5寸处。

按摩步骤

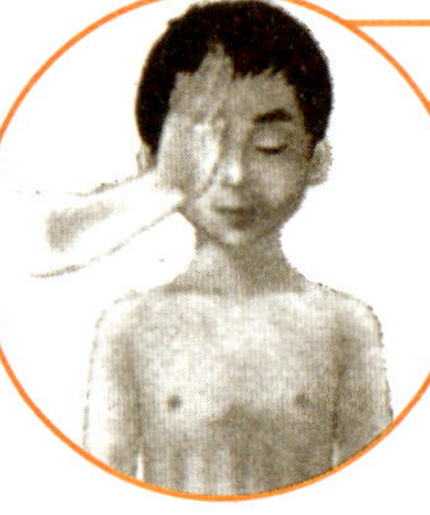

1

按摩穴位：五处

按摩手法：食指压法

按摩时间：1～3分钟

按摩力度：适度

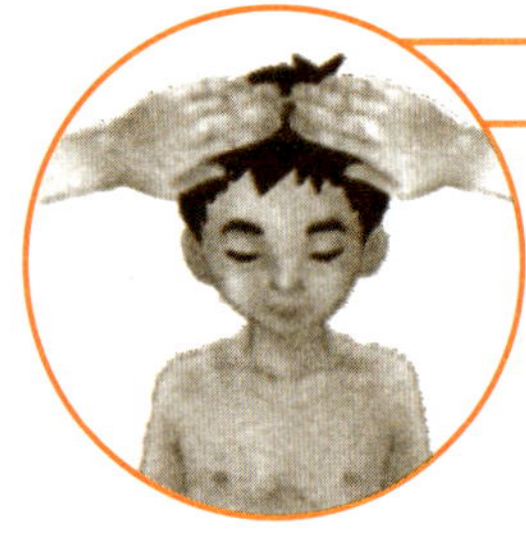

2

按摩穴位：前顶

按摩手法：中指压法

按摩时间：1～3分钟

按摩力度：轻

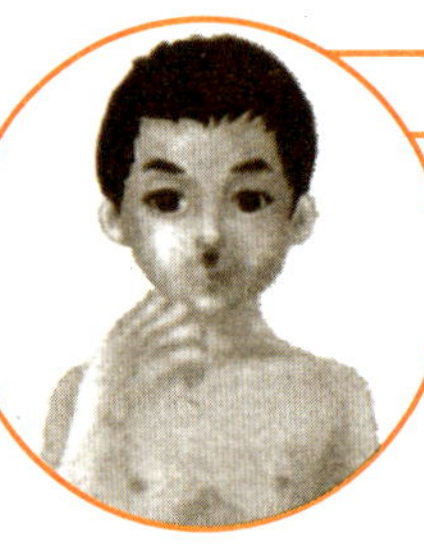

3

按摩穴位：水沟

按摩手法：食指压法

按摩时间：1～3分钟

按摩力度：重

饮食宜忌

忌食：鸡肉、油腻食品。

宜食：鲤鱼、米粥、冬瓜。

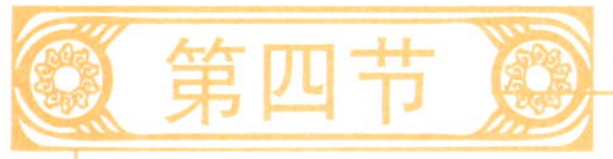

第四节 儿童五官科疾病按摩刮痧

鼻 炎

帮助孩子呼吸每一天新鲜空气

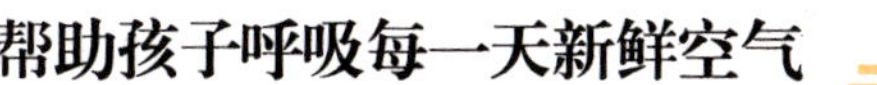

鼻炎是儿童中经常遇到的病症，由于儿童鼻窦口相对较大，自身抵抗力弱，一旦遇上感冒、扁桃体发炎等症状，很容易引发鼻炎。一旦孩子感冒，父母就要积极给孩子治疗，若是感冒持续一周以上，浓涕不见减少，就应考虑是鼻炎，及时给孩子采用按摩或者刮痧的方式治疗。

取穴刮痧与刮拭流程

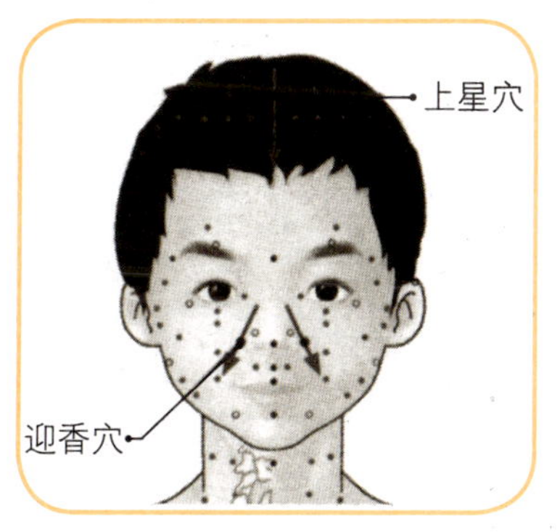

◆ 1 用角刮法刮拭前额部上星穴；用角刮法刮拭鼻翼外两旁迎香穴。

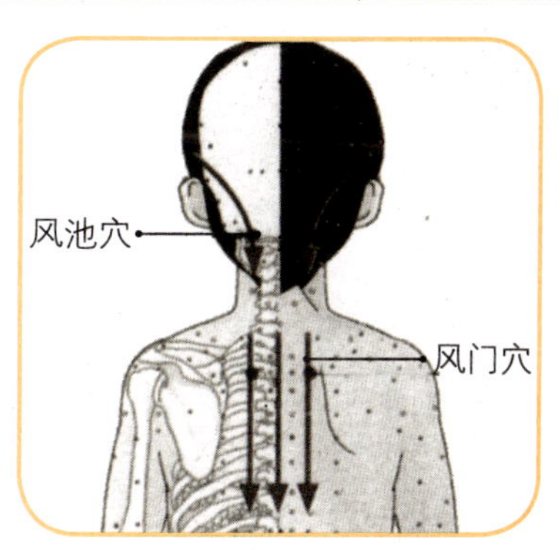

◆ 2 用面刮法刮拭后脑发际风池穴；用同样方法刮拭脊背部风门穴。

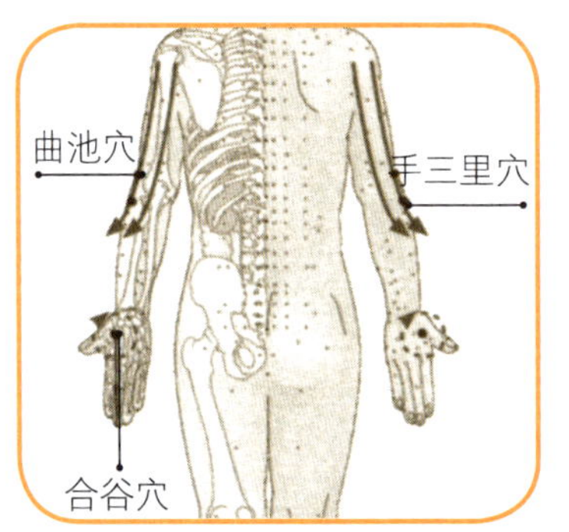

◆ 3 用疏理经气法从上往下刮拭手前臂阳面曲池穴、手三里穴；用平面按揉法按揉合谷穴。

父母刮痧

时间	运板	次数
10～20分钟	角刮法 面刮法 疏理经气法 平面按揉法	20～30次

治疗鼻炎的饮食配方

苍耳子10克，辛夷花10克，水煎服。

取穴按摩与按摩步骤

精准取穴

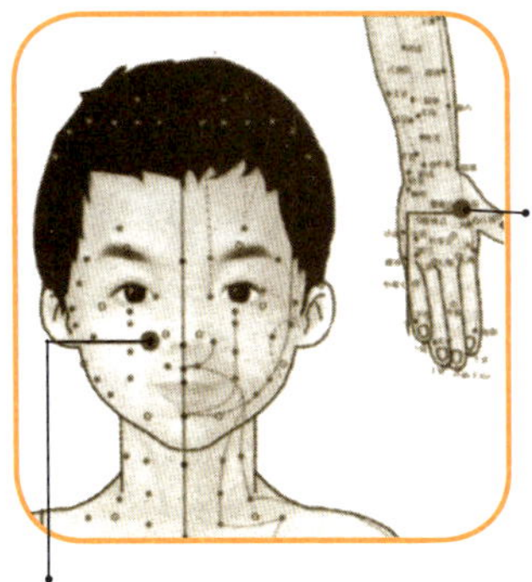

合谷穴位于当拇指和食指伸张时，第一、二掌骨的中点，稍微偏向食指处。

迎香穴在鼻翼外缘中点旁、当鼻唇沟中间。

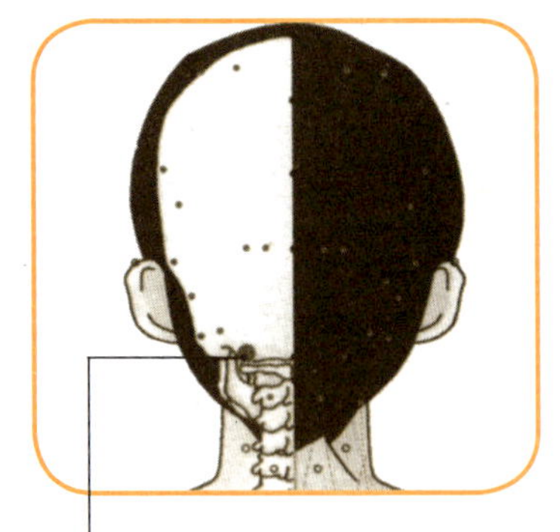

风池穴位于人体的后颈部，后头骨下，两条大筋外缘陷窝中，大概与耳垂齐平。

按摩步骤

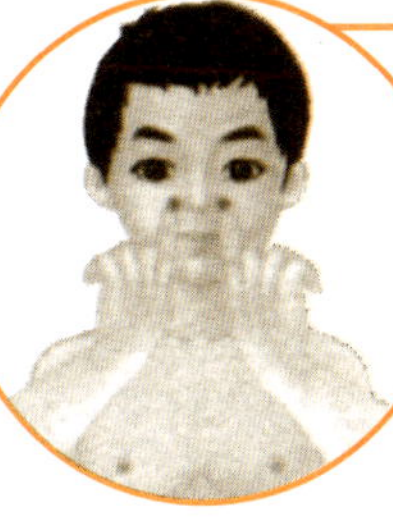

1

按摩穴位：迎香

按摩手法：中指压法

按摩时间：1～3分钟

按摩力度：适度

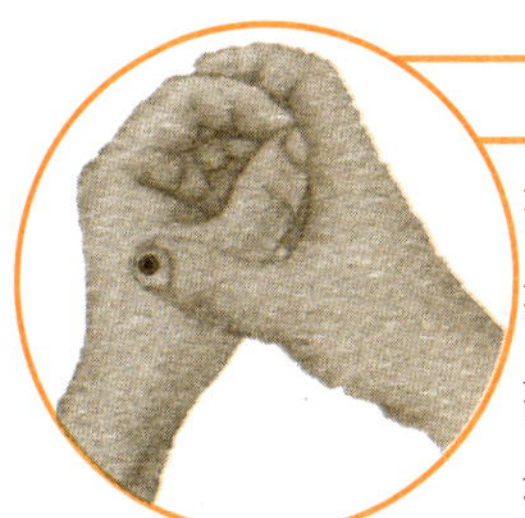

2

按摩穴位：合谷

按摩手法：拇指压法

按摩时间：1～3分钟

按摩力度：重

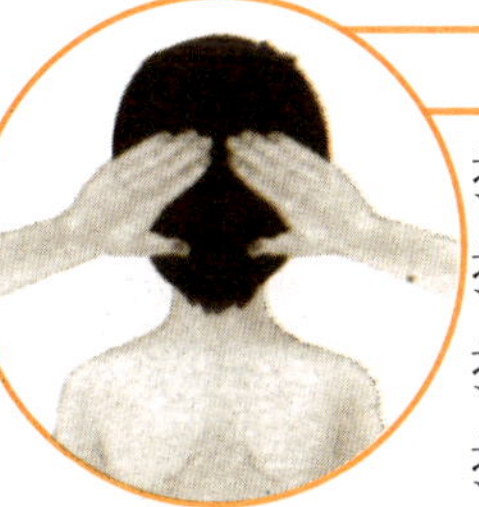

3

按摩穴位：风池

按摩手法：拇指压法

按摩时间：1～3分钟

按摩力度：重

饮食宜忌

忌食：辛辣、油腻、快餐类食品。

多食：水果、蔬菜、豆制品。

口疮

消灭孩子口中的“邪火”

口疮是一种常见的小儿口腔疾病，是由于脾胃积热，或心火上炎而致，亦有由虚火上浮而发者，主要症状为患儿口腔黏膜出现淡黄色或者灰白色小溃疡，且伴有发热、流涎、拒食、烦躁和口痛等症状，2～4岁儿童易受感染。

取穴刮痧与刮拭流程

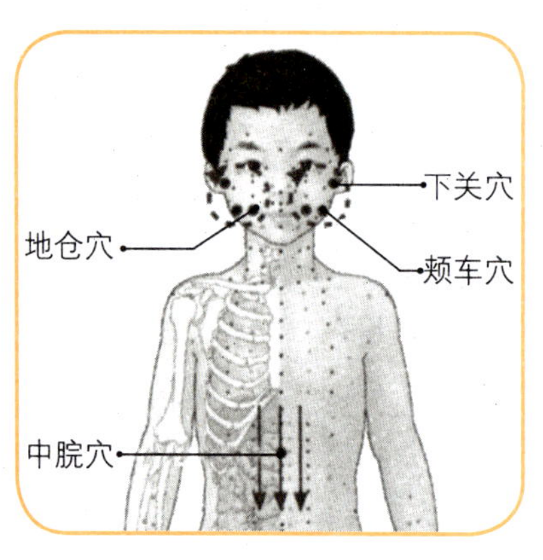

◆ 1 用平面按揉法按揉脸部下颌地仓穴，并从地仓穴刮到下关穴、颊车穴一带；用面刮法刮拭胸部中脘穴。

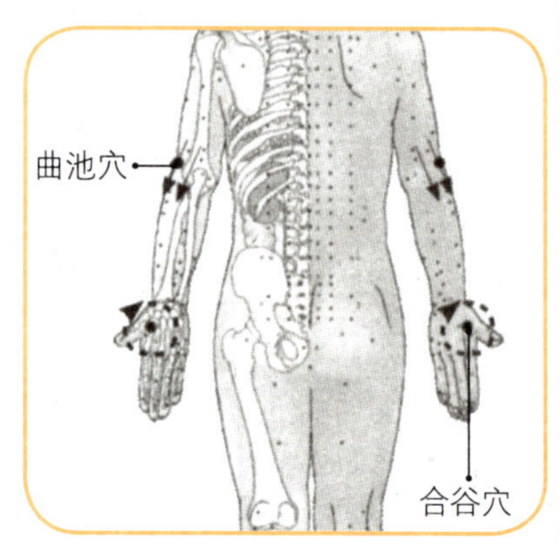

◆ 2 在小手臂阳面用面刮法刮拭曲池穴；用平面按揉法按揉合谷穴。

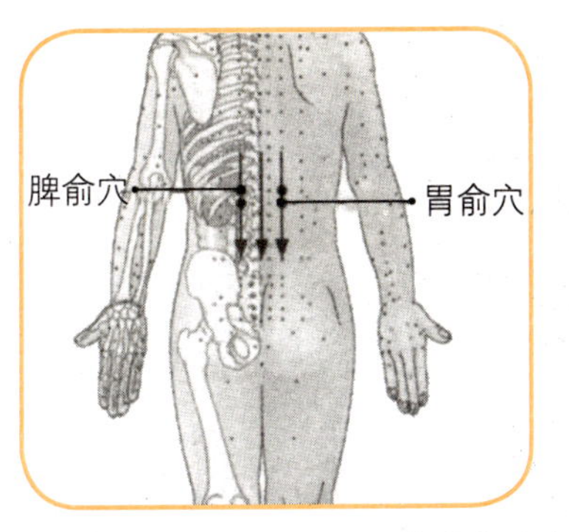

◆ 3 用面刮法刮拭脊背部脾俞穴、胃俞穴。

父母刮痧

时间	运板	次数
10～15分钟	面刮法 平面按揉法	20～30次

治疗口疮的饮食配方

1.竹叶饮：鲜竹叶一把，洗净，入水加冰糖适量，煮沸片刻，代茶饮。

2.番茄汁：番茄数个，洗净，用沸水浸泡，剥皮去籽，用洗净纱布包绞汁液，含漱，每日数次。

取穴按摩与按摩步骤

精准取穴

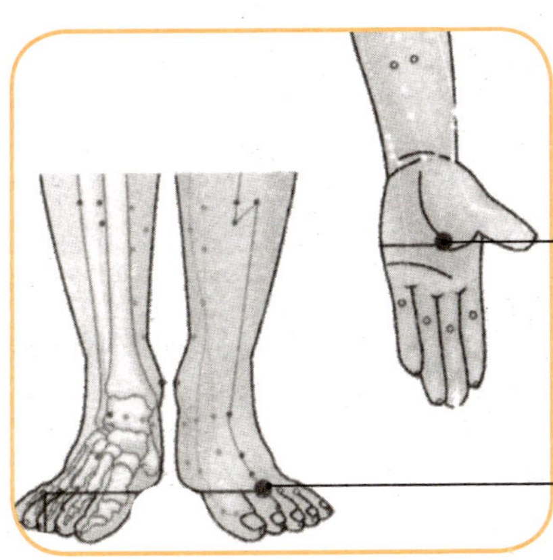

劳宫穴在人体的手掌心，即握拳屈指时，中指尖所在的部位。

内庭穴在足的次趾与中趾之间，脚叉缝尽处的陷凹中。

玉液穴位于口腔内舍系带右侧，舌下神经伴行静脉可见部分的中点处。

金津穴位于口腔内舍系带左侧，舌下神经伴行静脉可见部分的中点处。

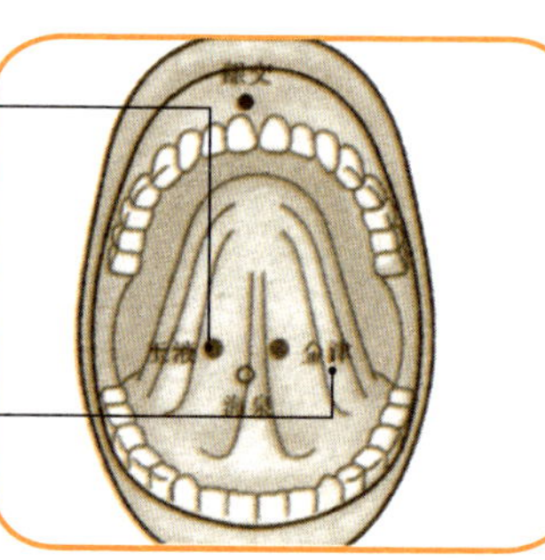

按摩步骤

1

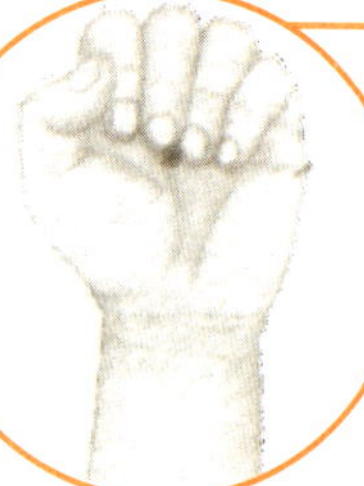

按摩穴位：劳宫

按摩手法：拇指压法

按摩时间：1～3分钟

按摩力度：重

2

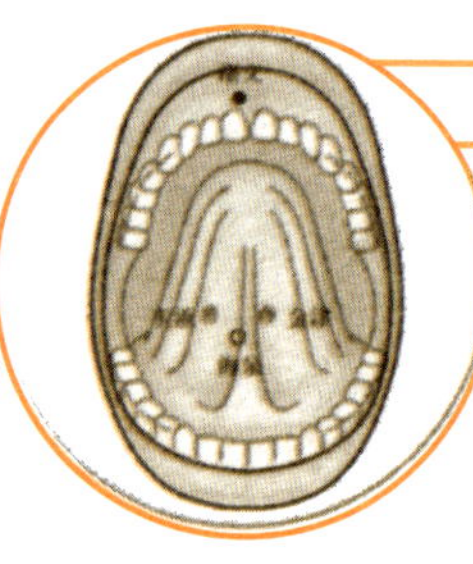

按摩穴位：

金津、玉液

叩齿：

上下牙齿轻叩36次

3

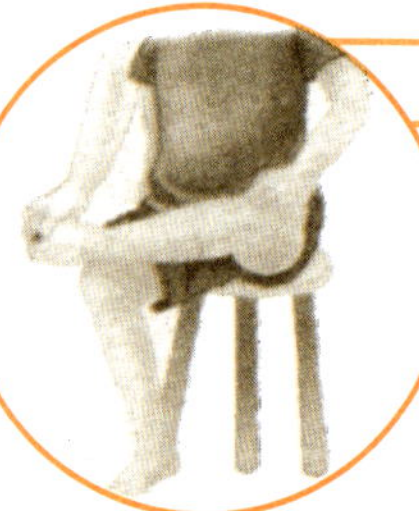

按摩穴位：内庭

按摩手法：拇指压法

按摩时间：1～3分钟

按摩力度：适度

饮食宜忌

忌食：荔枝、鸡肉、辛辣食物。

多食：动物肝脏、瘦肉、鱼类、新鲜蔬菜和水果。

斜 视

看准方向，正视前方未来

斜视是指两眼不能同时注视目标，属于眼外肌疾病，儿童患斜视主要是单限性内斜，一般是由于看电视、看电脑、打游戏、斜卧床上看书等，视力因有差别而集中于一侧，长此以往，视力差的患儿易导致内斜。

取穴刮痧与刮拭流程

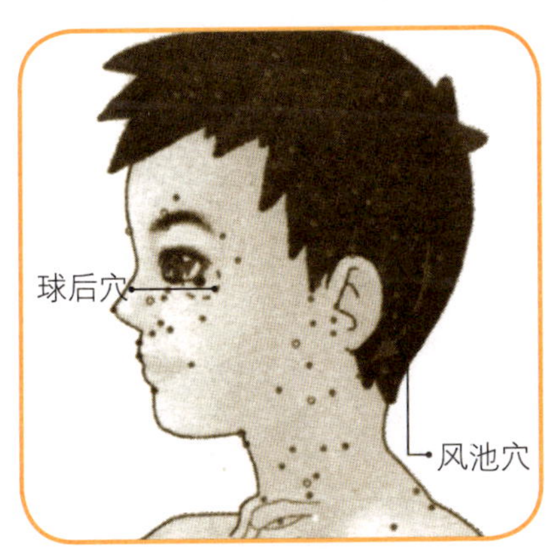

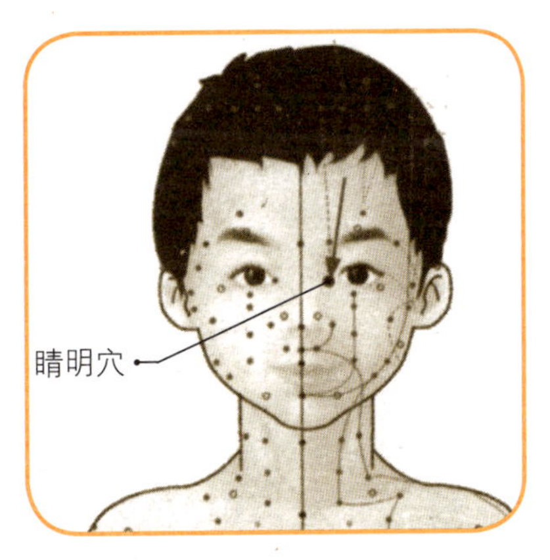

◆ 1 用平面按揉法按揉眼眶球后穴；用角刮法刮拭风池穴。

◆ 2 用垂直按揉法按揉睛明穴。

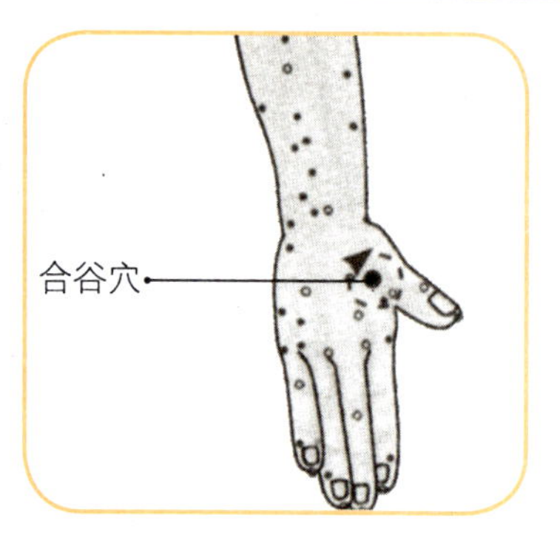

◆ 3 用平面按揉法按揉第一、二掌骨间的合谷穴。

父母刮痧

时间	运板	次数
10～15分钟	平面按揉法 角刮法 垂直按揉法	20～30次

预防斜视的注意事项

预防孩子斜视要从小培养孩子良好的生活习惯，注意观察小孩的头的位置，不能经常偏向一侧。在孩子看书、看电视时随时调整孩子的坐姿，养成正确的学习方式。

取穴按摩与按摩步骤

精准取穴

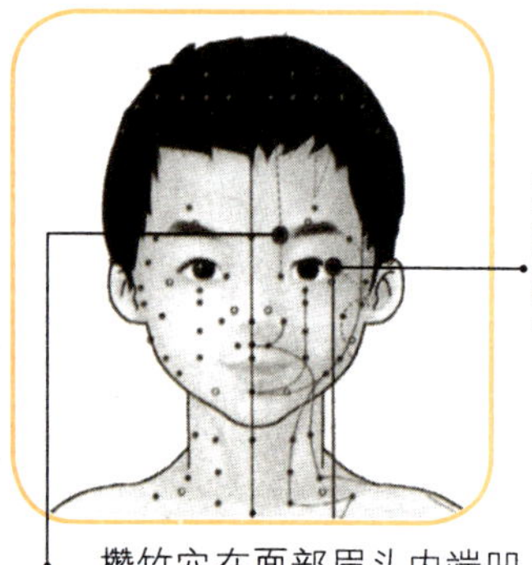

瞳子髎穴在面部目外眦旁，当眶外边缘0.5寸处。

攒竹穴在面部眉头内端凹陷中，眶上切迹。

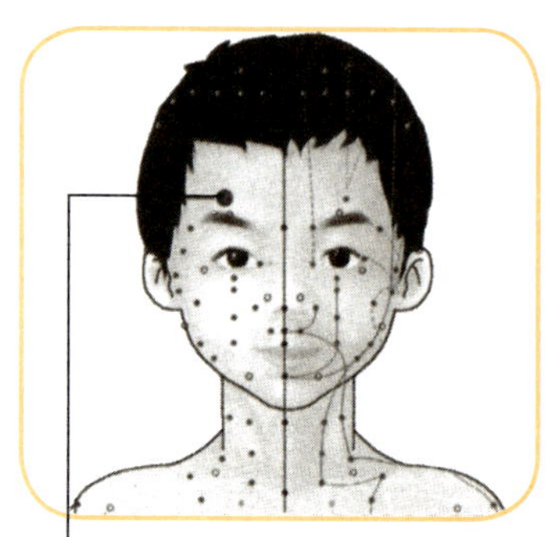

阳白穴在人体面部，瞳孔的直上方，距离眉毛上缘约1寸处。

按摩步骤

1

按摩穴位：攒竹
按摩手法：中指折压法
按摩时间：1～3分钟
按摩力度：适度

2

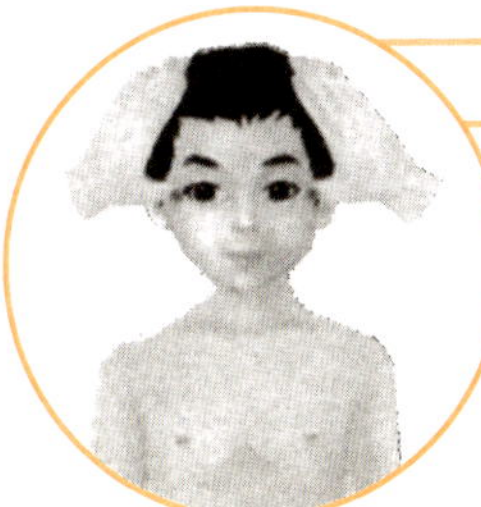

按摩穴位：瞳子髎
按摩手法：拇指压法
按摩时间：1～3分钟
按摩力度：重

3

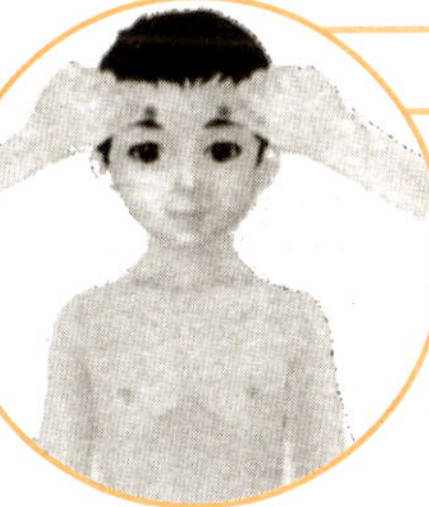

按摩穴位：阳白
按摩手法：拇指压法
按摩时间：1～3分钟
按摩力度：轻

饮食宜忌

忌食：辛辣、炸、烤食物，生冷食物。

宜食：水果、动物肝脏、海带。

近 视

摘掉“酒瓶底”，看近又看远

近视是指在视网膜的前面成像，远处的物体聚焦不准的一种状态，是由于角膜和视网膜之间距离过长，相当于眼睛晶状体的折射力过强等原因引起的，近视被认为与遗传因素有密切关系。儿童调节晶状体折射力的睫状肌很有弹力，一旦睫状肌紧张，就容易导致近视。看书、玩电脑游戏、看电视都容易导致近视。

取穴刮痧与刮拭流程

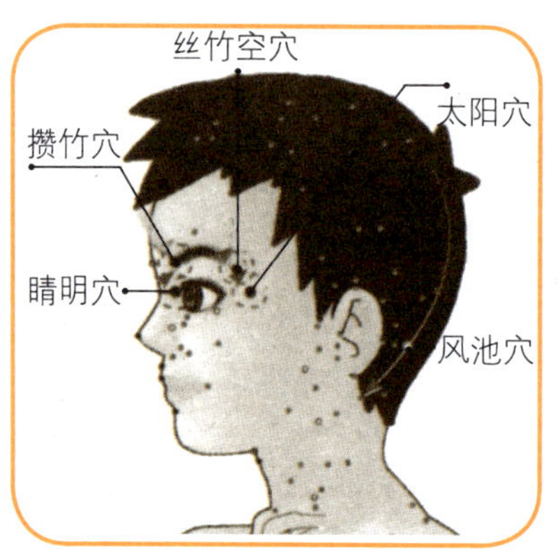

◆ 1 用平面按揉法按揉眼睛四周的攒竹穴、丝竹空穴，用同样方法按揉睛明穴、太阳穴；用角刮法刮拭风池穴。

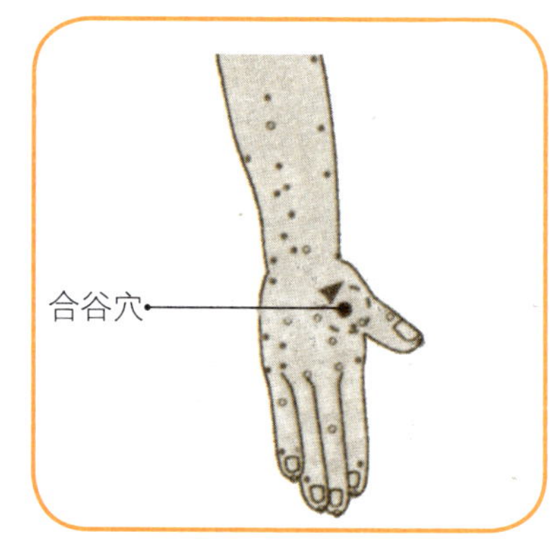

◆ 2 用平面按揉法按揉第一、二掌骨之间偏于第二掌骨的合谷穴。

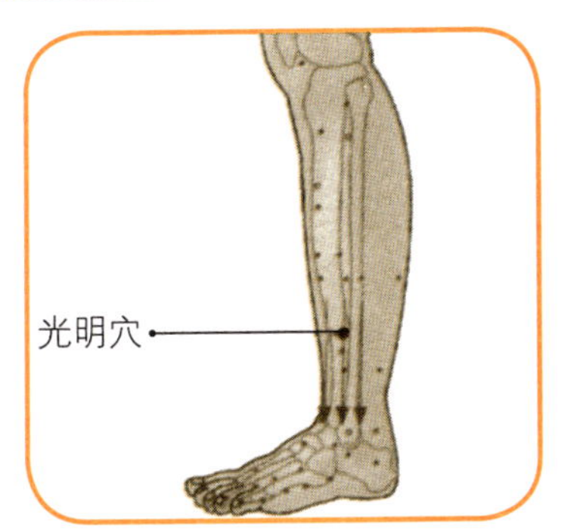

◆ 3 用面刮法刮拭小腿外侧的光明穴。

父母刮痧

时间	运板	次数
10～15分钟	角刮法 面刮法 平面按揉法	20～30次

预防近视的注意事项

家长要严格控制孩子的看书、看电视、上网时间，预防近视发生；带领孩子经常参加户外运动，眺望远处景色，缓解眼疲劳。

取穴按摩与按摩步骤

精准取穴

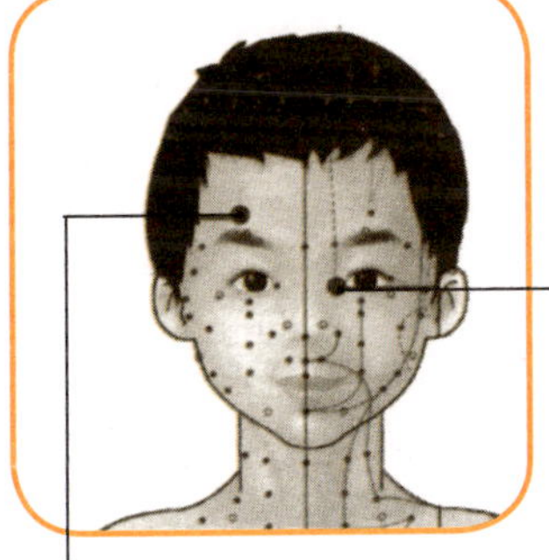

睛明穴在目内眼角外一分处，鼻梁旁的凹陷处。

阳白穴在人体面部，瞳孔的直上方，距离眉毛上缘约1寸处。

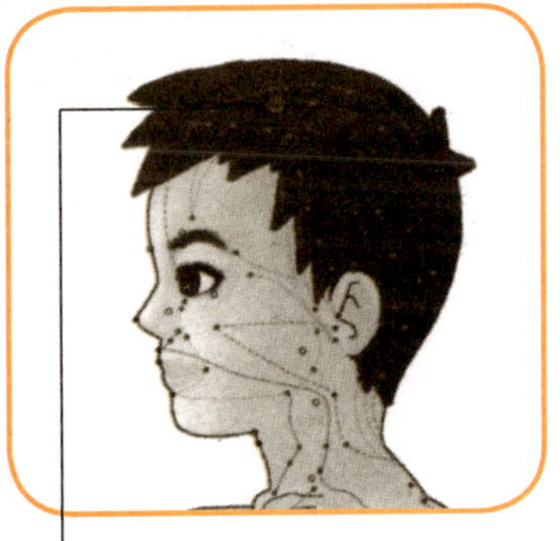

目窗穴在人体的头部，当前发际上1.5寸，瞳孔直上即是。

按摩步骤

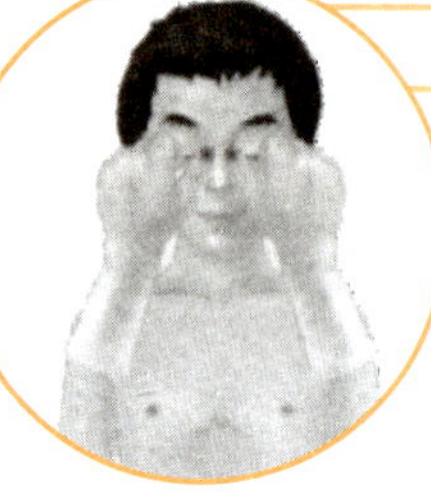

1

按摩穴位：睛明
按摩手法：拇指压法
按摩时间：1～3分钟
按摩力度：轻

2

按摩穴位：目窗
按摩手法：二指压法
按摩时间：1～3分钟
按摩力度：轻

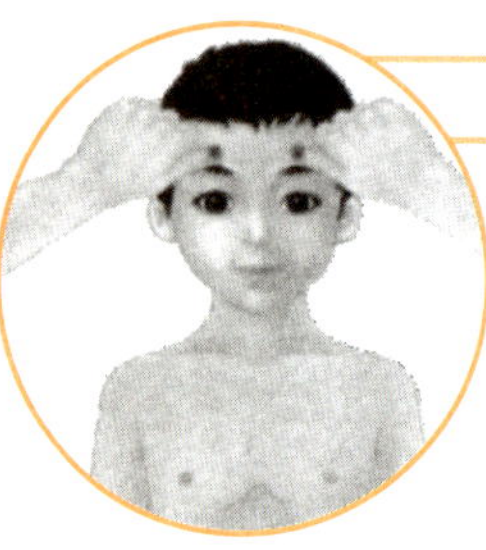

3

按摩穴位：阳白
按摩手法：拇指压法
按摩时间：1～3分钟
按摩力度：轻

饮食宜忌

忌食：大蒜、辣椒、生姜。

宜食：胡萝卜、鳗鱼、猪肉、动物肝脏。

牙 痛

赶走惨过大病的小病

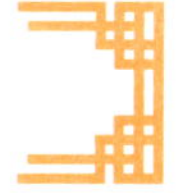

牙痛是发生于牙齿本身或其临近组织的疾病，如三叉神经痛等，主要症状为牙齿及牙龈红肿、疼痛，是由于孩子平时不注意口腔卫生，或吃了很多零食而导致的，在儿童当中非常普遍。家长要在平时督促孩子养成“早晚刷牙，饭后漱口”的好习惯，预防孩子出现牙痛症状。

取穴刮痧与刮拭流程

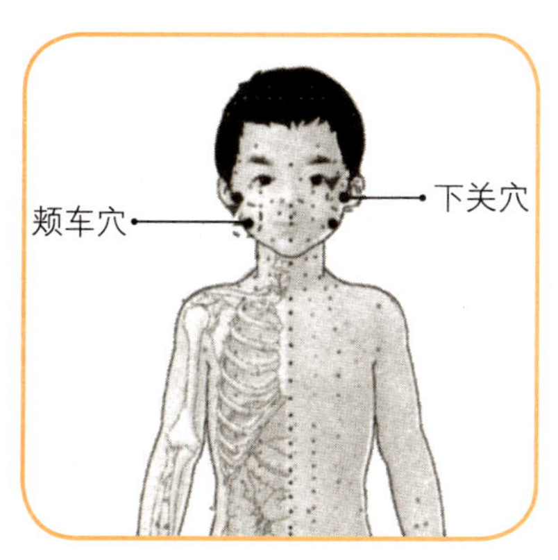

◆ 1 用平面按揉法按揉下关穴、颊车穴。

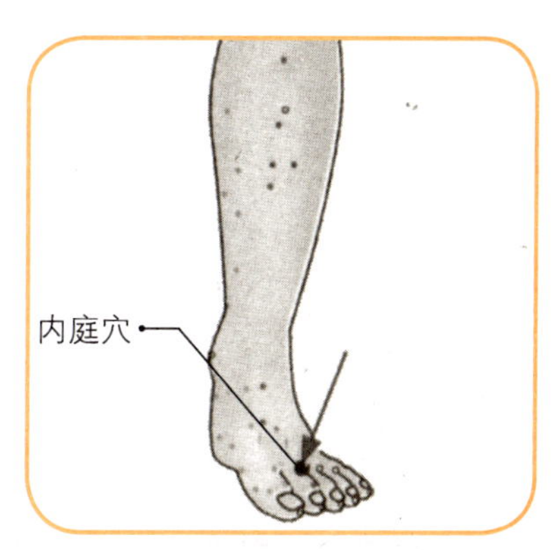

◆ 2 用垂直按揉法按揉内庭穴。

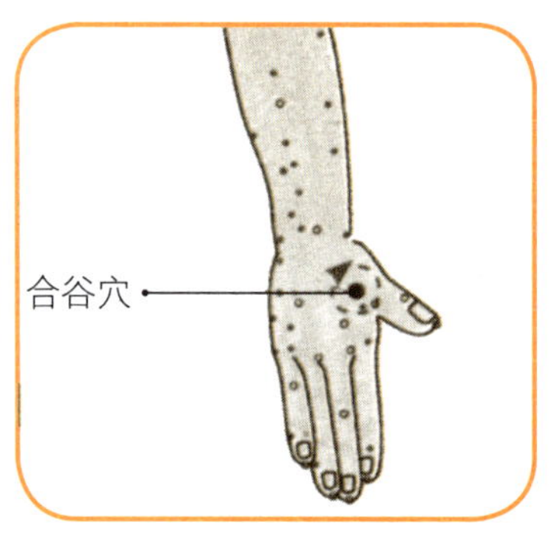

◆ 3 用平面按揉法按揉合谷穴。

父母刮痧

时间	运板	次数
10～15分钟	平面按揉法 垂直按揉法	20～30次

治疗牙痛的饮食配方

鸡蛋一枚，将蛋清倒入碗内，加白酒100毫升，搅成糊状，睡前服之。

取穴按摩与按摩步骤

精准取穴

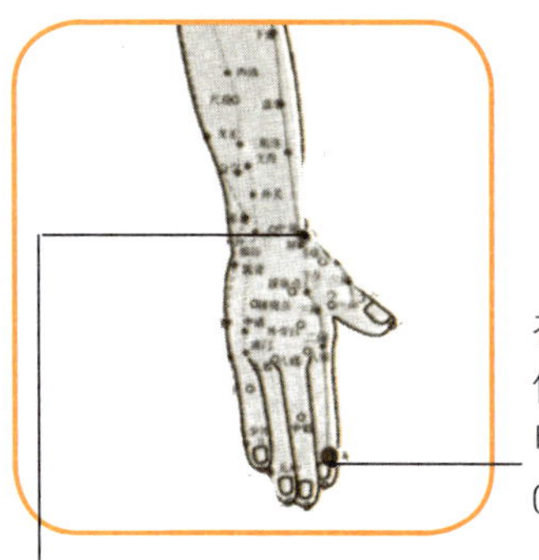

商阳穴在食指的桡侧，距离指甲角旁大约0.1寸处。

阳溪穴在手掌侧放，翘起拇指时，在手腕背侧，腕横纹两筋间凹陷中。

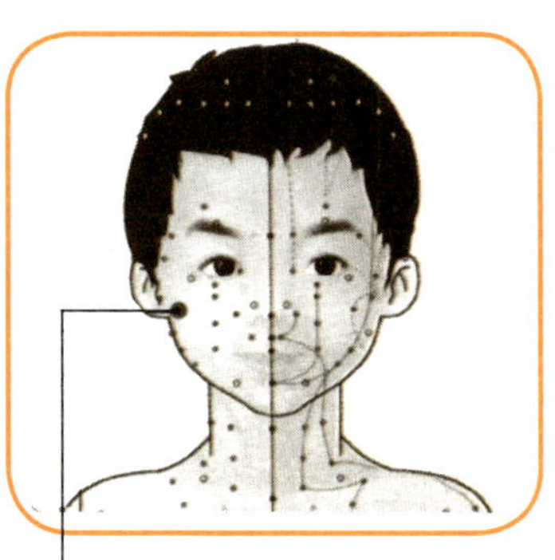

颧髎穴位于人体面部，颧骨尖处的下缘凹处，约与鼻翼下缘平齐。即当目眦直下，颧骨下缘凹陷处。

按摩步骤

1

按摩穴位：商阳
按摩手法：拇指压法
按摩时间：1～3分钟
按摩力度：轻

2

按摩穴位：阳溪
按摩手法：拇指压法
按摩时间：1～3分钟
按摩力度：重

3

按摩穴位：颧髎
按摩手法：拇指压法
按摩时间：1～3分钟
按摩力度：适度

饮食宜忌

忌食：酸性食品、冷饮、辛辣、油腻食品。

多食：南瓜、西瓜、绿豆、萝卜。

角膜炎

为眼睛寻找最健康的保护伞

角膜炎是因角膜外伤，细菌及病毒侵入角膜引起的炎症，主要症状为患儿的眼睛有异物感、刺痛甚至烧灼感。球结膜表面混合性充血，伴有怕光、流泪、视力障碍和分泌物增加等症状，角膜表面浸润有溃疡形成。

取穴刮痧与刮拭流程

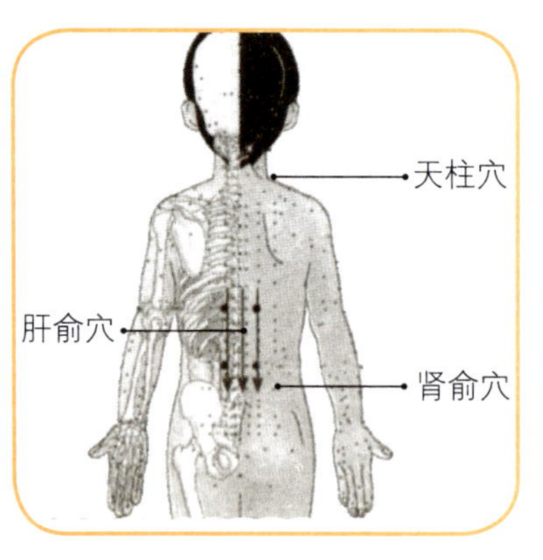

◆ 1 用面刮法刮拭后脑部的天柱穴；用面刮法刮拭脊背部的肝俞穴、肾俞穴。

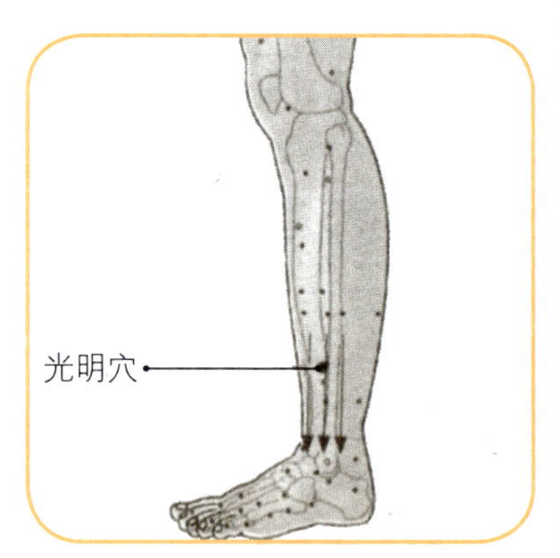

◆ 2 用面刮法刮拭小腿外侧的光明穴。

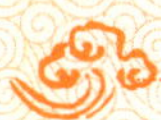

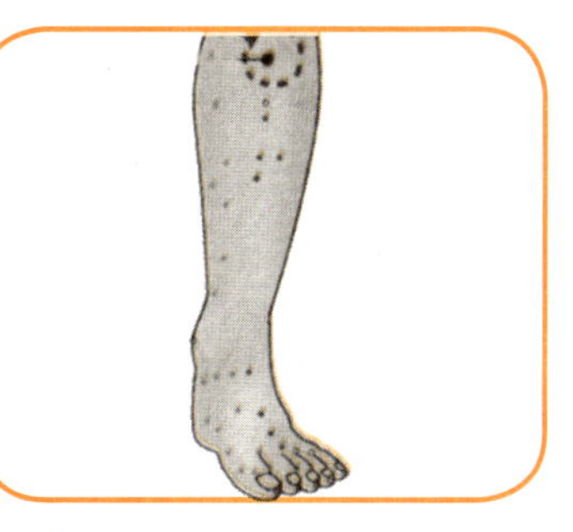

◆ 3 用平面按揉法按揉小腿正前方的足三里穴。

父母刮痧

时间	运板	次数
10～15分钟	面刮法 平面按揉法	20～30次

饮食宜忌

忌食： 辛辣食品、韭菜、荠菜、海鲜。

多食： 胡萝卜、南瓜、西红柿、枣、瘦肉、动物肝脏、大豆。

取穴按摩与按摩步骤

精准取穴

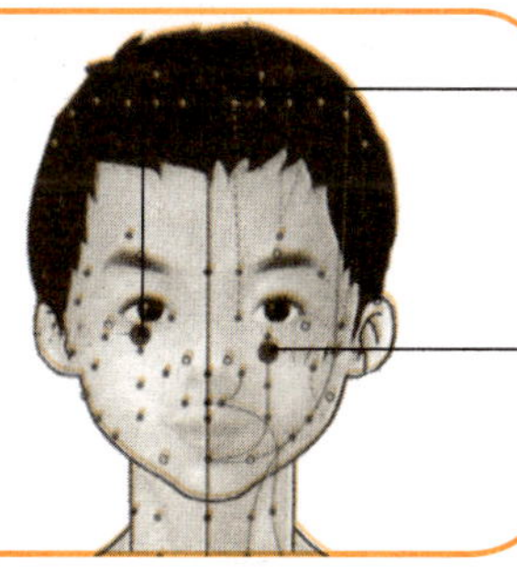

承泣穴位于面部，瞳孔直下，当眼球与眶下缘之间。

四白穴位于人体面部，瞳孔直下，眼眶下凹陷处。

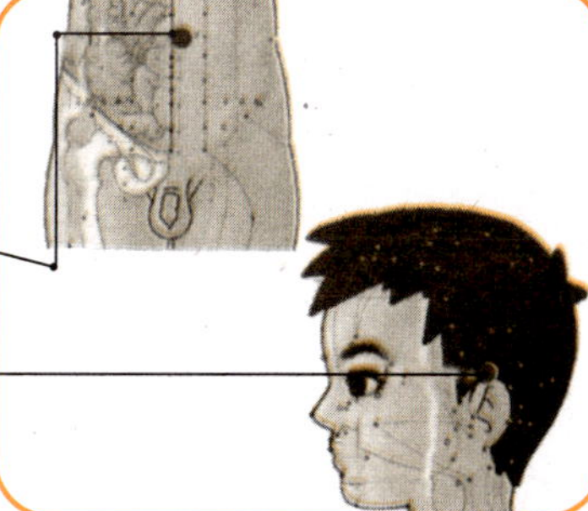

肓俞穴在人体腹中部，当脐中旁开0.5寸处。

角孙穴在人体的头部，折耳廓向前，当耳尖直上入发际处。

按摩步骤

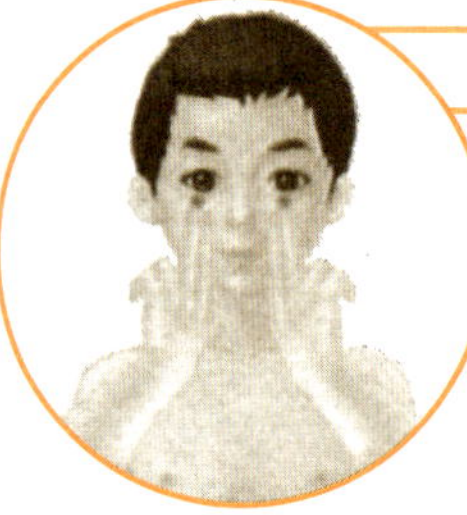

1

按摩穴位：承泣
按摩手法：中指压法
按摩时间：1～3分钟
按摩力度：轻

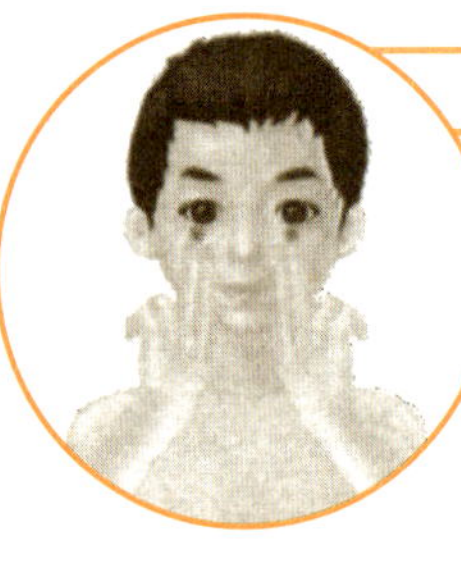

2

按摩穴位：四白
按摩手法：中指压法
按摩时间：1～3分钟
按摩力度：适度

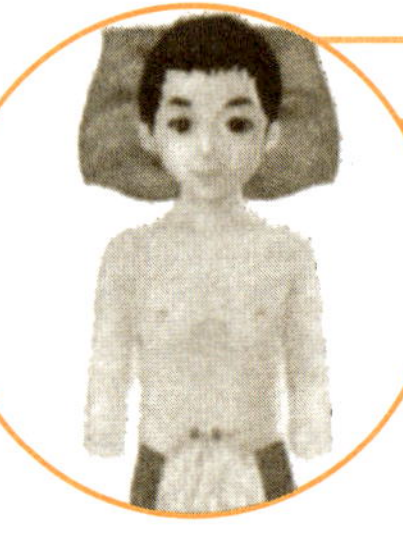

3

按摩穴位：肓俞
按摩手法：中指折压法
按摩时间：1～3分钟
按摩力度：重

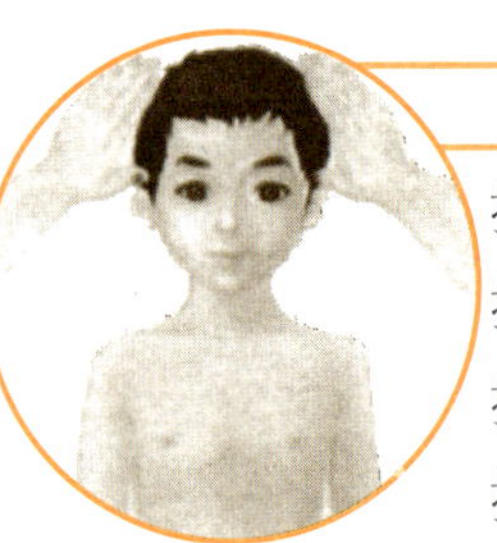

4

按摩穴位：角孙
按摩手法：拇指压法
按摩时间：1～3分钟
按摩力度：重

夜盲症

为孩子的黑夜寻找光明

夜盲症是一种眼病，是指在夜间或者光线昏暗的地方或环境下视物不清，主要是由于视网膜杆状细胞缺乏合成视紫红质的原料或杆状细胞本身的病变而导致的。根据发病来源的不同，可分为先天性疾病（因遗传的原因）、后天性疾病（因视神经萎缩、脉络膜视网膜炎等）和全身性疾病（因营养不良、肝脏疾病或消化道疾病等引起）三类。

取穴刮痧与刮拭流程

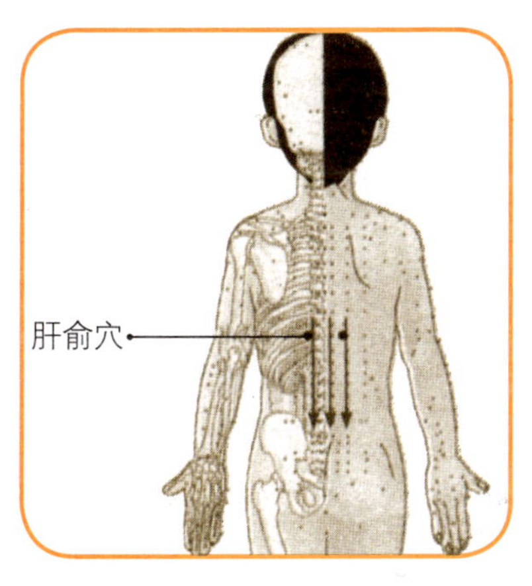

◆ 1 用面刮法刮拭脊背部的肝俞穴。

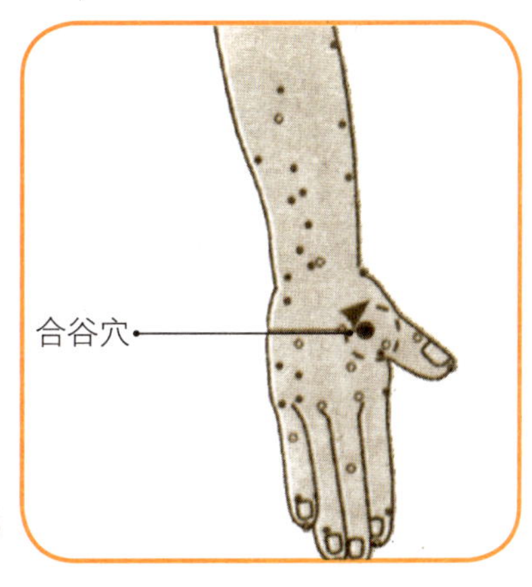

◆ 2 用平面按揉法按揉第一、二掌骨间的合谷穴。

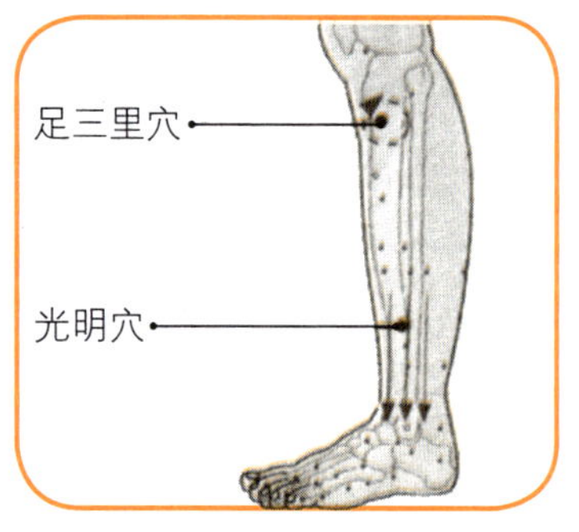

◆ 3 用平面按揉法按揉足三里穴；用面刮法刮拭小腿正前方的光明穴。

父母刮痧

时间	运板	次数
10～15分钟	面刮法 平面按揉法	20～30次

治疗夜盲症的饮食配方

羊肝丸：由夜明砂250克、当归120克、木贼200克、蝉蜕100克、羊肝500克组成，制成蜜丸。每次服10克，每日2次，适用于各种夜盲症。

取穴按摩与按摩步骤

精准取穴

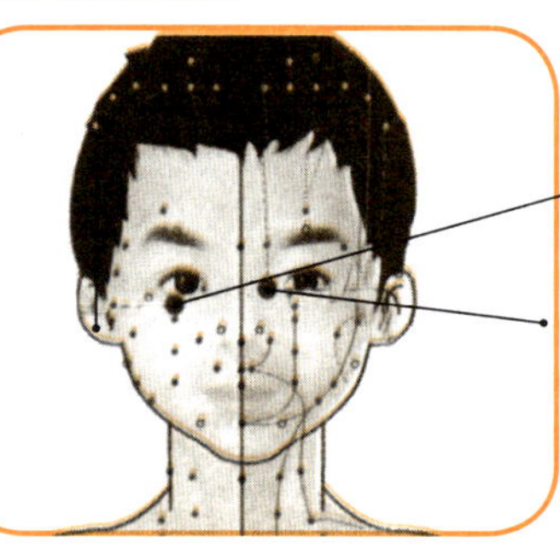

承泣穴位于面部，瞳孔直下，当眼球与眶下缘之间。

睛明穴在目内眼角外一分处，鼻梁旁的凹陷处。

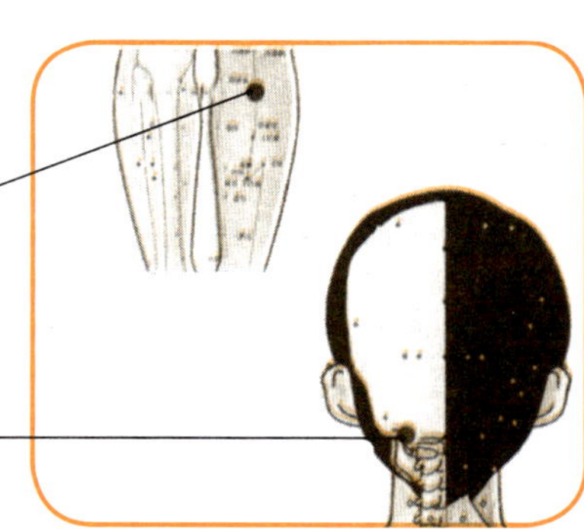

足三里穴位于小腿前外侧，当犊鼻穴下3寸，距胫骨前嵴一横指（中指）处。

风池穴位于人体的后颈部，后头骨下，两条大筋外缘陷窝中，大概与耳垂齐平。

按摩步骤

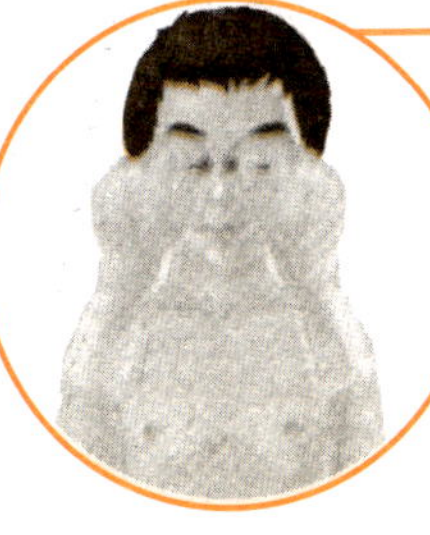

1

按摩穴位：睛明

按摩手法：拇指压法

按摩时间：1～3分钟

按摩力度：轻

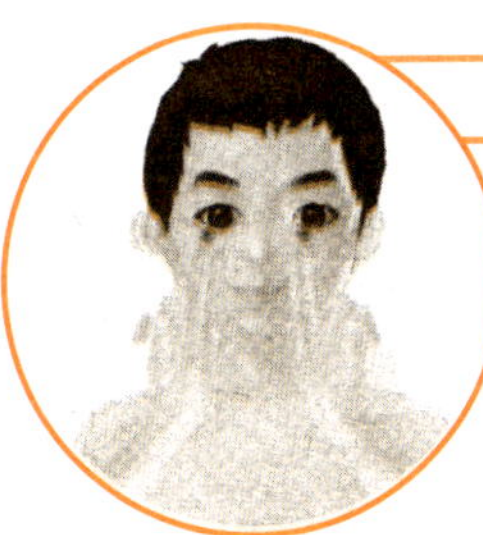

2

按摩穴位：承泣

按摩手法：中指压法

按摩时间：1～3分钟

按摩力度：轻

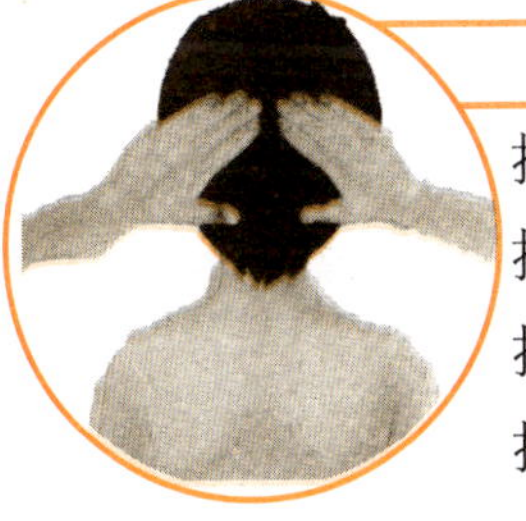

3

按摩穴位：风池

按摩手法：拇指压法

按摩时间：1～3分钟

按摩力度：重

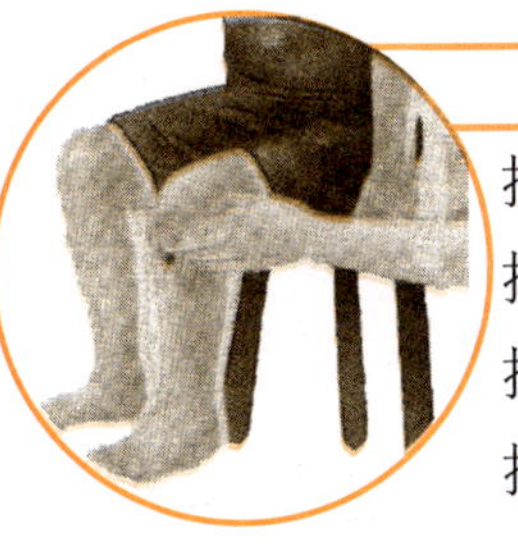

4

按摩穴位：足三里

按摩手法：中指折叠法

按摩时间：1～3分钟

按摩力度：重

咽喉炎

保护孩子的“咽喉要道”

咽喉炎是细菌引起的一种疾病，多发生在气候干燥的冬春两季，伴随鼻炎、扁桃体炎等疾病发生，主要症状为咽喉部干痒、灼热，刷牙时常引起的反射性恶心、呕吐，可分为急性和慢性两种。急性咽喉炎多由细菌病毒所致，一旦治疗不及时，就容易转为慢性咽喉炎。

取穴刮痧与刮拭流程

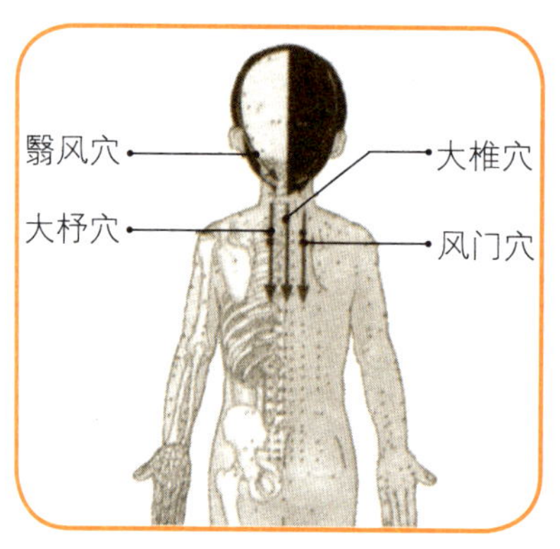

◆ 1 用单角刮法刮拭耳后翳风穴；用面刮法刮拭脊背部大椎穴、大杼穴和风门穴。

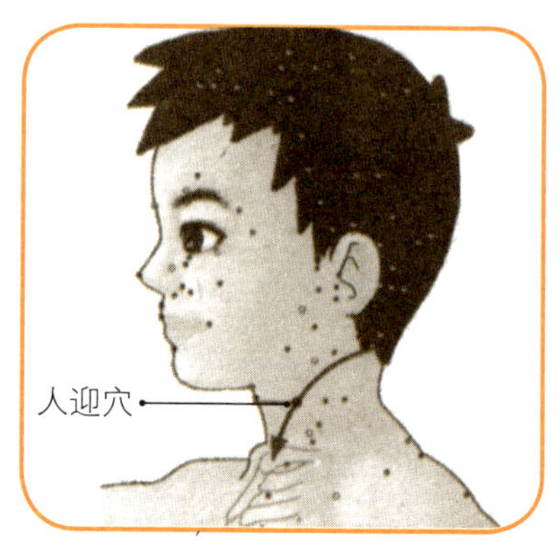

◆ 2 用面刮法刮拭前颈部外侧的人迎穴。

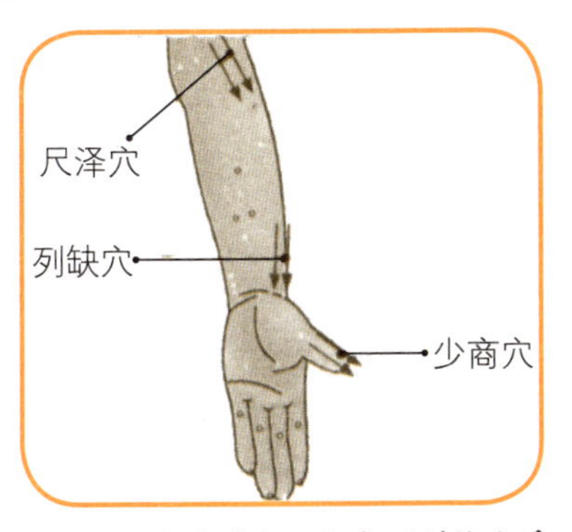

◆ 3 用面刮法从上向下刮拭小手臂阴面的尺泽穴、列缺穴和少商穴。

父母刮痧

时间	运板	次数
10～15分钟	单角刮法 面刮法	20～30次

治疗咽喉炎的饮食配方

梨汁：大梨2～3个，去皮切碎，捣取汁，加适量开水调和，分次徐徐吞咽。

取穴按摩与按摩步骤

精准取穴

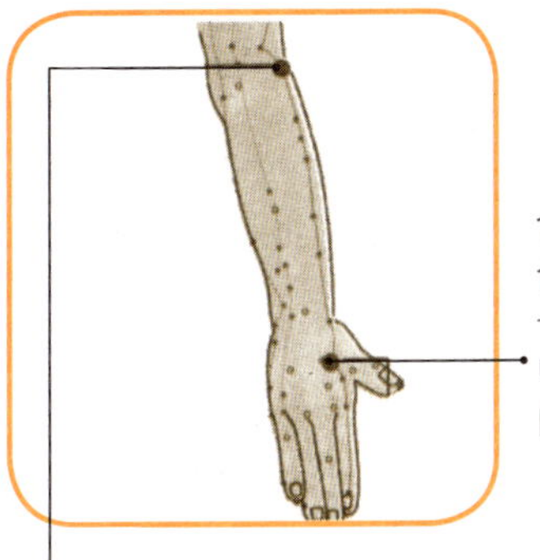

屈肘成直角时，曲池穴在肘弯横纹尽头筋骨间凹陷处。

当拇指和食指伸张时，合谷穴在第一、二掌骨的中点，稍微偏向食指处。

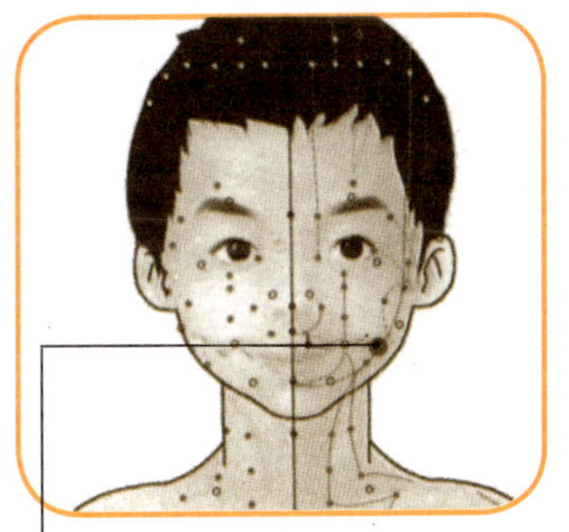

颊车穴位于下颌角前上方大约一横指处，按之凹陷处（大约在耳下1寸左右），用力咬牙时，咬肌隆起的地方。

按摩步骤

1

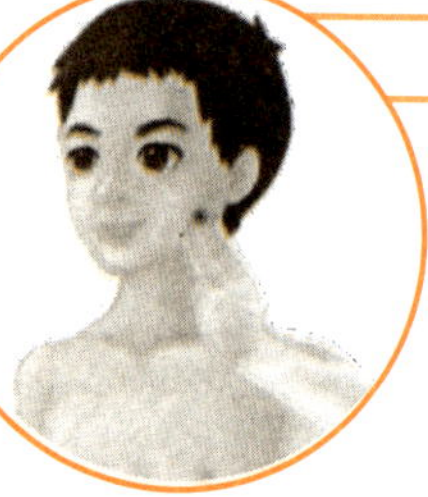

按摩穴位：颊车
按摩手法：中指折叠法
按摩时间：1～3分钟
按摩力度：适度

2

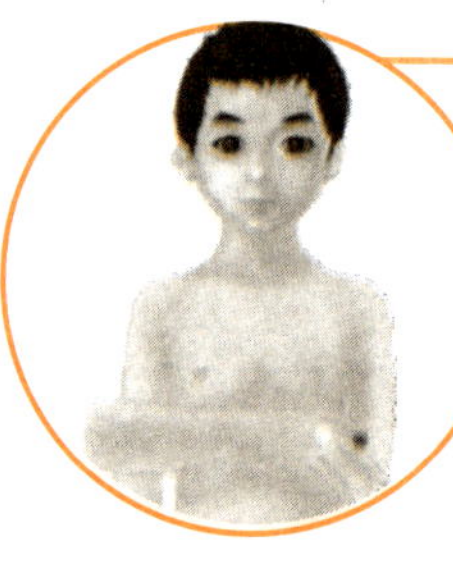

按摩穴位：曲池
按摩手法：拇指压法
按摩时间：1～3分钟
按摩力度：适度

3

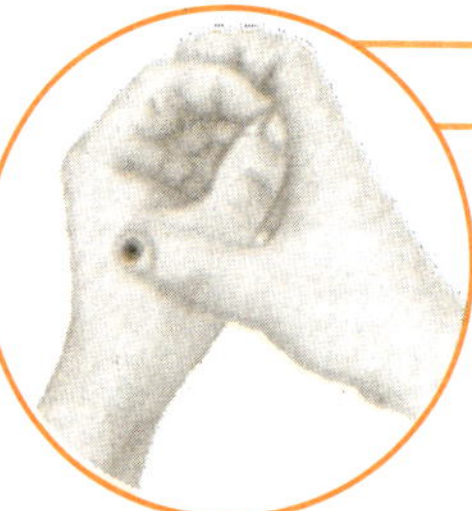

按摩穴位：合谷
按摩手法：拇指压法
按摩时间：1～3分钟
按摩力度：重

饮食宜忌

忌食：姜、花椒、芥末、大蒜等辛辣之物。

宜食：橘子、菠萝、甘蔗、鸭梨、苹果。

眼疲劳

让孩子的眼睛拥有一汪活水

眼疲劳是一种眼科常见病，主要症状表现为眼干、眼涩、眼酸胀，视物模糊甚至视力下降，直接影响着孩子的学习与生活。平时如果孩子看电脑、看书或看电视很长时间之后，就会有眼疲劳的现象。这种情况一旦严重，就会引发一系列的眼部疾病，因此家长应当给予高度重视。

取穴刮痧与刮拭流程

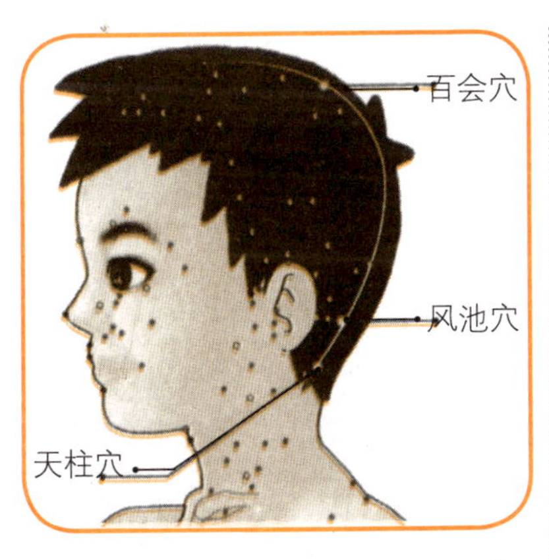

◆ 1　用角刮法刮拭全头，重点刮拭百会穴；用面刮法刮拭风池穴、天柱穴。

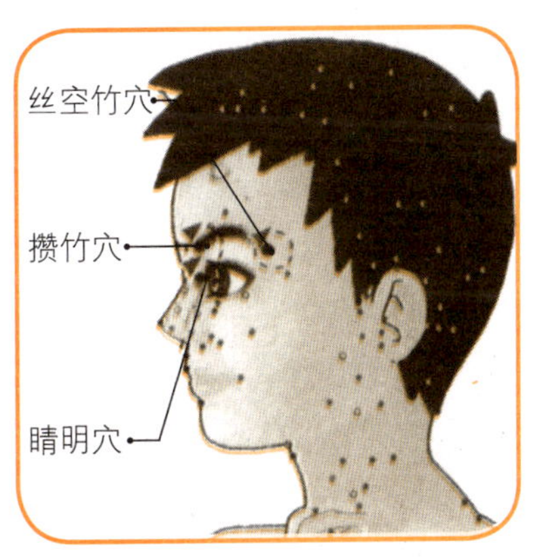

◆ 2　用平面按揉法按揉眼睛四周的攒竹穴、丝空竹穴，用同样方法按揉睛明穴。

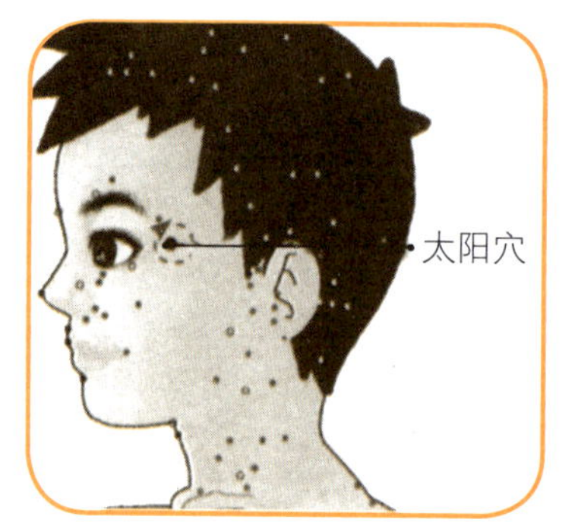

◆ 3 用平面按揉法按揉太阳穴。

父母刮痧

时间	运板	次数
10～15分钟	面刮法 角刮法 平面按揉法 垂直按揉法	20～30次

治疗眼疲劳的饮食配方

玉米仁粥：玉米仁30克，将玉米仁捣碎，煮为粥。空腹食用，具有明目功效。

取穴按摩与按摩步骤

精准取穴

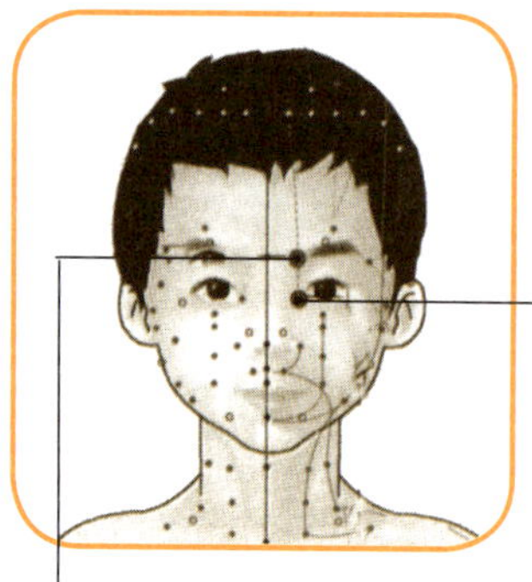

睛明穴在目内眼角外一分处，鼻梁旁的凹陷处。

攒竹穴在面部眉头内端凹陷中，眶上切迹。

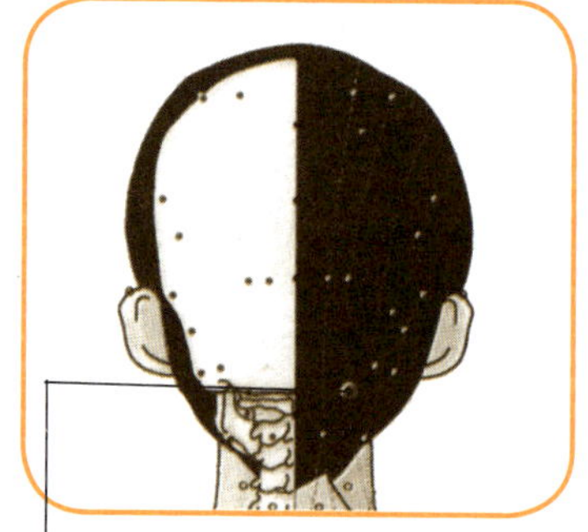

风池穴位于人体的后颈部，后头骨下，两条大筋外缘陷窝中，大概与耳垂齐平。

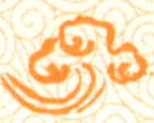

按摩步骤

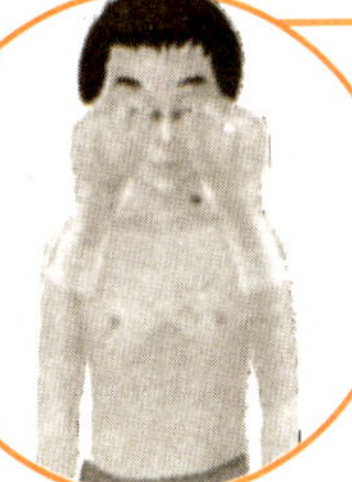

1

按摩穴位：睛明
按摩手法：拇指压法
按摩时间：1～3分钟
按摩力度：轻

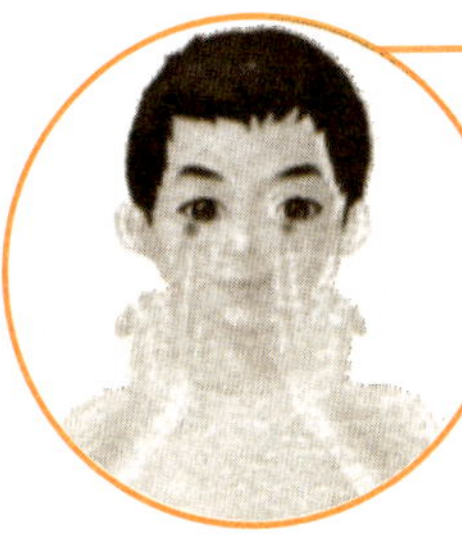

2

按摩穴位：攒竹
按摩手法：中指折叠法
按摩时间：1～3分钟
按摩力度：适度

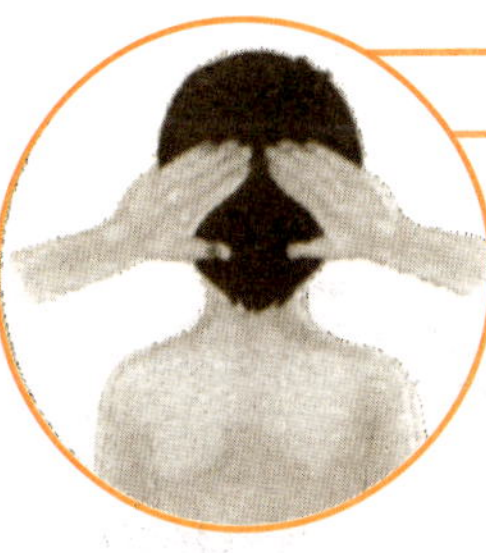

3

按摩穴位：风池
按摩手法：拇指压法
按摩时间：1～3分钟
按摩力度：重

饮食宜忌

忌食： 大蒜、巧克力。

多食： 动物肝脏、奶油、鸡蛋黄、菠菜、胡萝卜、香菜。

扁桃体炎

保持孩子的喉咙湿润，不肿痛

小儿扁桃体炎是一种儿童多发病、常见病，是由于风热外侵，肺经有热及邪热传里，肺胃热盛搏结于喉而至，主要症状为喉核红肿疼痛，状如蚕蛾，表面或有黄白色脓样分泌物，多发生于春秋两季。孩子若是遇到受凉、潮湿、过度劳累、有害气体刺激以及上呼吸道有慢性病等因素就容易引起扁桃体炎，家长要特别注意。

取穴刮痧与刮拭流程

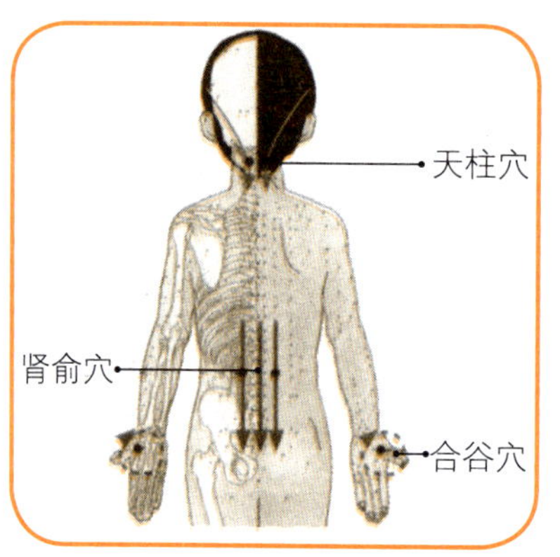

◆ 1 用角刮法刮拭后颈部的天柱穴；用面刮法刮拭腰部的肾俞穴一带；用平面按揉法按揉合谷穴。

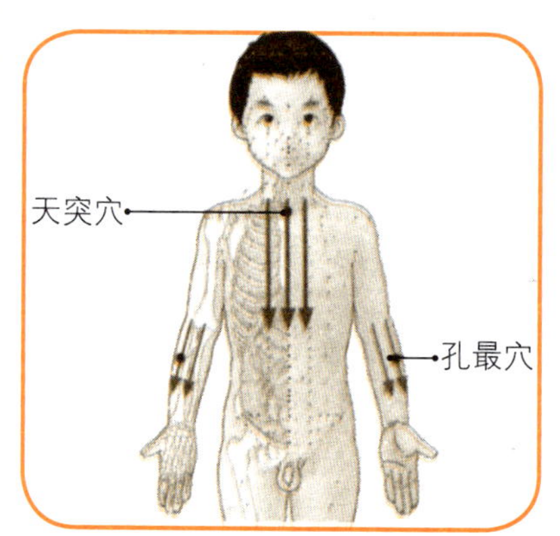

◆ 2 用面刮法刮拭小手臂的孔最穴和前胸的天突穴一带。

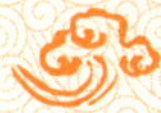

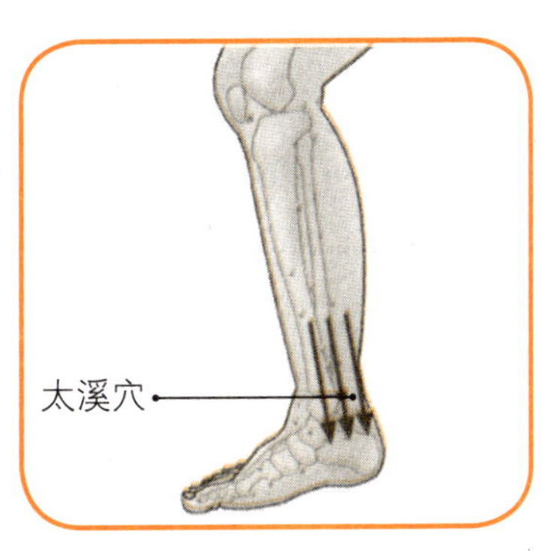

◆ 3 用角刮法刮拭太溪穴一带。

父母刮痧

时间	运板	次数
10～20分钟	角刮法 面刮法	20～30次

治疗扁桃体炎的饮食配方

无花果冰糖饮：无花果60克，入锅浓煎，加入适量白糖调味。每日一剂，早晚各一副，坚持3～7天即可。

取穴按摩与按摩步骤

精准取穴

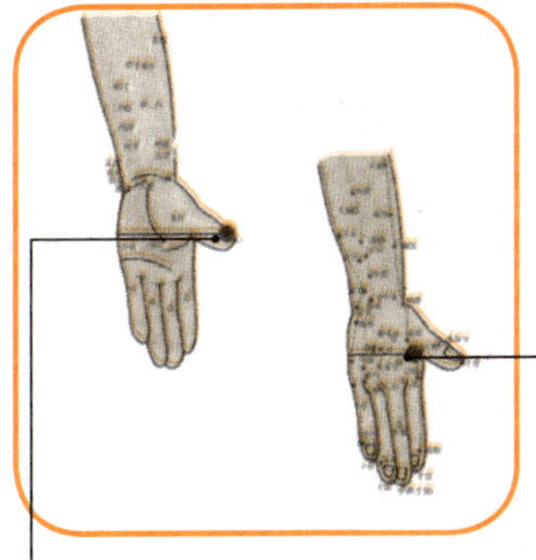

少商穴在拇指的桡侧，距离指甲角约1分处。

微微握拳，三间穴在食指的桡侧、第二掌骨小头后的凹陷处。

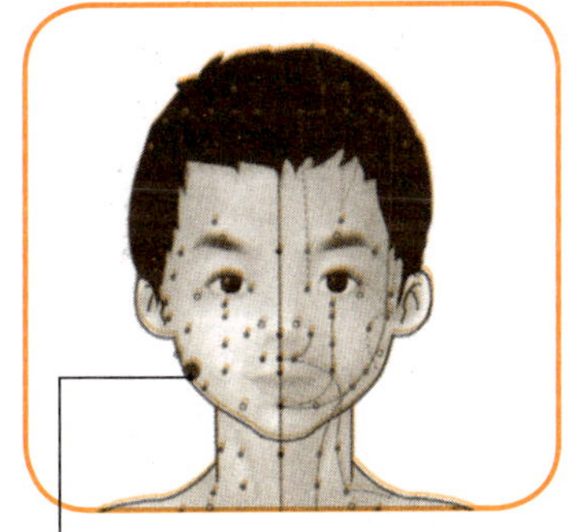

颊车穴位于下颌角前上方大约一横指处，按之凹陷处（大约在耳下1寸左右），用力咬牙时，咬肌隆起的地方。

按摩步骤

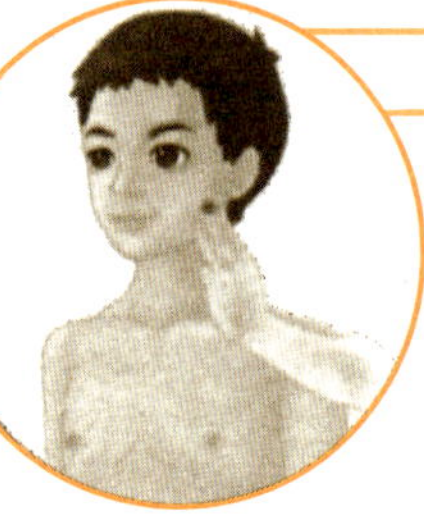

1

按摩穴位：颊车

按摩手法：中指折叠法

按摩时间：1～3分钟

按摩力度：适度

2

按摩穴位：少商

按摩手法：拇指压法

按摩时间：1～3分钟

按摩力度：轻

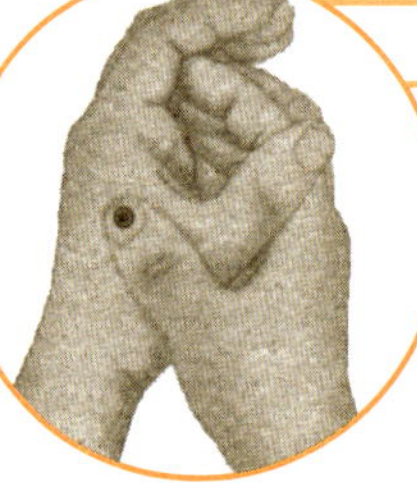

3

按摩穴位：三间

按摩手法：拇指压法

按摩时间：1～3分钟

按摩力度：轻

饮食宜忌

忌食：辛辣、油腻食品和冷饮。

宜食：牛奶、豆制品、鸡蛋、富含维生素C的水果。

目赤肿痛

不得“红眼病”，扑灭肝中火

目赤肿痛俗称“红眼”或“暴发火眼”，症状表现为眼睛红肿、迎风流泪，目涩、怕光，严重的可导致急性结膜炎、出血性结膜炎等急症。儿童活泼好动，手上经常沾上细菌，一揉眼睛，很容易感染引起目赤肿痛。另外，风热湿邪或肝胆火邪侵袭目窍，也容易引起此病。

取穴刮痧与刮拭流程

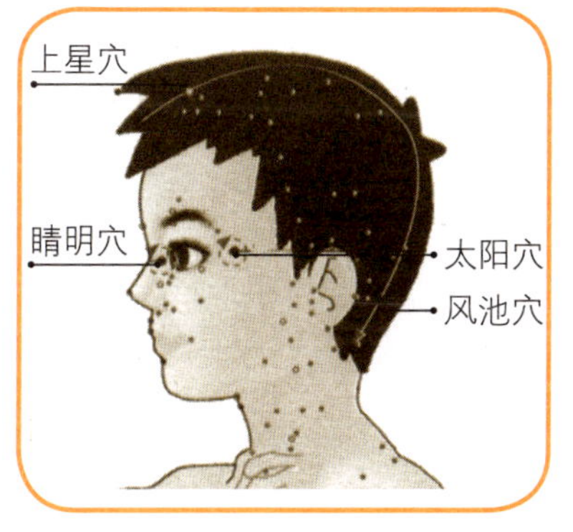

◆ 1 用面刮法刮拭上星穴，用平面按揉法按揉太阳穴和睛明穴；用单角刮法刮拭后发际风池穴。

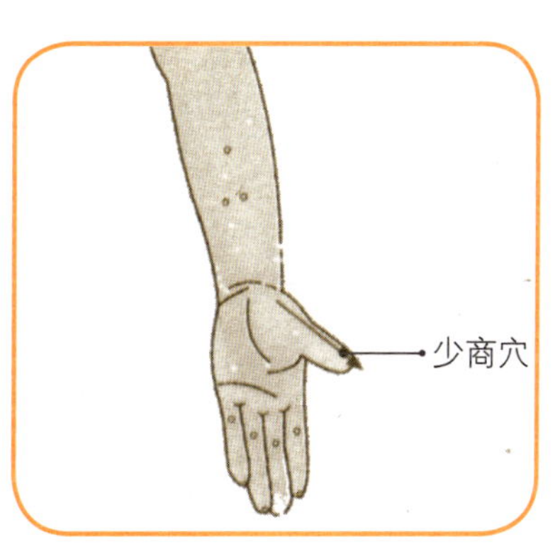

◆ 2 用面刮法刮拭大拇指侧的少商穴。

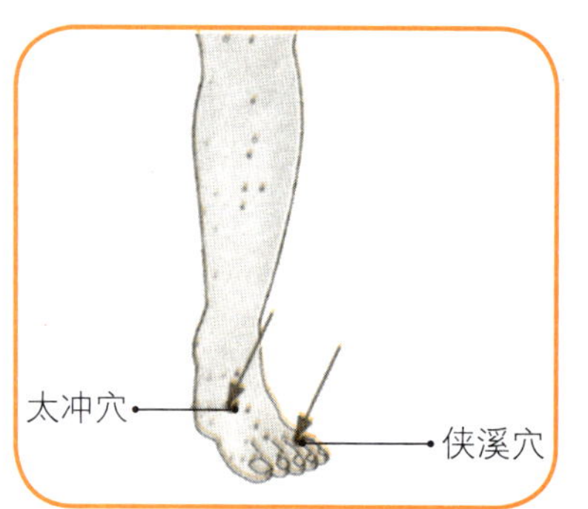

◆ 3 用垂直按揉法按揉侠溪穴和太冲穴。

父母刮痧

时间	运板	次数
10～15分钟	面刮法 垂直按揉法 单角刮法	20～30次

治疗目赤肿痛的饮食配方

明目茶：桑叶、菊花、谷精草、密蒙花各6克，泡茶饮用，有疏散风热、清肝明目之效，可用于风热目赤肿痛的患儿。

取穴按摩与按摩步骤

精准取穴

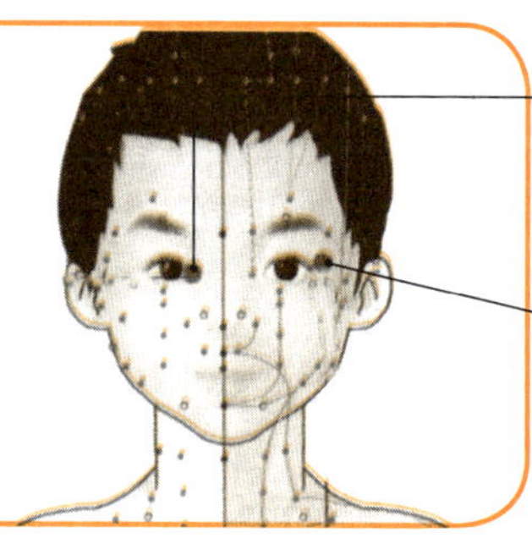

睛明穴在目内眼角外一分处，鼻梁旁的凹陷处。

太阳穴在颞部，当眉梢与目外眦之间，向后约1横指凹陷处。

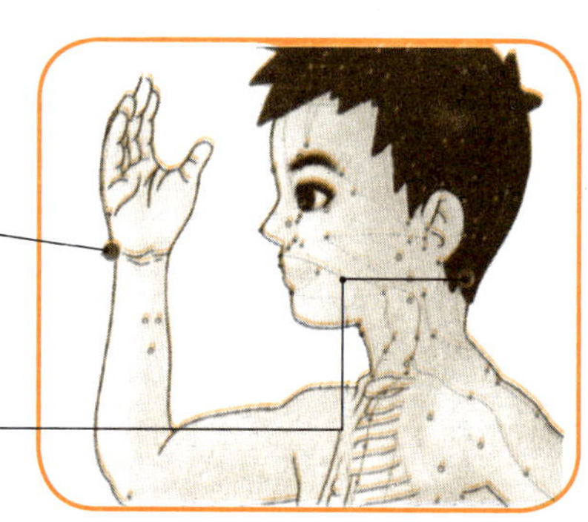

阳谷穴在人体的手腕尺侧，当尺骨茎突与三角骨之间的凹陷处。

天柱穴位于后头骨正下方凹陷处，就是脖颈处有一块突起的肌肉（斜方肌），此肌肉外侧凹处，后发际正中旁开约1.5厘米左右。

按摩步骤

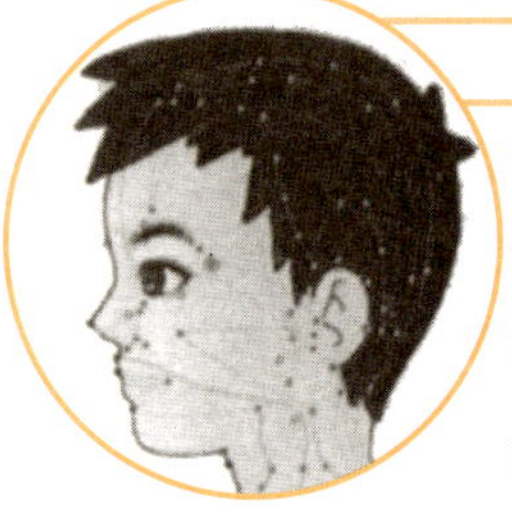

1

按摩穴位：太阳

按摩手法：拇指压法

按摩时间：1～3分钟

按摩力度：适度

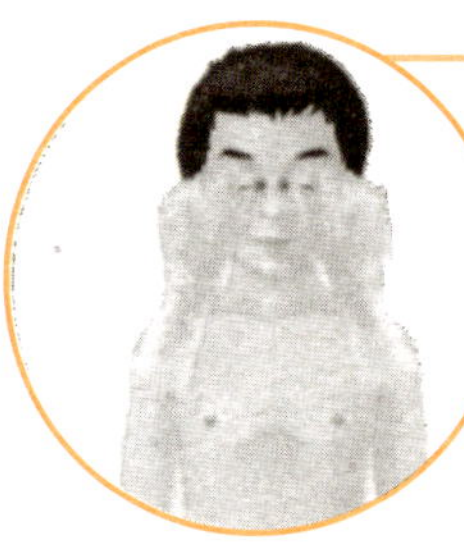

2

按摩穴位：睛明

按摩手法：拇指压法

按摩时间：1～3分钟

按摩力度：轻

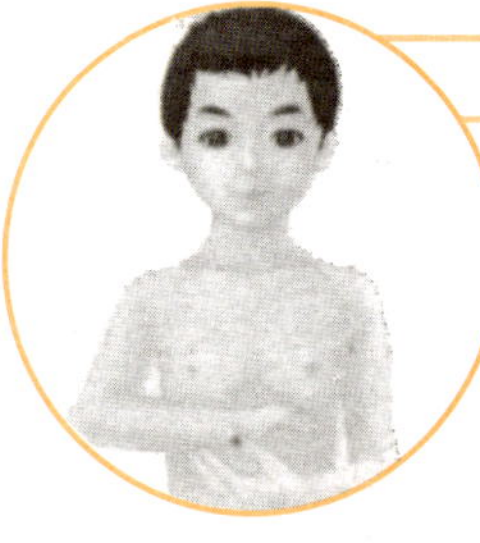

3

按摩穴位：阳谷

按摩手法：拇指压法

按摩时间：1～3分钟

按摩力度：适度

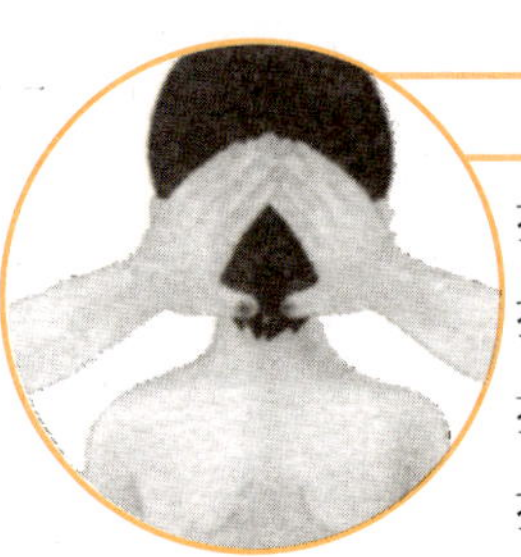

4

按摩穴位：天柱

按摩手法：拇指压法

按摩时间：1～3分钟

按摩力度：轻

视力模糊

还孩子一双明亮的眼睛

视力模糊往往是因为孩子学习或者看电视、打游戏时间过长，而引起的视力模糊的现象，这种情况应该尽快帮孩子治疗，否则时间一长就会导致孩子假性近视。

取穴刮痧与刮拭流程

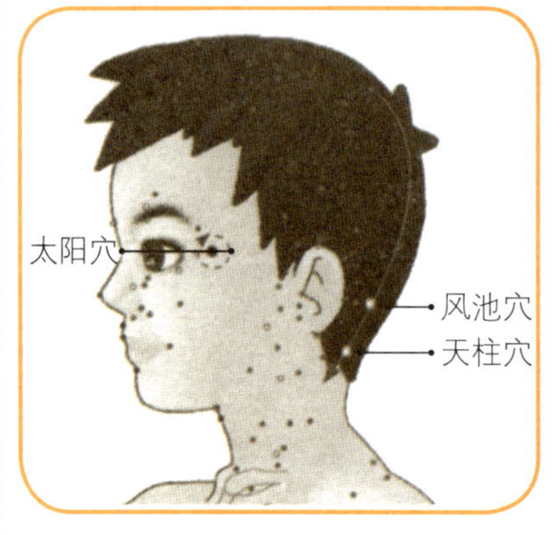

◆ 1 用平面按揉法按揉外眼角上方的太阳穴；用面刮法从上往下分段刮拭后脑部的风池穴、天柱穴。

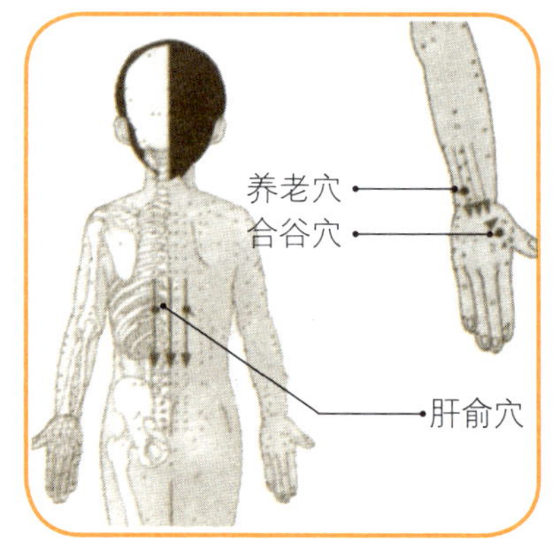

◆ 2 用面刮法刮拭脊背部的肝俞穴；用平面按揉法按揉小手臂阳面的合谷穴；用面刮法刮拭养老穴。

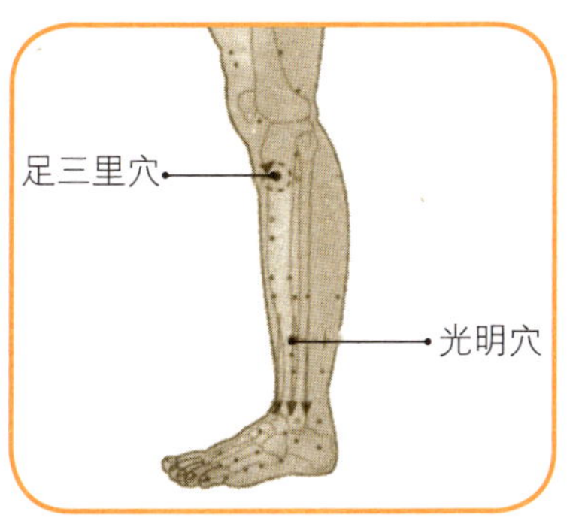

◆ 3 用平面按揉法按揉小腿正前方的足三里穴；用面刮法刮拭小腿外侧的光明穴。

父母刮痧

时间	运板	次数
10～15分钟	面刮法 平面按揉法	20～30次

预防视力模糊的注意事项

视力模糊往往是假性近视的前兆，父母要监督孩子科学用眼，不在光线昏暗或特别明亮的地方看书，不长时间看书或看电视，注意双眼的休息。同时注意孩子的坐姿，眼睛距离书本30公分，书本与桌面呈30～40° 角。另外，要保持充足的睡眠，尽量保持在8小时以上。

取穴按摩与按摩步骤

精准取穴

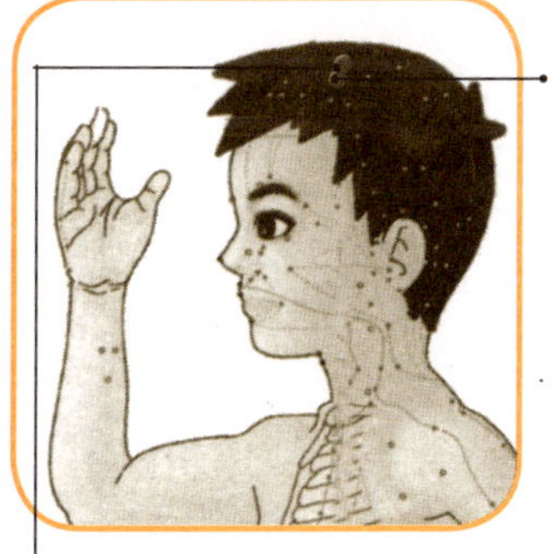

目窗穴在人体的头部，当前发际上1.5寸，瞳孔直上即是。

承光穴在人体头部，当前发际正中直上2.5寸，旁开1.5寸处。

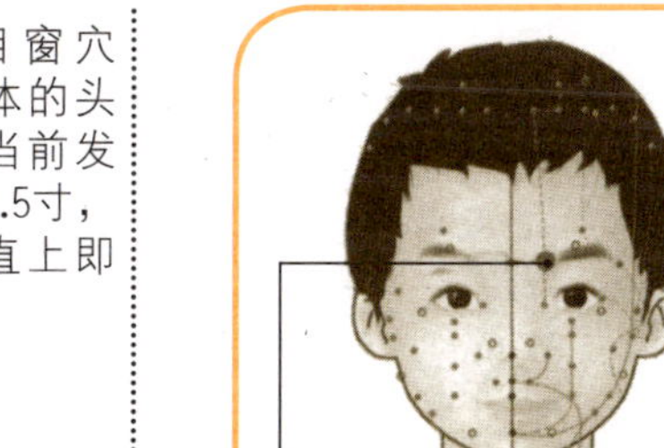

攒竹穴在面部眉头内端凹陷中，眶上切迹。

按摩步骤

1

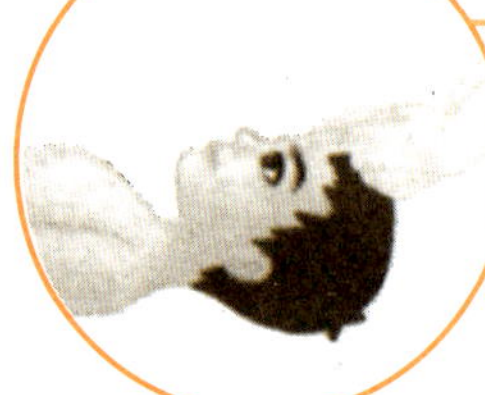

按摩穴位：攒竹

按摩手法：中指折叠法

按摩时间：1～3分钟

按摩力度：适度

2

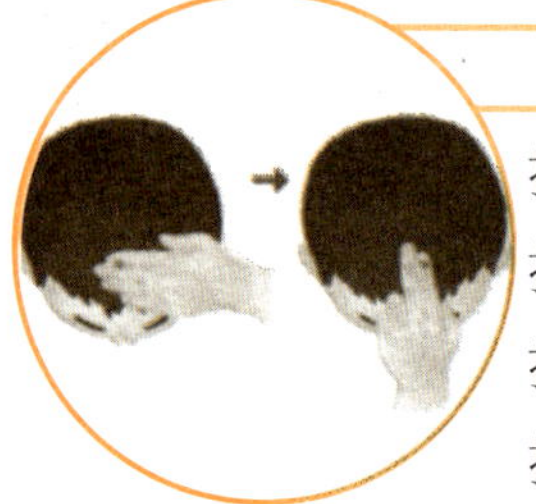

按摩穴位：承光

按摩手法：食指压法

按摩时间：1～3分钟

按摩力度：适度

3

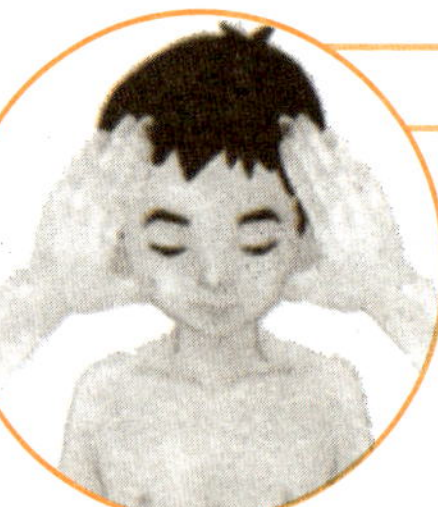

按摩穴位：目窗

按摩手法：二指压法

按摩时间：1～3分钟

按摩力度：轻

饮食宜忌

忌食：大蒜、生姜、辣椒。

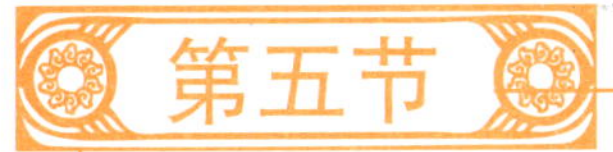

第五节 儿童日常经络保健大法

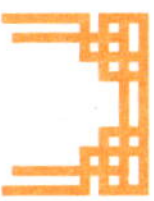

头部保健按摩法

揉面颊

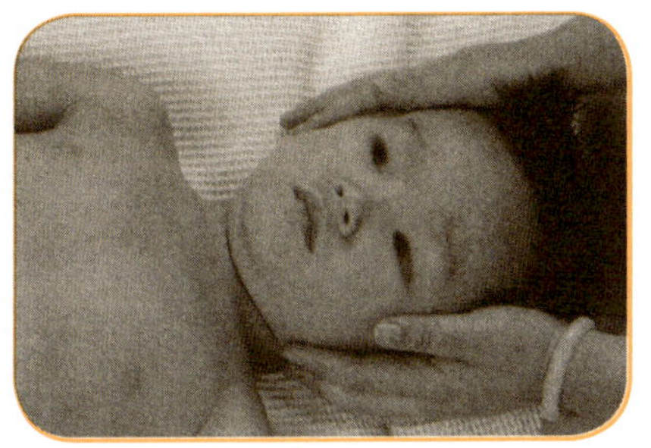

并指，用指腹轻揉孩子面颊。此法可以促进面部血液循环。

揉耳朵

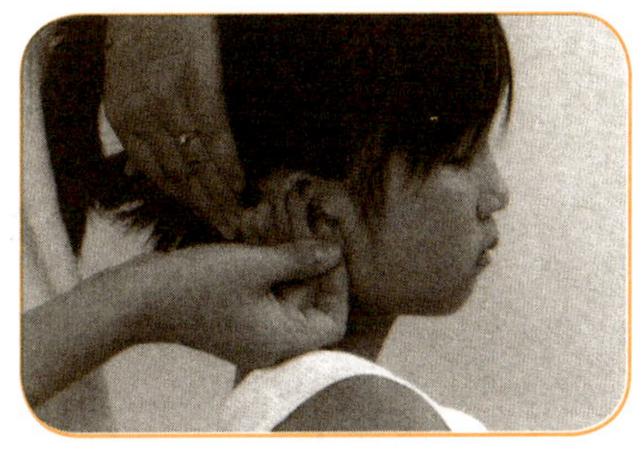

食指、中指与拇指配合，三个指头一起揉捏孩子耳廓，使其有胀热感。可起到全身保健的作用。

揉眼周

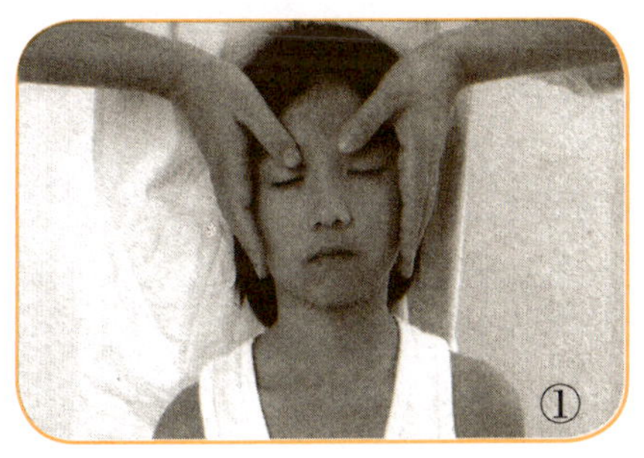

①

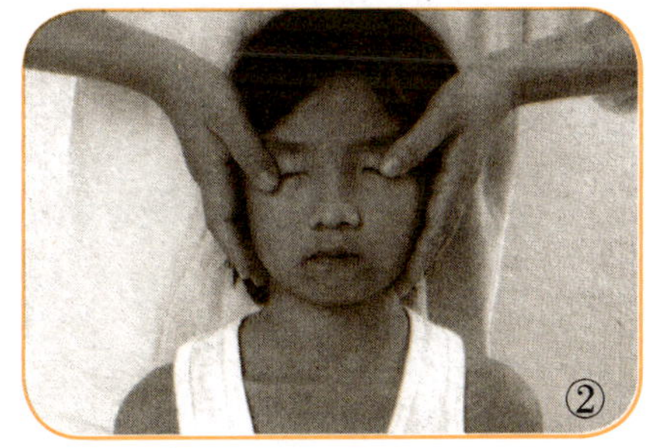

②

让孩子闭上眼，先以拇指在眼眶周围揉按（图①），再并起手指用指腹压在孩子眼球上轻轻揉动（图②），然后拇指和食指轻揉眼眶周围（图③）。可改善眼部供血，还可预防近视。

轻揉头部

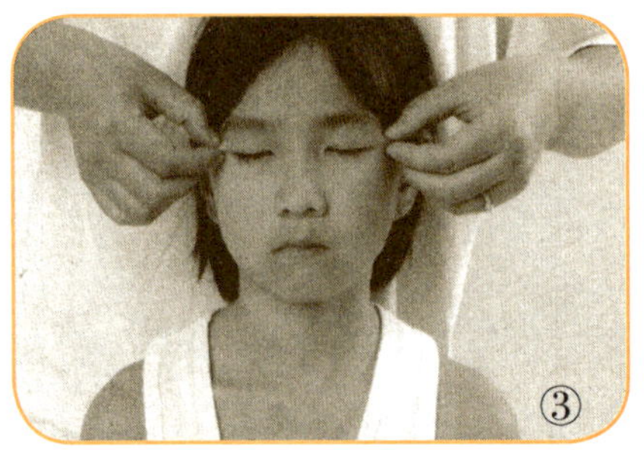

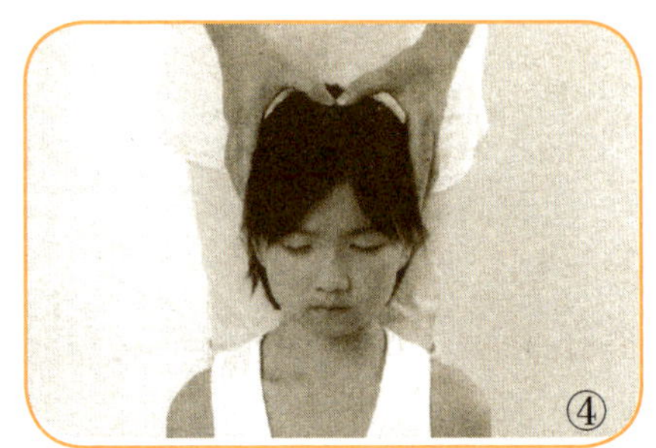

十指指腹着力紧贴头皮，带着发根揉动，不要发生摩擦。此法可促进脑部发育（图④）。

按百会穴

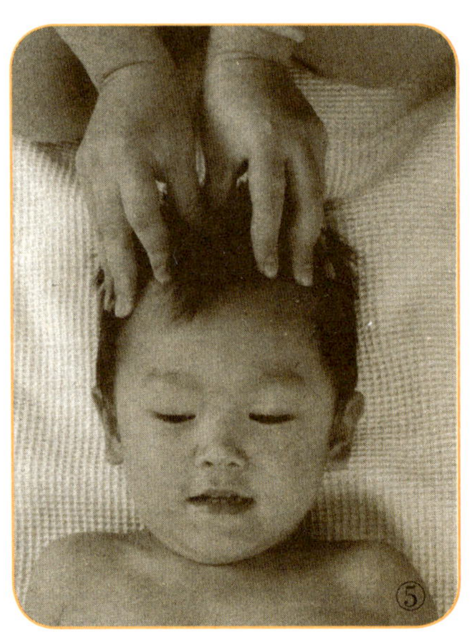

百会穴在孩子两耳尖连线与头部正中线交点处，按百会穴能促进身体各机能的平衡，可醒脑健脑（图⑤）。

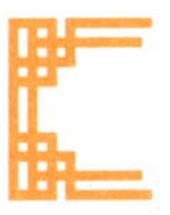

上肢保健按摩法

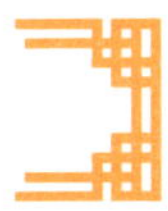

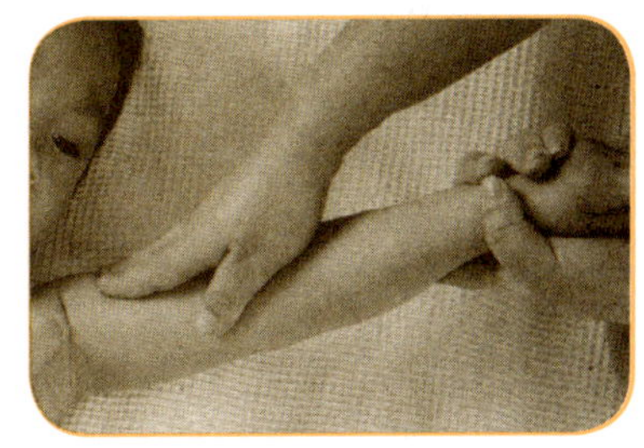

抚摩上肢时双手掌紧贴皮肤，不要发生跳动，可促进皮肤血液循环。

轻摩上肢

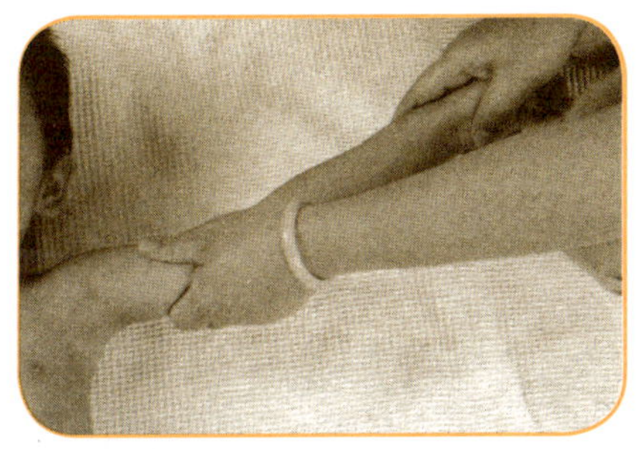

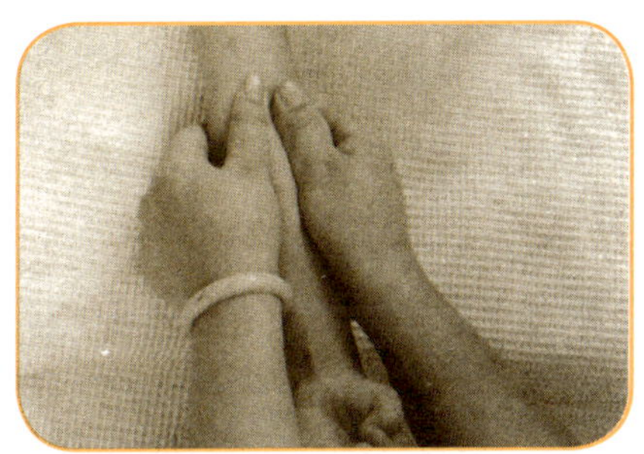

拿上肢时，手掌和指腹着力拿起肌肉，稍做停留后还原，可促进上肢各肌群生长。

指揉上肢

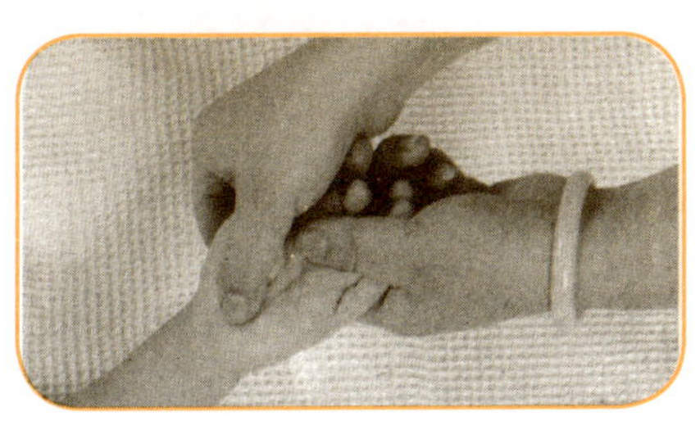

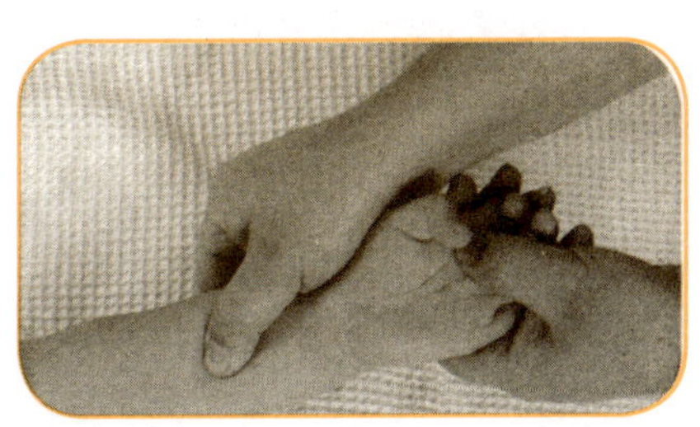

拇指指腹着力贴紧皮肤做顺时针或逆时针揉动，不要发生摩擦，可增强全身各脏腑机能。

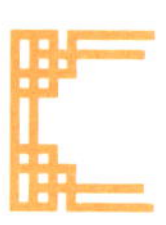

胸腹保健按摩法

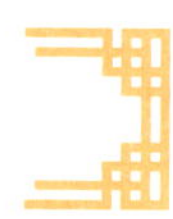

全掌摩揉胸腹部

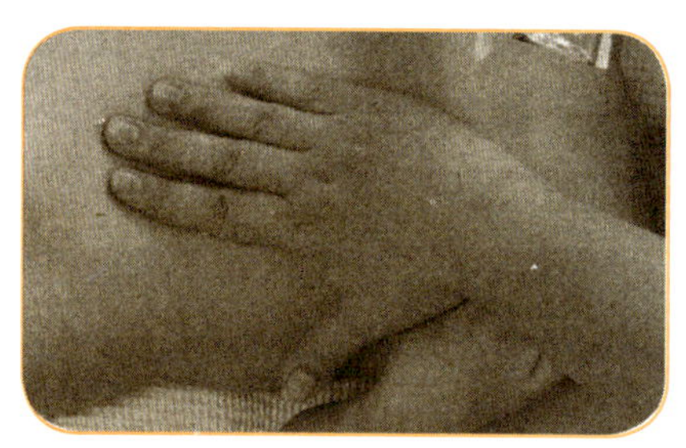

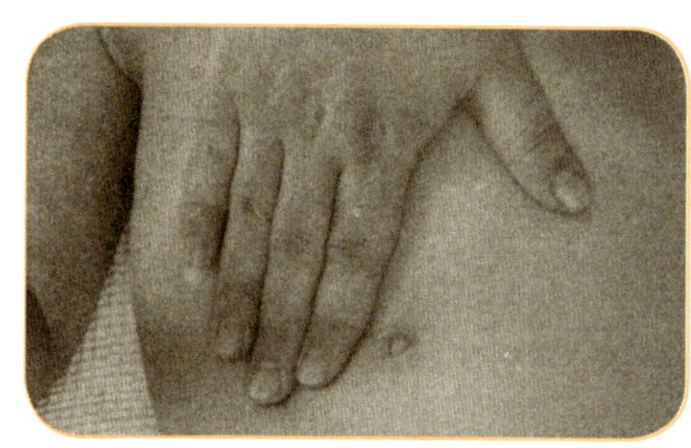

全掌摩揉孩子胸腹部时，着力要轻柔。在肋间可改为手指揉动。胸部重点揉胸骨，腹部重点揉肚脐周。轻摩胸腹可使内脏平和舒缓，轻揉则可以促进胸腹部肌肉的生长。

点按重要穴位

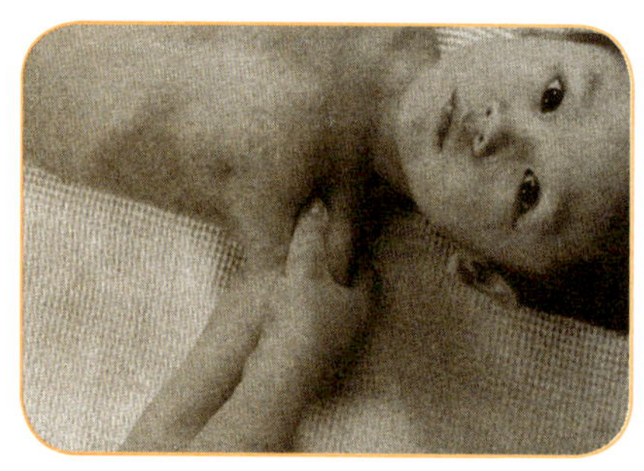

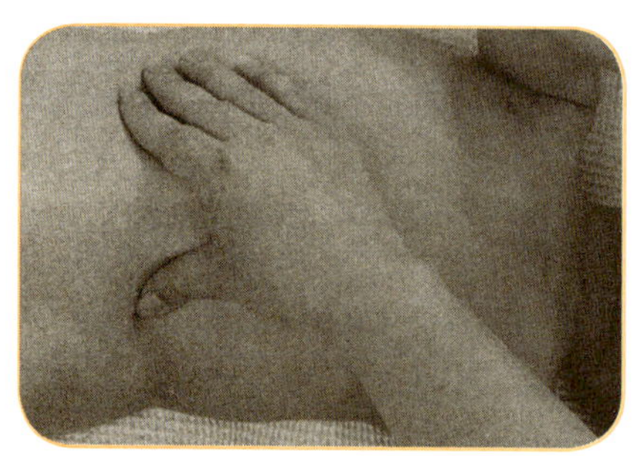

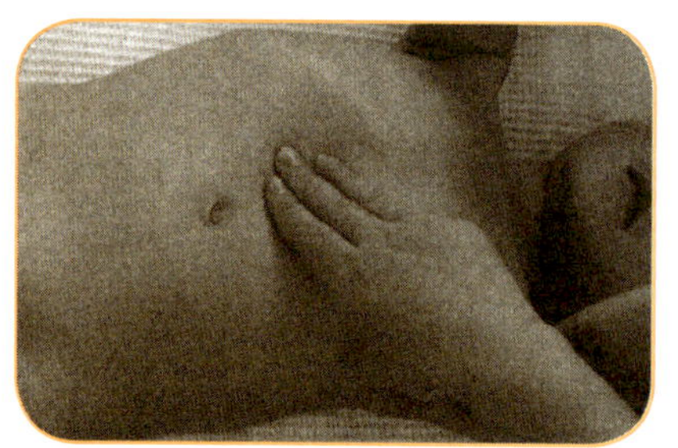

点按重要穴位时先以指端深按于穴位片刻，再以指腹揉动。可调节五脏六腑，舒筋活血，壮内强外。

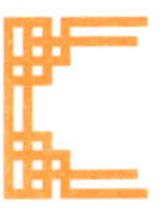

腰背保健按摩法

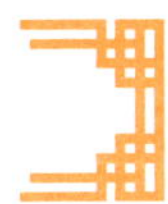

轻摩揉腰背部

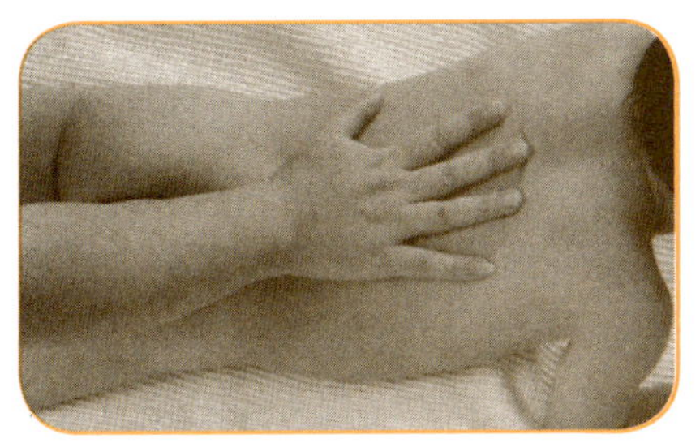

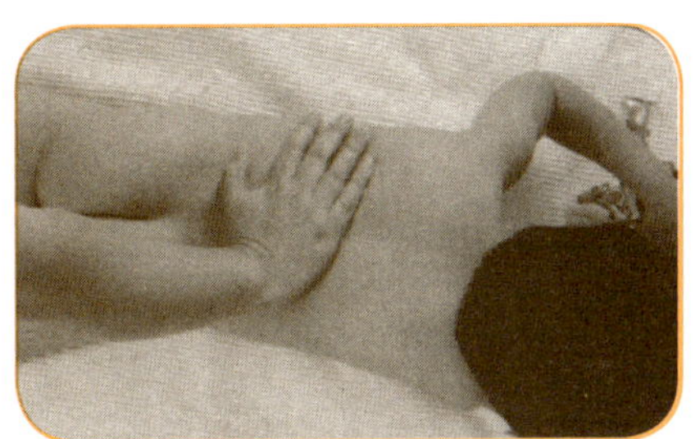

轻摩时全掌接触皮肤，尽量对整个腰背部进行抚摸；揉动时用掌根或大鱼际着力，重点揉脊柱两旁1.5寸处。

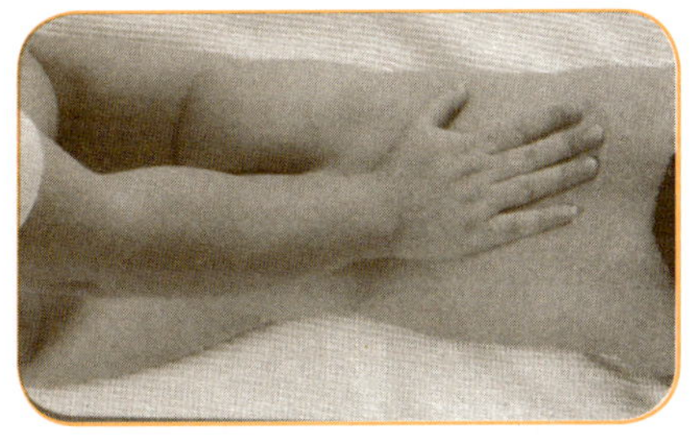

点按督脉

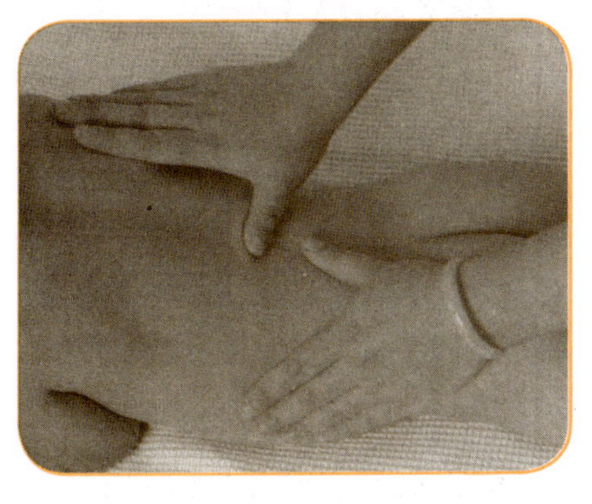

点按督脉时，拇指偏锋斜向上，稍用力，也可在点按的同时左右波动，但注意用力不要过大。点完后用全掌自上而下轻揉以放松，可激发阳气，提高抗病能力。

捏脊

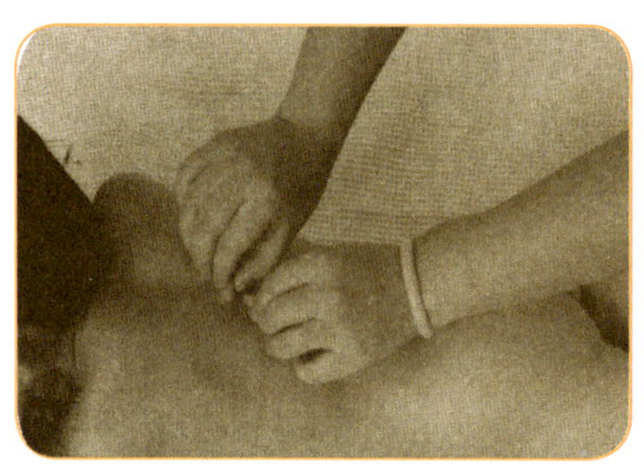
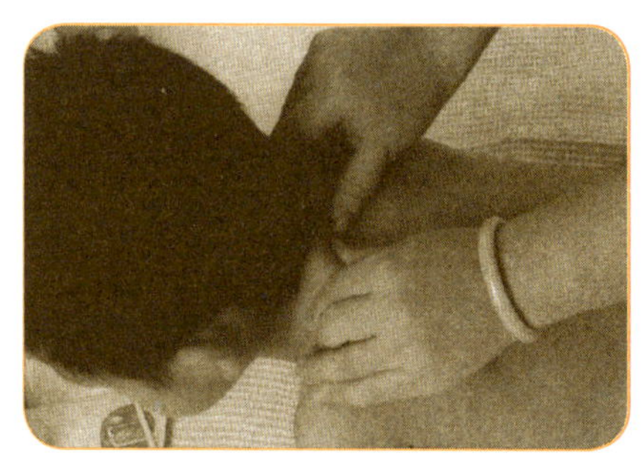

两手拇指和食指及中指拿起脊柱两侧的皮肤向上推动，推动时拇指在下，食指和中指在上，不停地捻动。每捻3次往上提拉1次，可调节五脏六腑，强壮脊椎。

合推腰背法

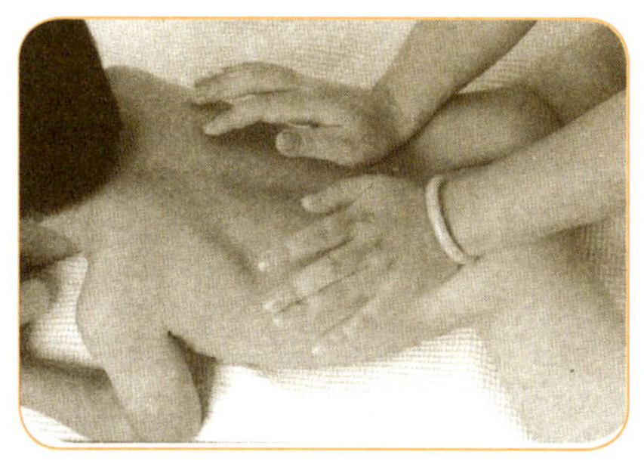
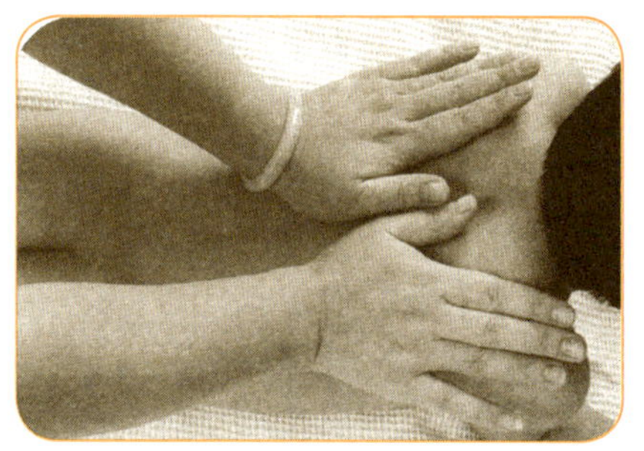

从腰骶往肩背方向，双掌根着力向下向内推动脊柱旁肌肉，停留片刻后再做揉动，可以强壮脊柱两旁肌肉，促进脊柱生长。

腰背部叩打

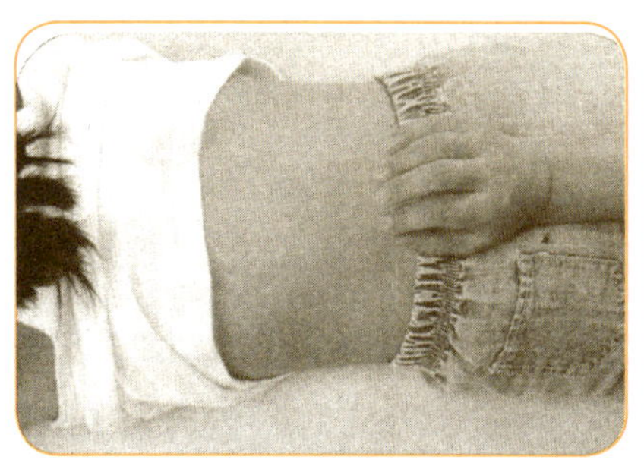

利用手腕摆动，十指指腹着力叩打腰背部，叩打时要有弹性。也可用侧掌叩法，背部着力大于腰部，可激发内脏之气，通筋活络。

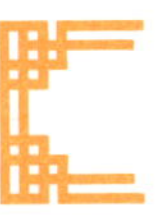

下肢保健按摩法

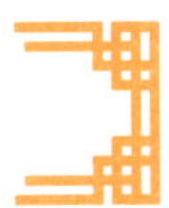

轻拿大小腿

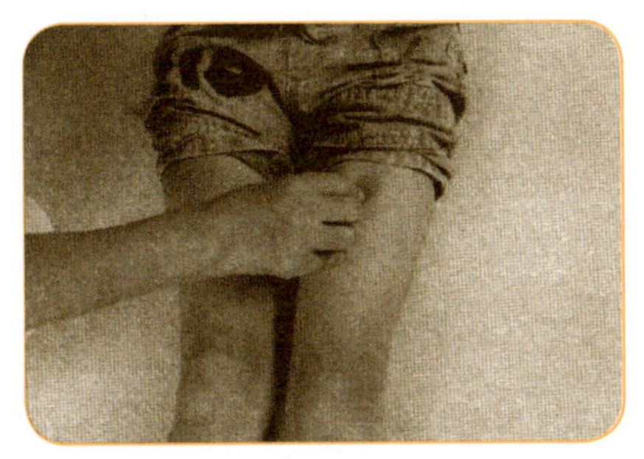

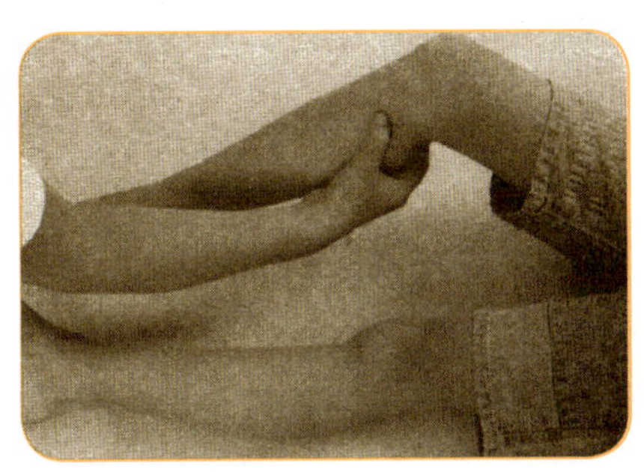

手掌和指腹着力拿起肌肉，不要滑脱，先拿大腿再拿小腿，拿起肌肉时做轻度揉动。可促进生长发育，消除疲劳。

活动膝髋关节

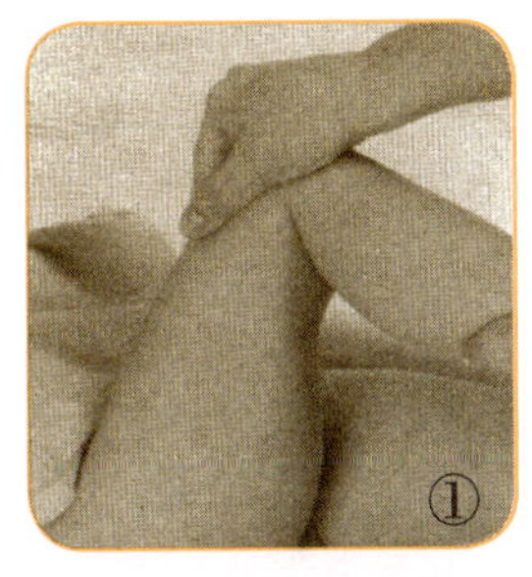
①

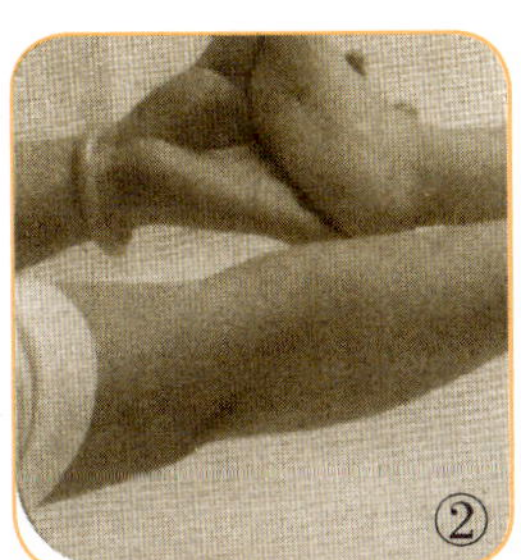
②

膝部活动以屈伸为主（图①、图②），髋部以旋转为主，整个动作要求缓慢，幅度由小到大，能促进关节发育（图③、图④）。

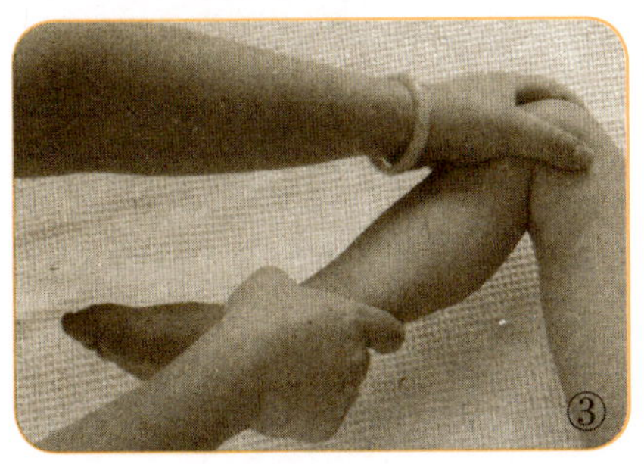
③

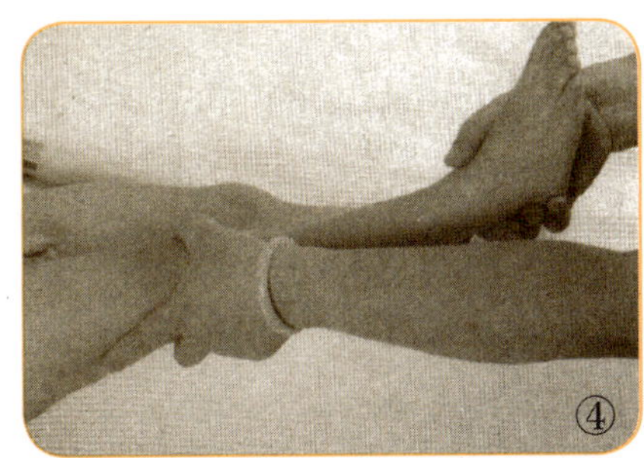
④

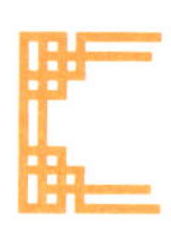

长牙不适按摩法

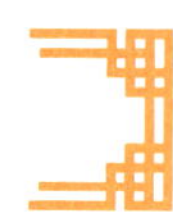

轻揉两颊

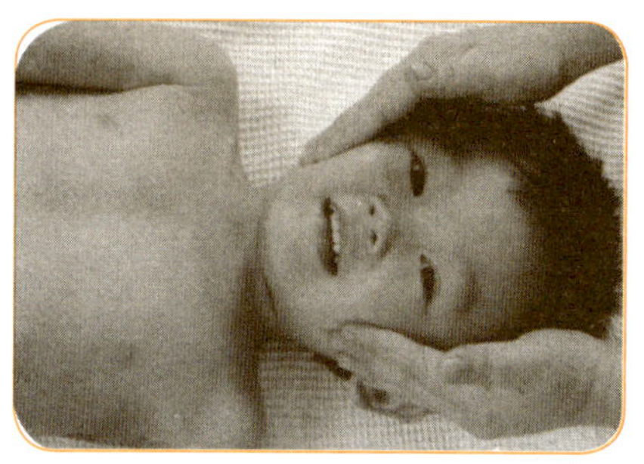

由于脸颊部肌肉相对较薄，所以用力不能过大，在指下感觉凹陷处可多做揉动。

按压上下颌

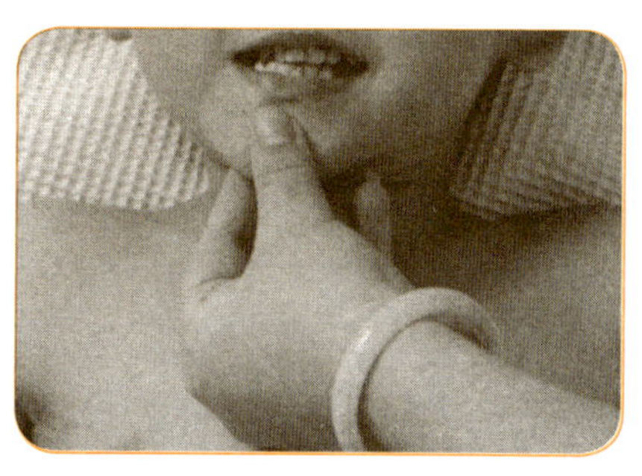

由于孩子上下颌的里层是牙龈，所以力度和幅度都不宜过大。

揉颊车、下关穴

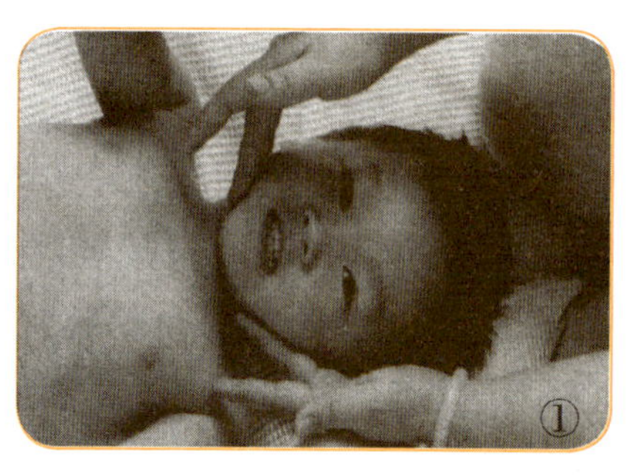

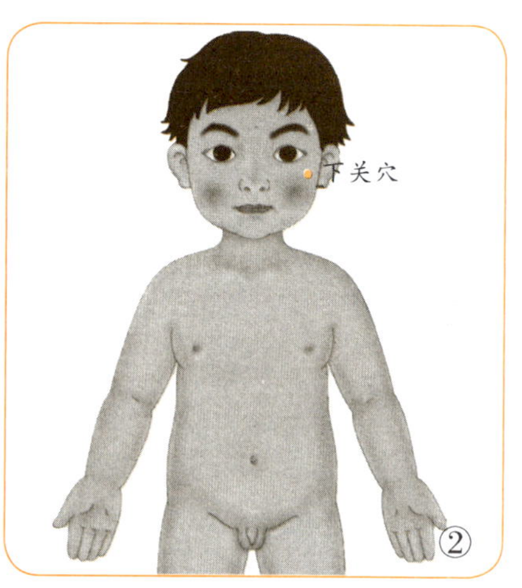

这两个穴位是治牙要穴，操作时先以中指指腹深按于穴位片刻，再以指腹轻揉结束（图①、图②）。

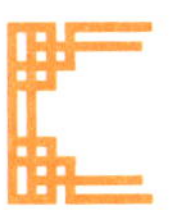

安神保健按摩法

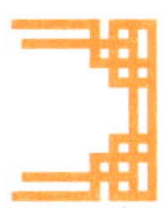

小儿精神、神经发育尚不健全，神气怯弱，易受惊吓，一旦受到不良刺激，则多发生惊悸哭叫、高热惊厥、手足动摇、神乱不安等病症。因此，小儿的精神调摄极为重要，用安神保健法能安神养心。

揉背部

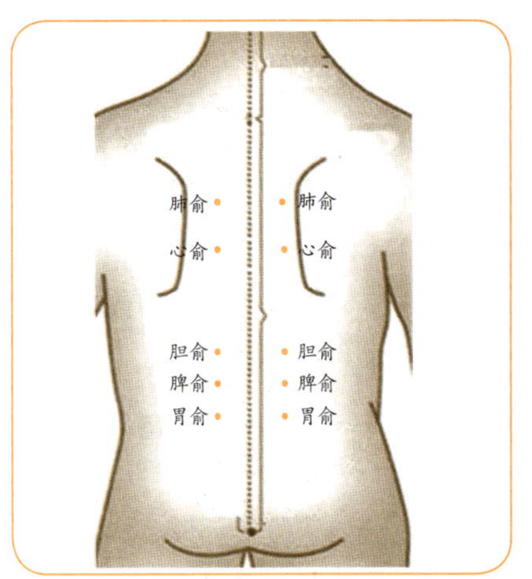

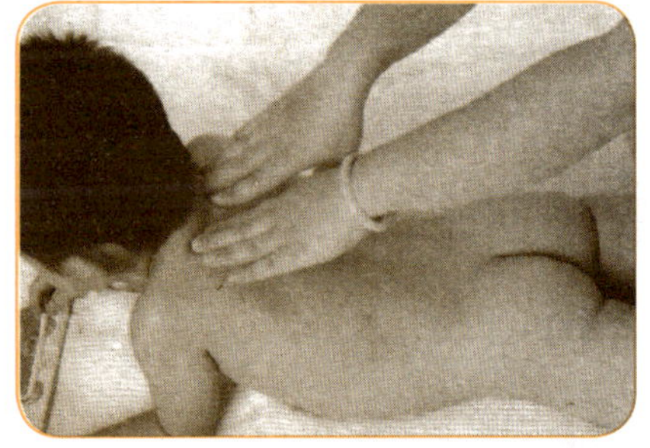

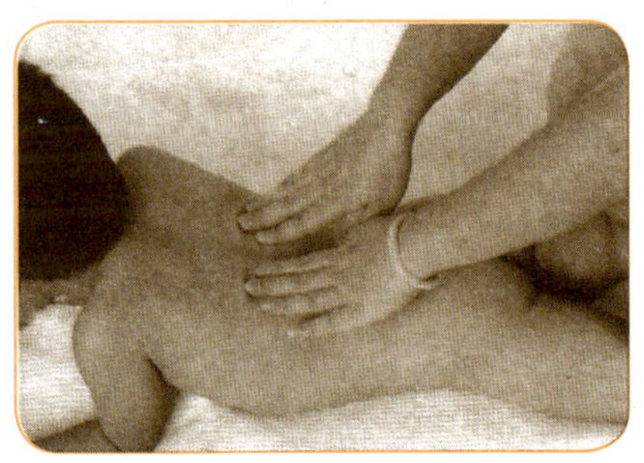

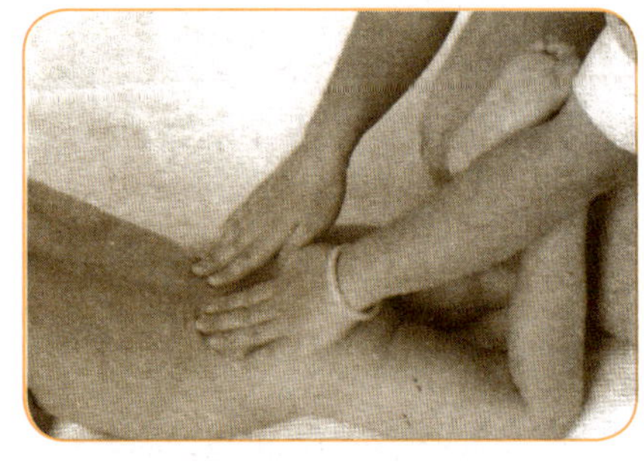

孩子的背部中线旁开1.5寸处，分布着足太阳膀胱经的重要穴位，如肺俞、心俞、胆俞、脾俞、胃俞穴，经常为孩子按揉可以调整孩子的脏腑功能（见上图）。

三指揉督脉

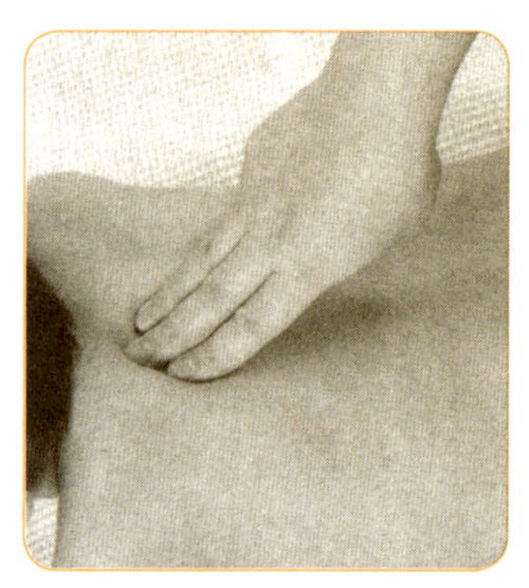

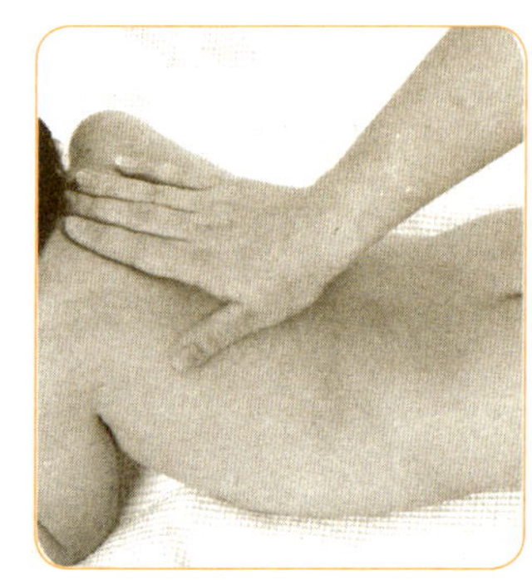

孩子的脊柱贯穿着调节阴阳的重要经脉——督脉，决定着孩子体质的强弱。脊柱健康，阳气得以通畅，孩子才会健康。三指自上而下揉按后，再用掌自上而下抚摩（图①、图②）。

提耳朵、拉耳垂

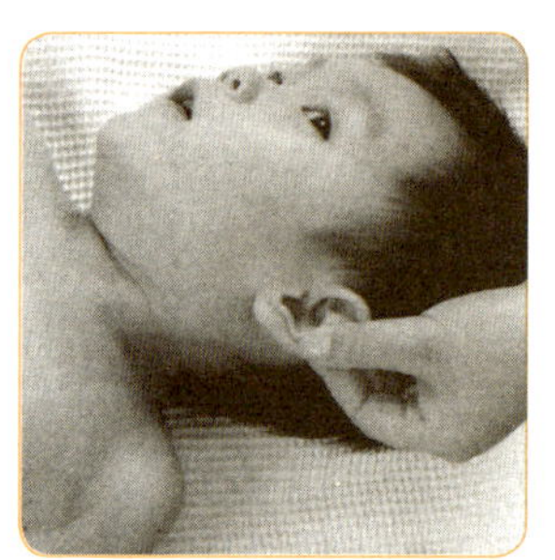

提耳朵或拉耳垂时，拇指和中指配合拿稳不要滑脱，尽量向上或向下提拉，使耳廓部感到有较强的胀热感。

拇指揉内关、神门穴

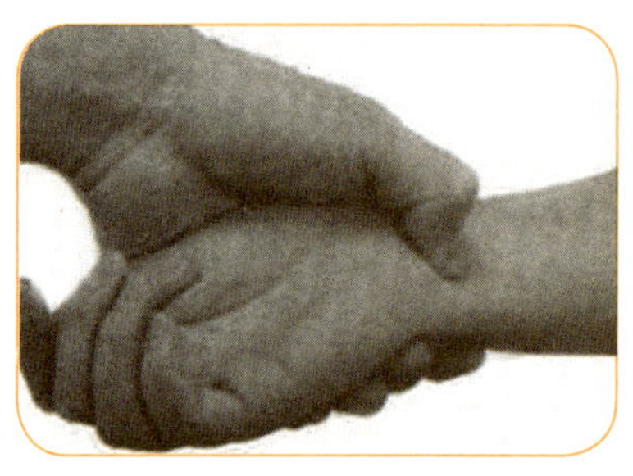

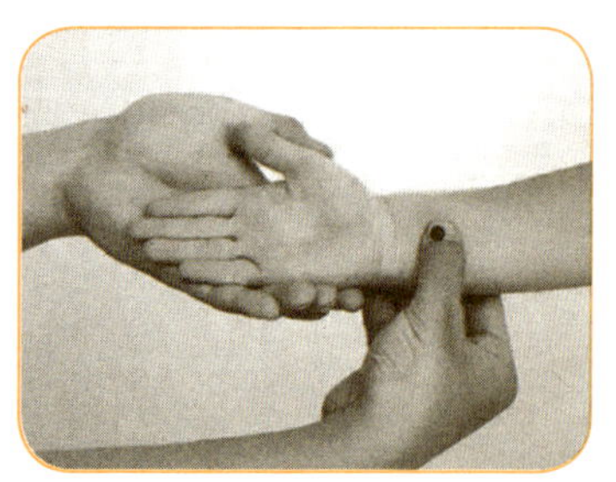

用拇指揉孩子内关和神门可以令孩子宁心安神（图③、图④）。

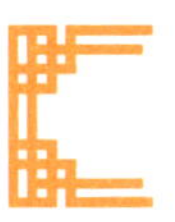

益智保健按摩法

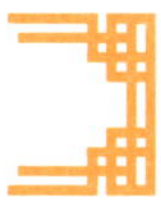

推五经

用拇指指腹向指根旋推五指指腹，每个指腹旋推30～50次。

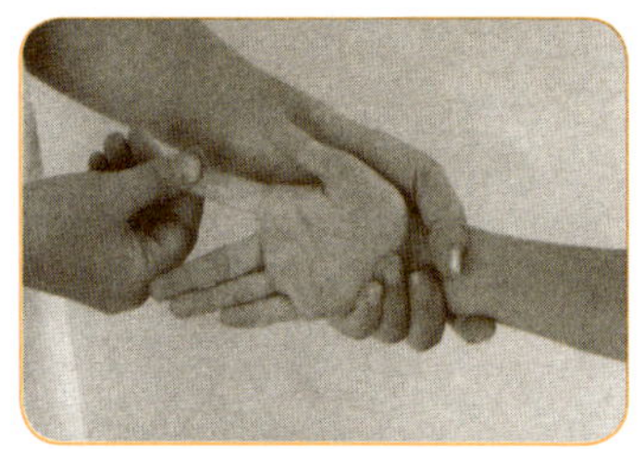
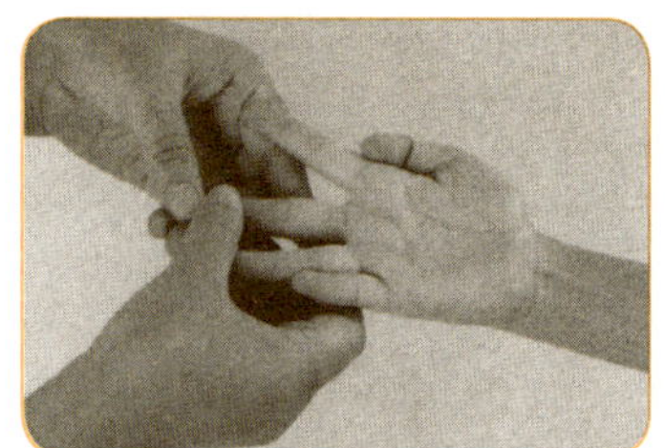
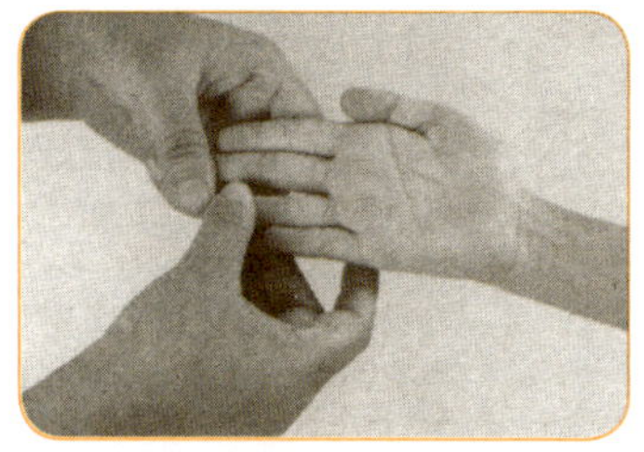
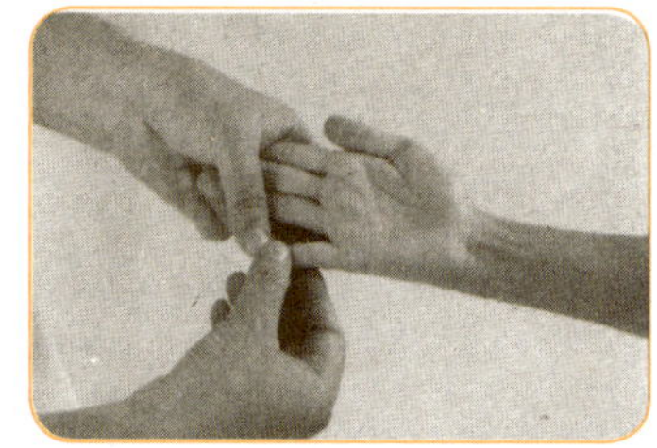

摇四肢各关节

摇动各关节时，肘关节和膝关节要以屈伸为主，肩、腕、髋、踝关节以旋转为主。整个过程要动作缓慢，在不超过关节活动范围的基础上，幅度由小到大。

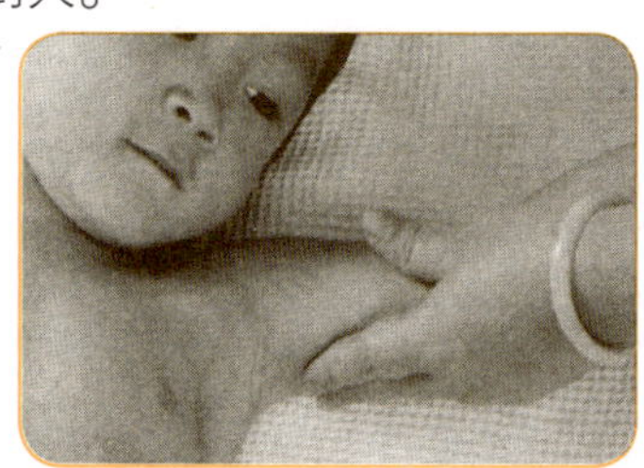
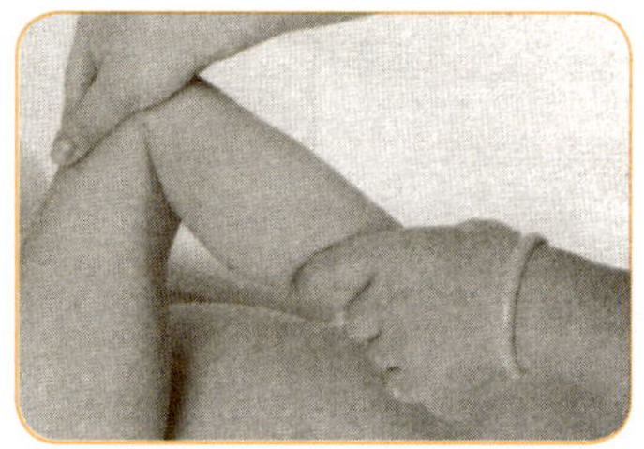

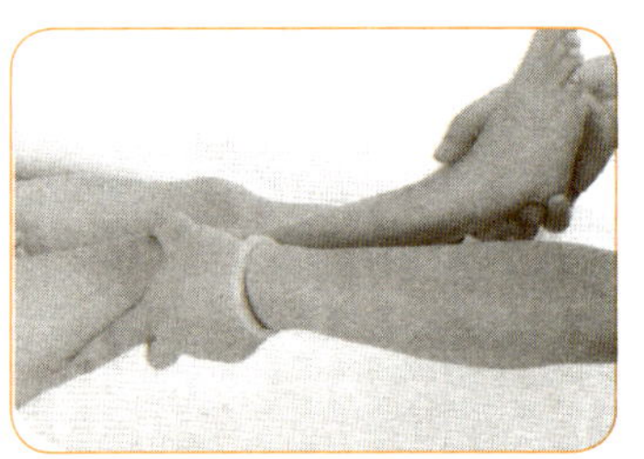

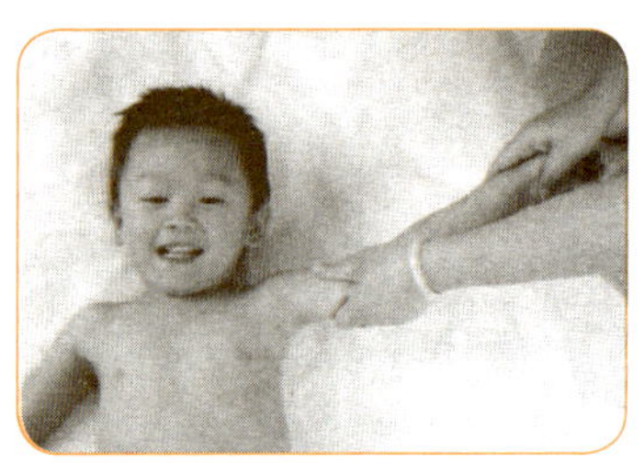

捻手指

拇指与食指和中指配合捻挤每一根手指，从指尖向指根方向反复捻挤。

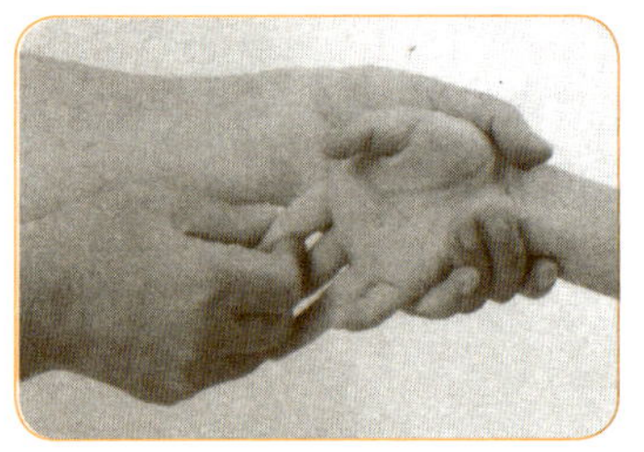

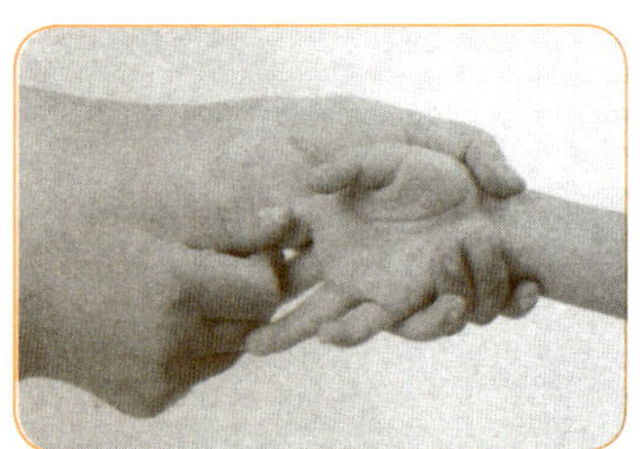

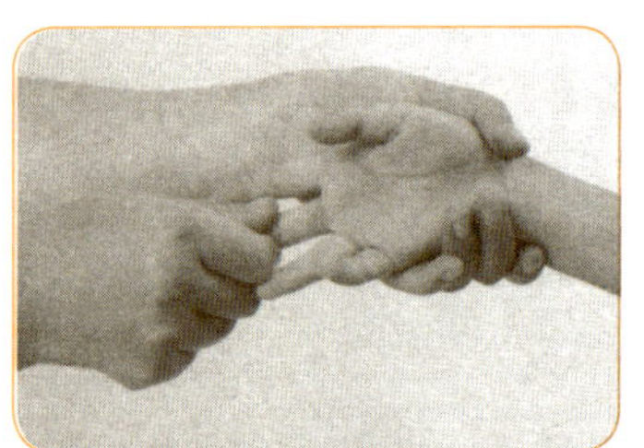

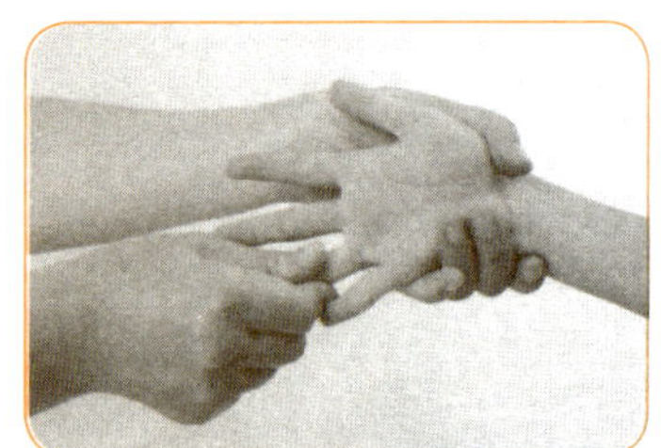

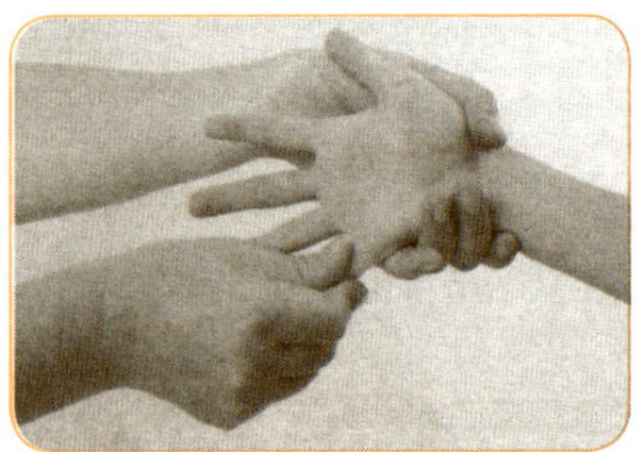

捏脊

由下而上提捏脊旁1.5寸处。每捏3次，向上提1次。

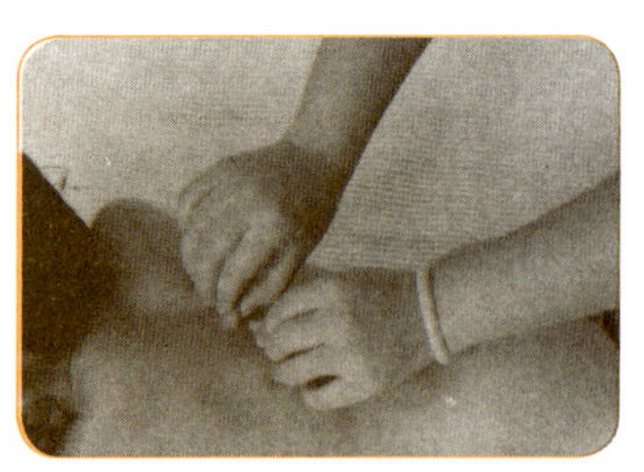

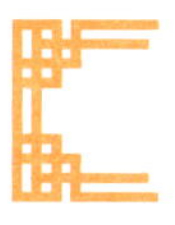

健脾和胃按摩法

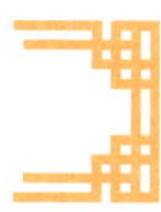

10岁左右是人体的快速生长发育期，四肢开始长长（尤其是下肢）。各关节会感觉到一种胀痛感。此时对四肢的肌肉和关节进行按摩可有效缓解这种生长疼痛。

仰卧位按摩法1

◆**揉按髌骨、胫骨两侧**

按摩时以揉和拨为主，拨动时注意力量的轻重和幅度的大小，以免损伤髌骨。能改善髌骨、胫骨周围气血（图①、图②、图③）。

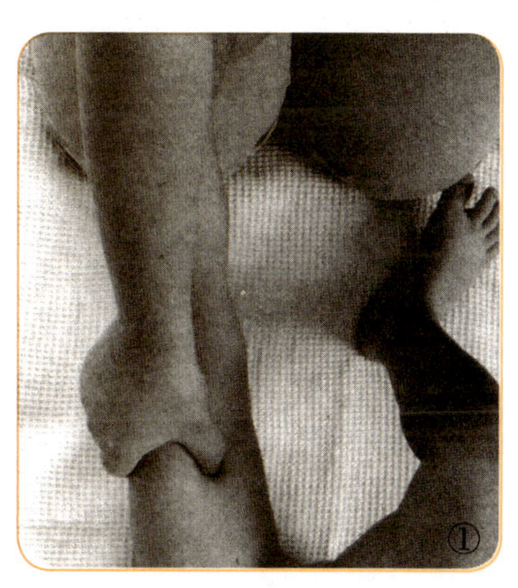
①

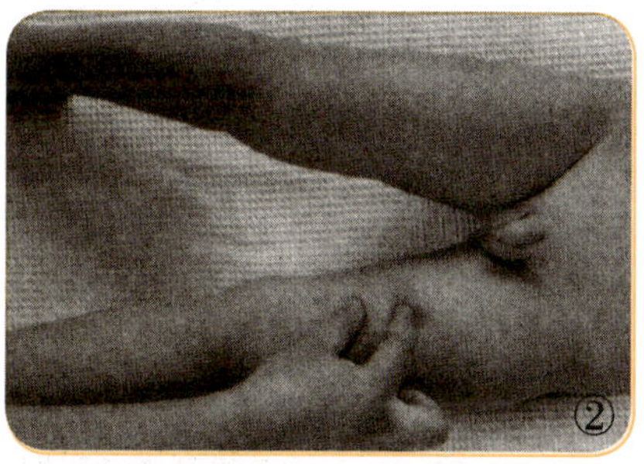
②

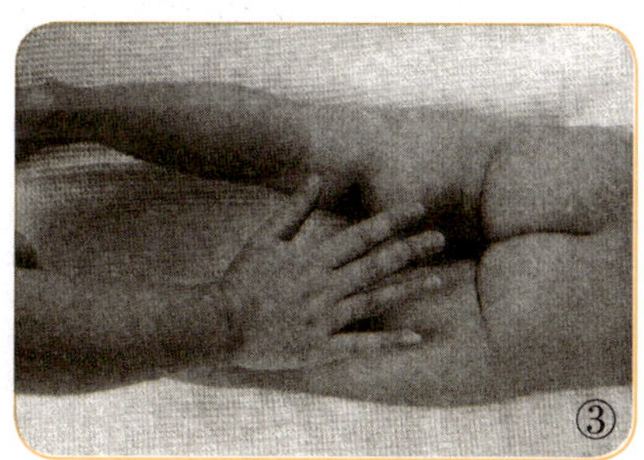
③

仰卧位按摩法1

◆点鹤顶、膝眼、足三里穴

用指腹点按这三个穴位，有利于孩子腿部和膝盖的生长发育。点完穴后，沿着髌骨轮廓做揉按，以增强效果（图④、图⑤、图⑥）。

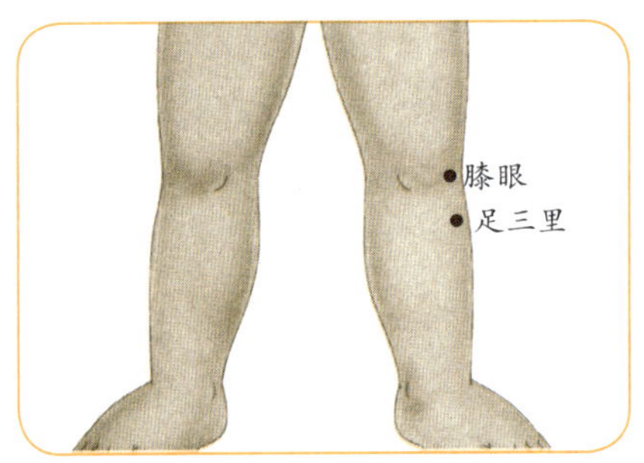

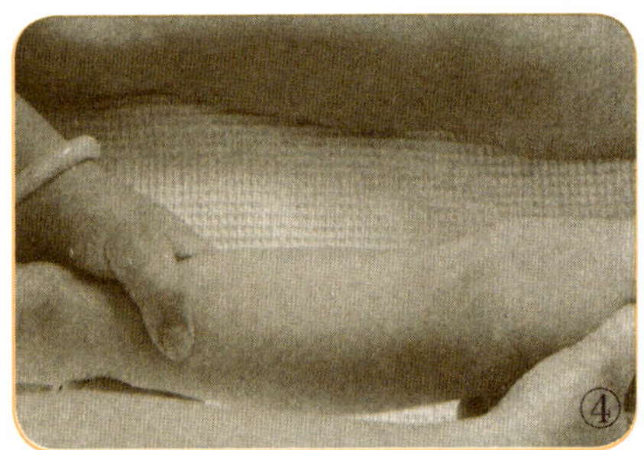
④

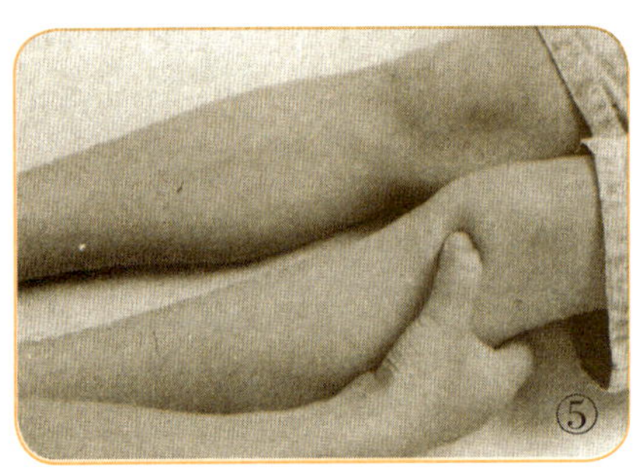
⑤

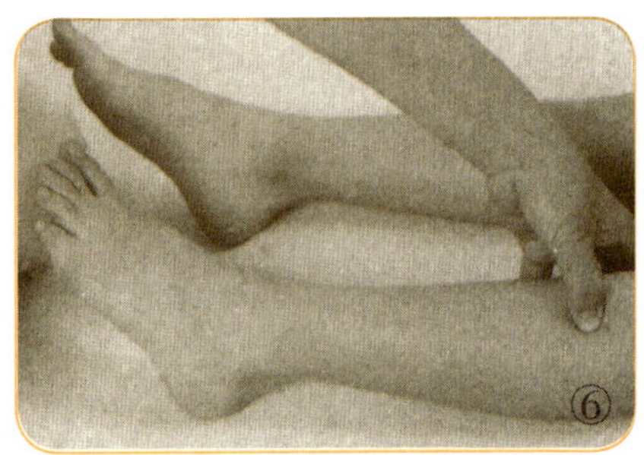
⑥

仰卧位按摩法2

◆活动膝、髋

膝关节活动以屈伸为主，髋关节活动以旋推为主。动作要缓慢，幅度由小到大（图⑦、图⑧、图⑨、图⑩）。

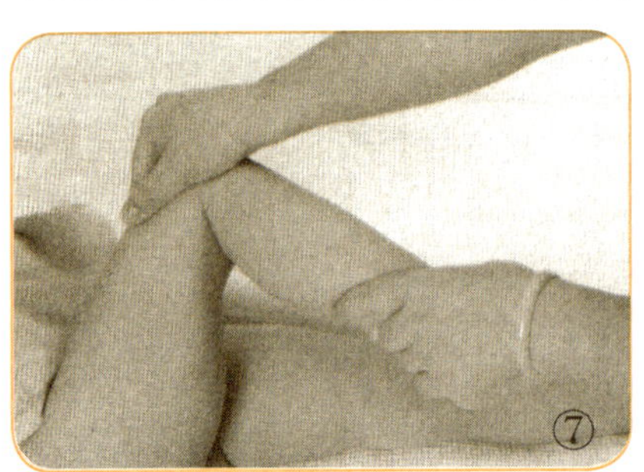
⑦

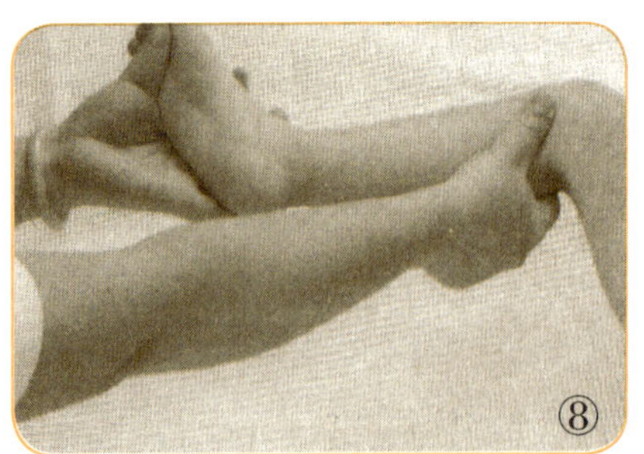
⑧

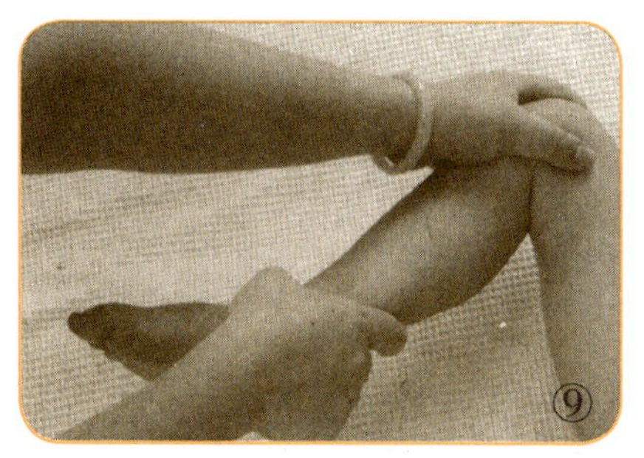

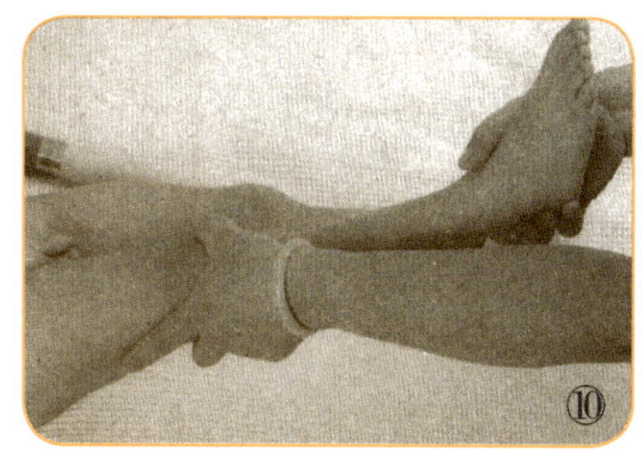

◆**点大杼、绝骨**

大杼穴位于孩子第1胸椎棘突下旁开1.5寸处（图⑪），绝骨位于外踝高点上3寸（图⑫）。两穴都有强肌壮骨作用，点穴要停留数秒，再以轻揉结束。

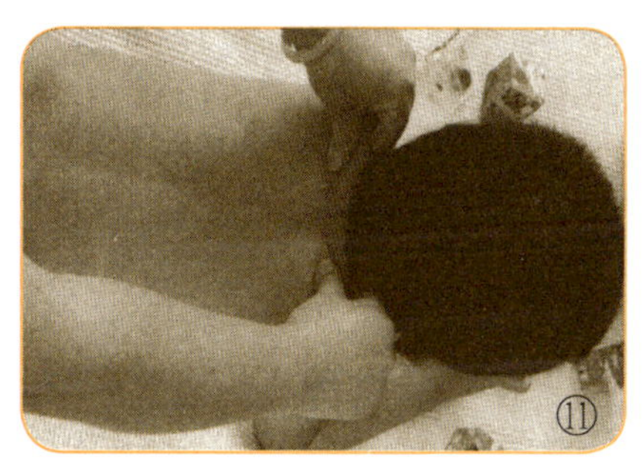

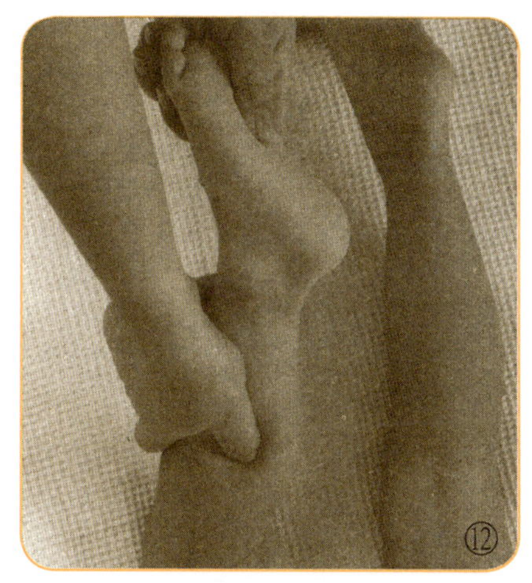

俯卧位按摩法

◆**揉拿大小腿**

以五指拿法，自上而下先拿大腿后侧肌肉，每块肌肉拿数下再揉数下，一边拿一边移动，向下拿至足跟处。拿动时速度宜慢，不要滑脱（图⑬、图⑭）。

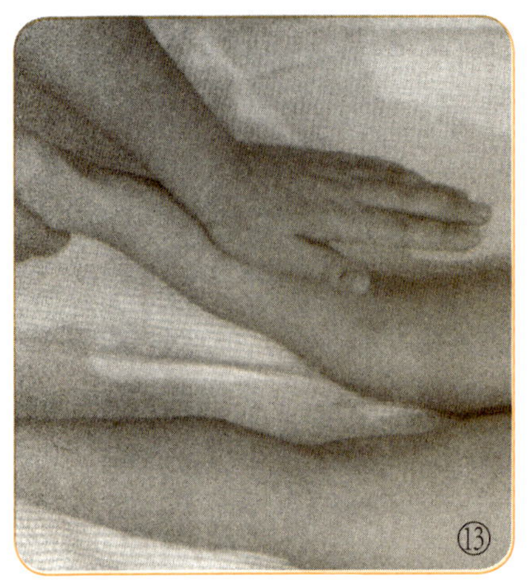
⑬

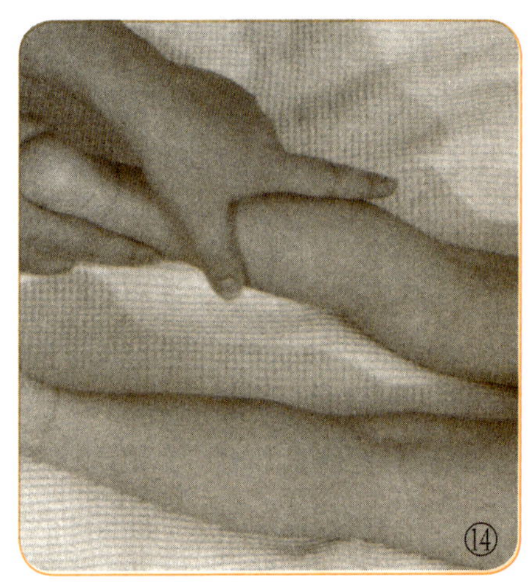
⑭

◆**点按阳陵泉、承山、三阴交穴**

点按这三个穴位有利于调和孩子脏腑，强健肌肉和骨骼（图⑮、图⑯）。

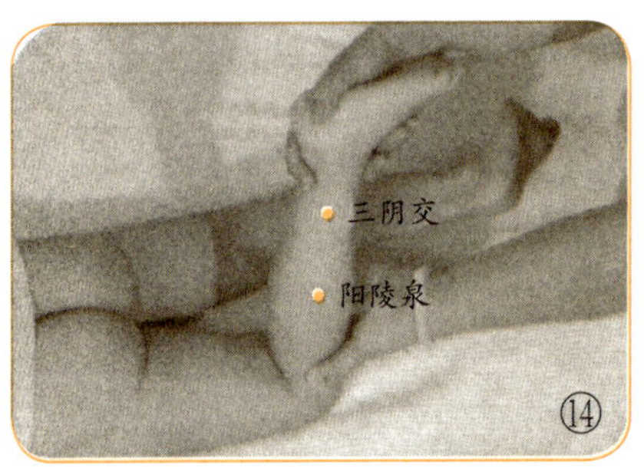

⑭

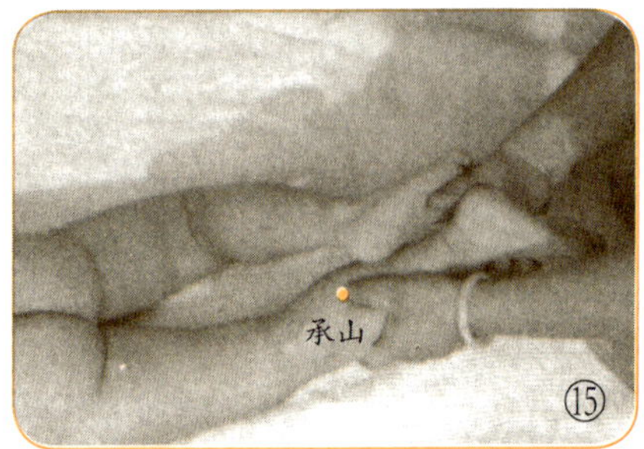

⑮

每天坚持五指一捏，增强孩子免疫力

从孩子出生之日起，每天轻轻按摩孩子的五个手指，轻轻和宝宝说着话，你对孩子的爱通过手指的抚触传递给孩子，孩子的身心也会一天天健康起来。坚持下去，你会发现，孩子很少生病，做父母的也不用为上医院耽误时间、浪费金钱，更重要的是孩子不用饱受吃药打针的痛苦。

什么是“五指一捏”呢？就是推孩子的五个手指面和捏脊。

五指：即按摩孩子的五个手指。

一捏：每天给孩子捏脊五遍。

1.补脾经200次：在孩子的大拇指面沿顺时针方向旋转推动（图①）。

2.补肺经200次：在孩子的无名指面沿顺时针方向旋转推动（图②）。

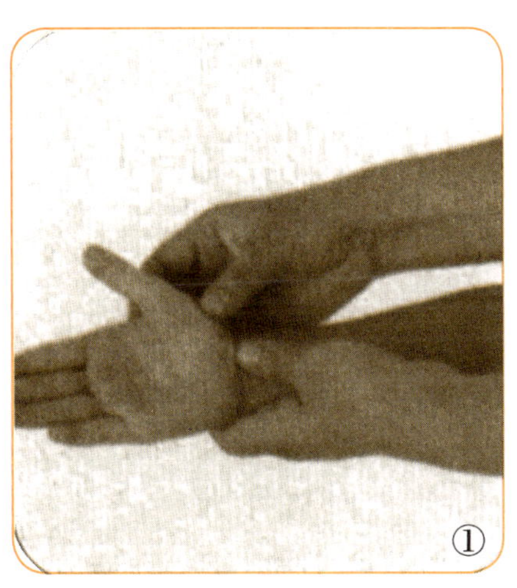

①

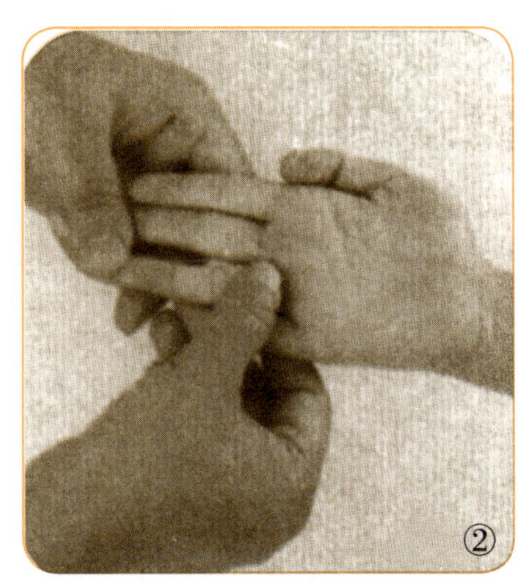

②

3.补肾经200次：在孩子的小指面沿顺时针方向旋转推动（图③）。

4.清肝经100次：推孩子的食指，从指尖推向手掌（图④）。

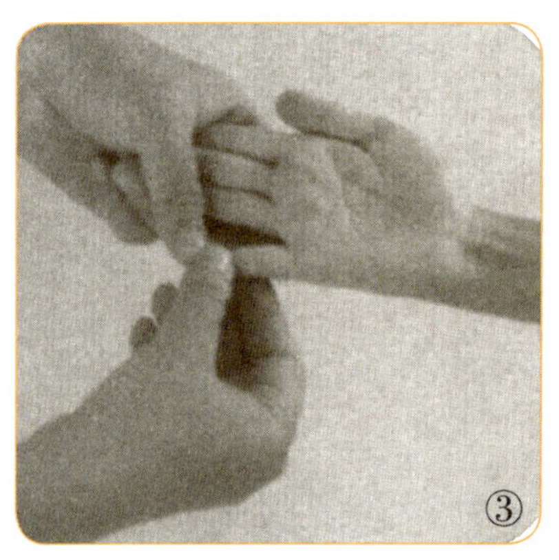

③

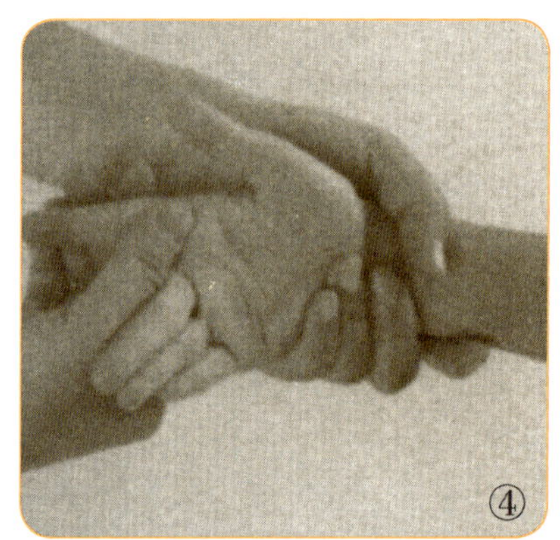

④

5.清心经100次：推孩子的中指。从指尖推向手掌（图⑤）。

6.揉板门150次：揉孩子手掌大鱼际（大拇指下方，在手掌肌肉隆起的地方）（图⑥）。

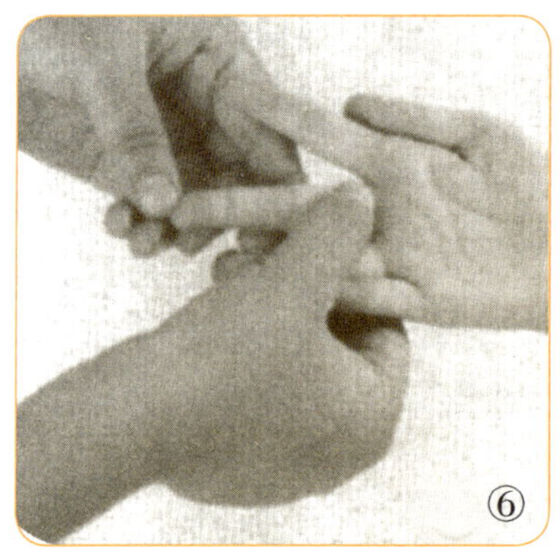

⑥

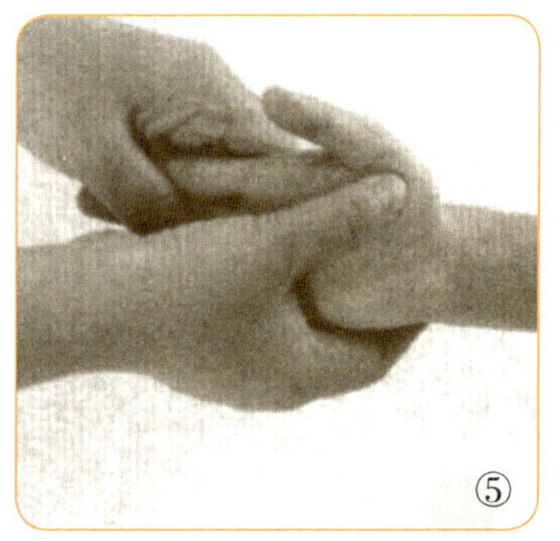

⑤

每天坚持五指一捏，持续两个月，你就会发现孩子体质大好，原来经常生病的孩子不生病了，食欲好了，睡觉香了，孩子的身高、体重都有所增长。

简单易行的健脾法

孩子体质弱，吃饭不香、脸色萎黄，身体瘦弱，父母可以采用以下这套手法。

1.补脾经200～500次：在孩子的大拇指面沿顺时针方向旋转推动（图①）。

2.摩腹2～5分钟：顺时针30～50次，逆时针30～50次（图②）。

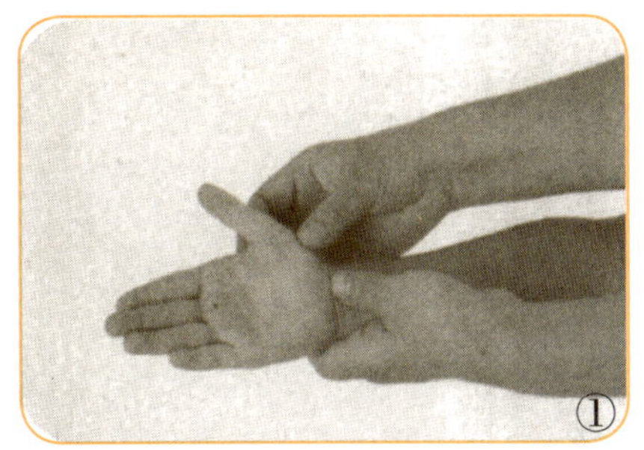
①

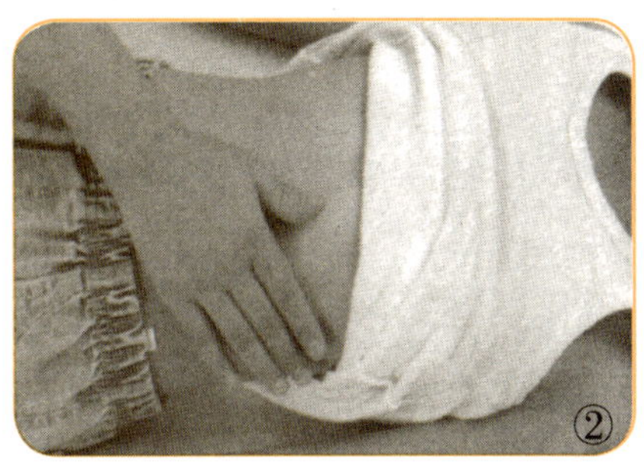
②

3.揉脐3～5分钟：四指并拢或用手掌沿顺时针按揉孩子肚脐（图③）。

4.按揉足三里50～100次：足三里穴在外膝眼下3寸，距胫骨前嵴1横指，在胫骨前肌上。取穴时，由外膝眼向下量4横指，在腓骨与胫骨之间，由胫骨旁开1横指，该处即是（图④）。

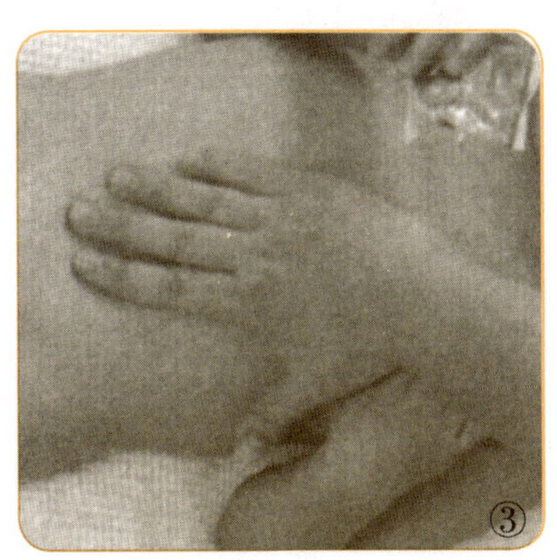
③

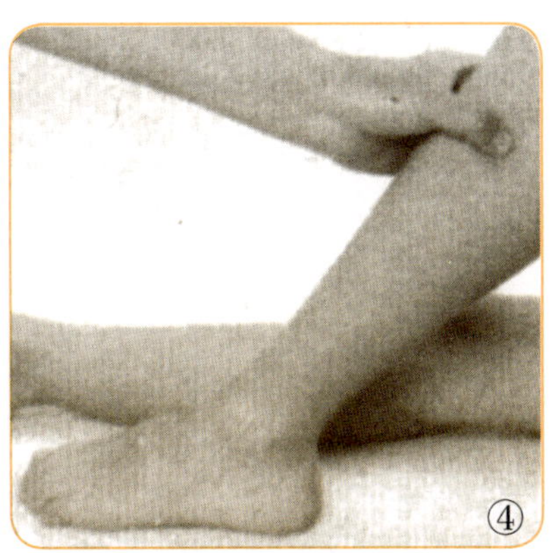
④

5.捏脊3～5次（图⑤）。

6.按揉脾俞30次：脾俞位于第11胸椎棘突下，旁开1.5寸（图⑥）。

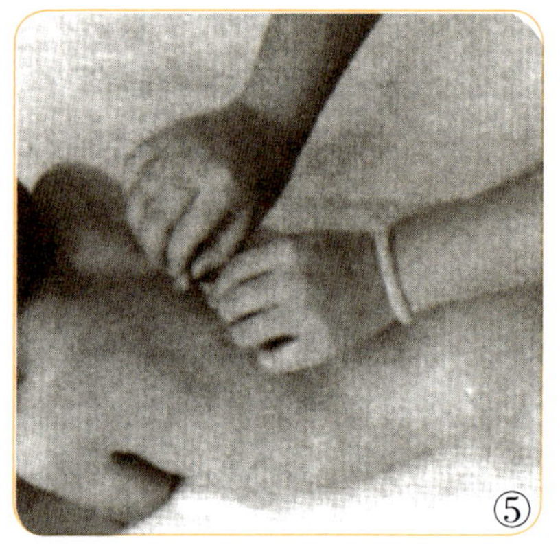
⑤

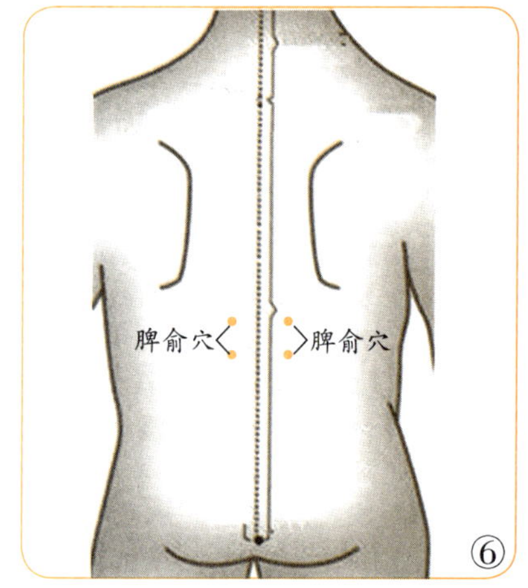

⑥

本法每天坚持操作一遍，7天为一疗程，每一疗程完后可休息2天。最好在空腹时进行。

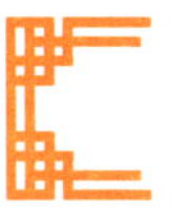
肠胃保健法
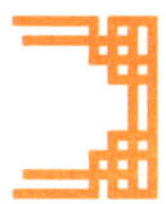

如果孩子肠胃比较薄弱，容易腹泻，父母可以用以下手法给孩子做做按摩。

1.清大肠经（图①）。

2.补脾经（图②）。

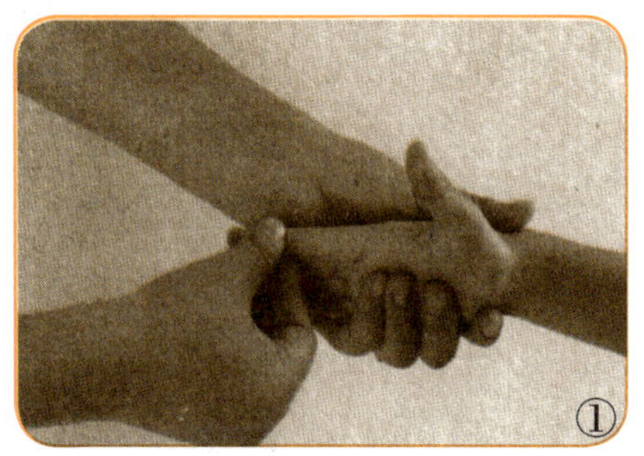
①

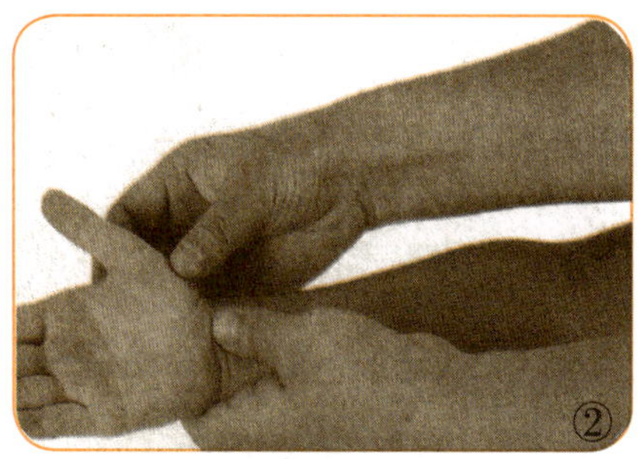
②

3.揉板门（图③）。

4.揉外劳宫（图④）。

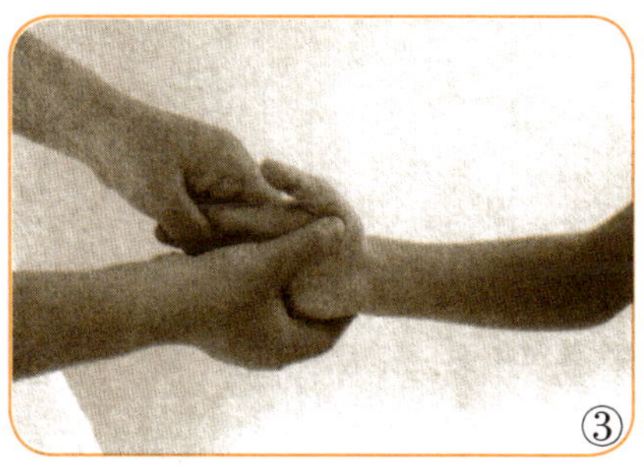
③

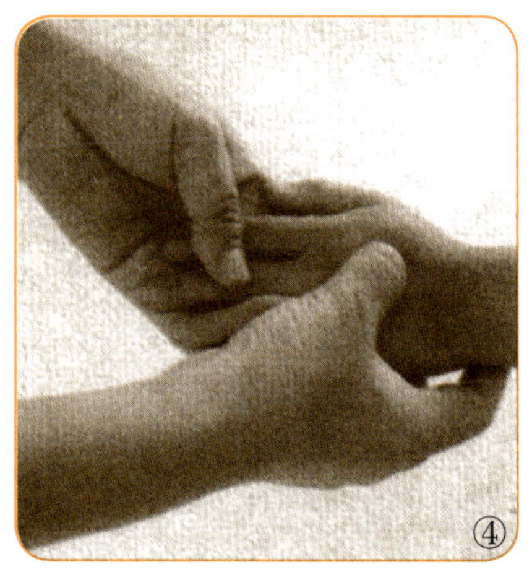
④

5.运内八卦（图⑤）。

6.揉肚脐（图⑥）。

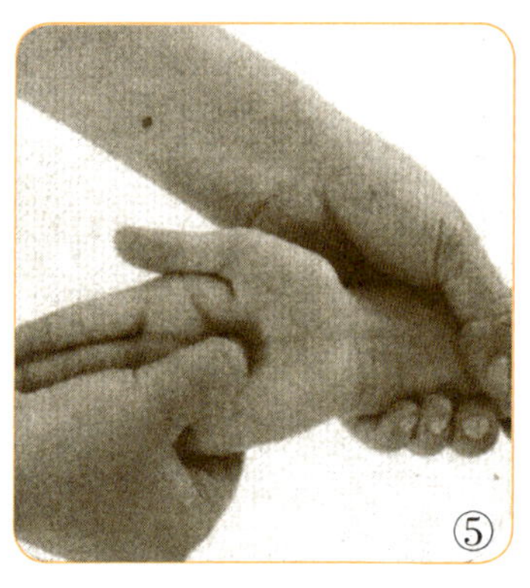

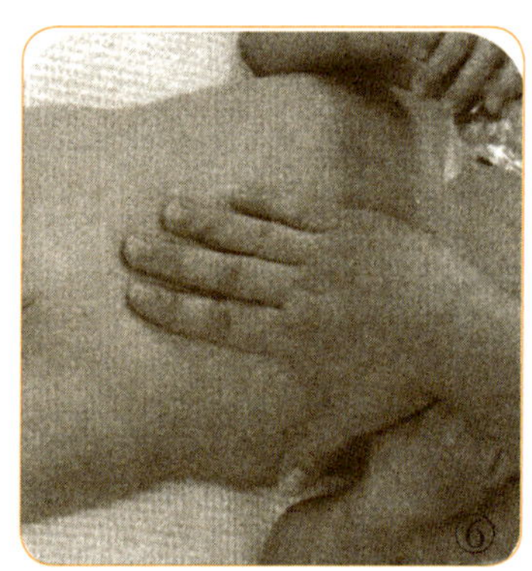

7.摩腹（图⑦）。

8.按揉足三里（图⑧）。

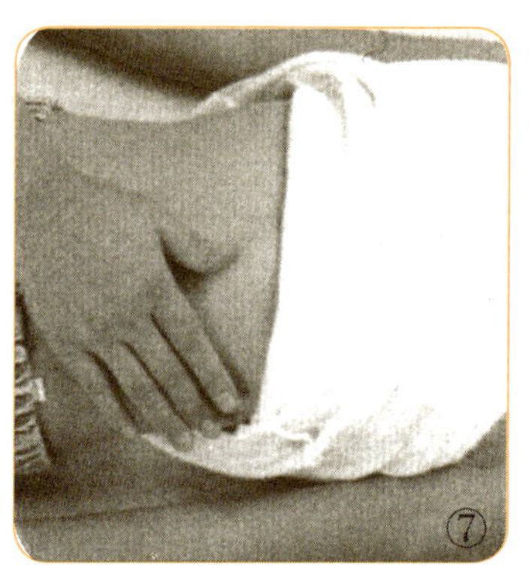

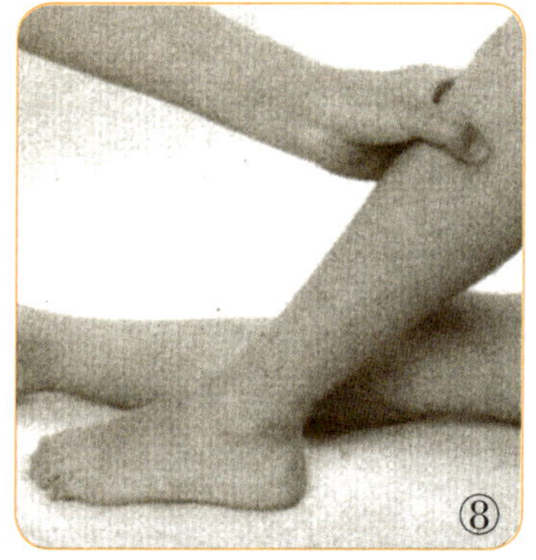

9.捏脊（图⑨）。

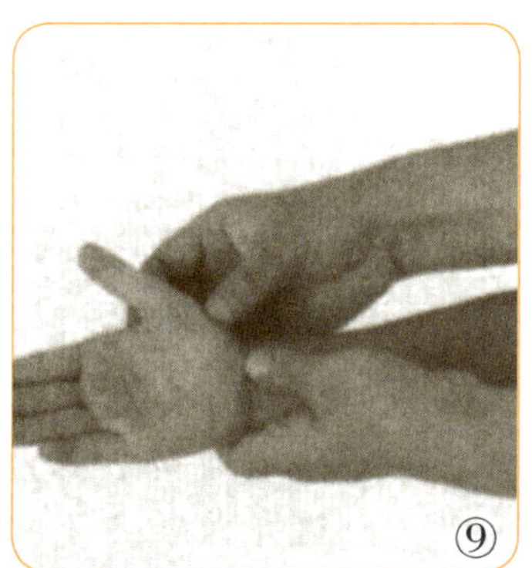

增强抗病力的脾胃保健法

如果孩子脾胃吸收不好，或者稍微吃一点就容易长肉，父母可以用以下推拿手法帮助孩子调理好脾胃。

1.父母用大拇指补孩子脾经100次，就是在孩子大拇指面沿顺时针推动100次（图①）。

2.补大肠经100次，大肠经位于孩子食指外侧缘，从食指尖直线推动向虎口为补大肠经（图②）。

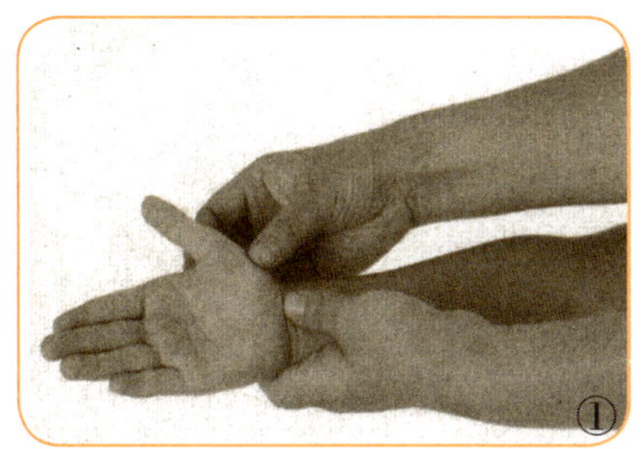

①

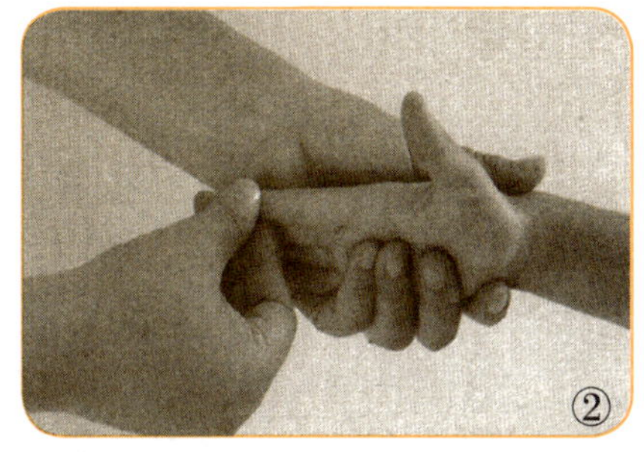

②

3.推三关100次，三关在孩子前臂阳面靠大拇指那一直线，父母要用大拇指或食中指指面，沿那条线从腕推向肘（图③）。

4.推六腑100次，六腑在孩子前臂阴面靠小指那条线，父母用大拇指或食中指指面，沿那条线从肘推向腕（图④）。

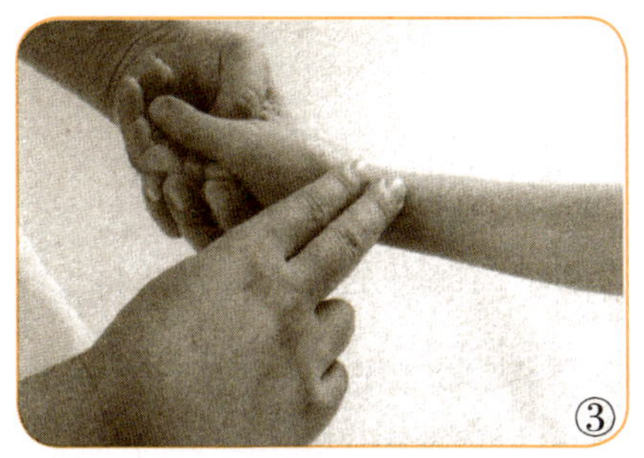

③

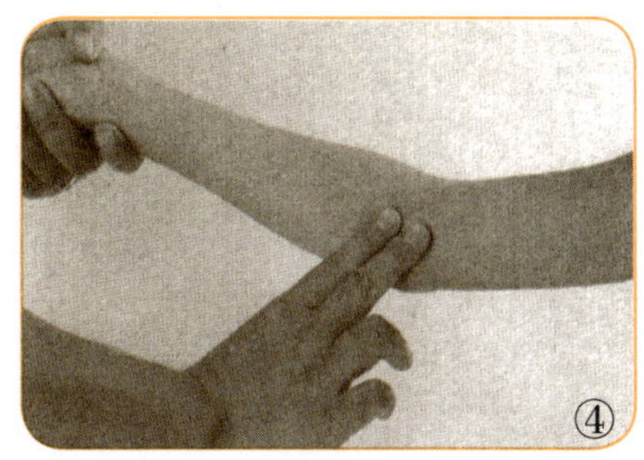

④

5.用四个手指面绕孩子肚脐沿顺时针方向摩腹5分钟（图⑤）。

6.用食指和中指摩孩子肚脐2分钟。

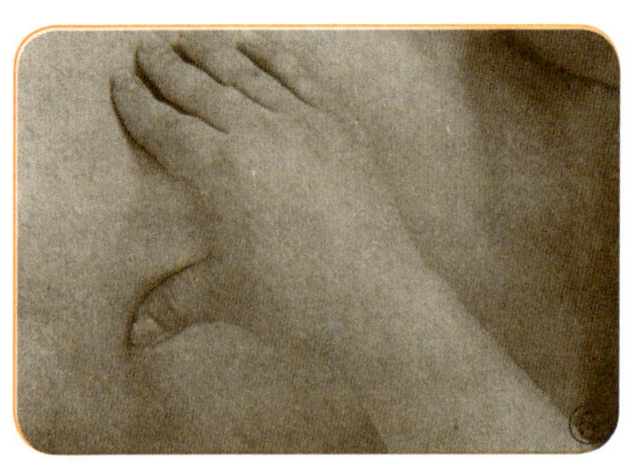

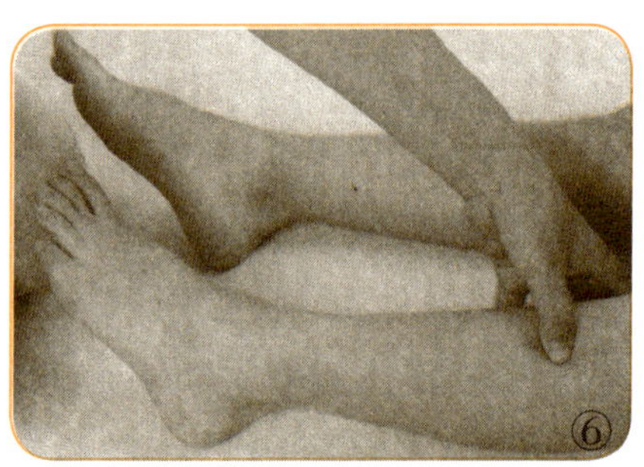

7.用大拇指点揉孩子足三里穴2分钟（图⑥）。

8.用两手沿脊柱两旁由下而上连续捏拿孩子肌肤，两手交替，一边捏拿一边向上推进，自孩子尾骶部捏拿至枕颈部，反复3～5遍（图⑦、图⑧）。

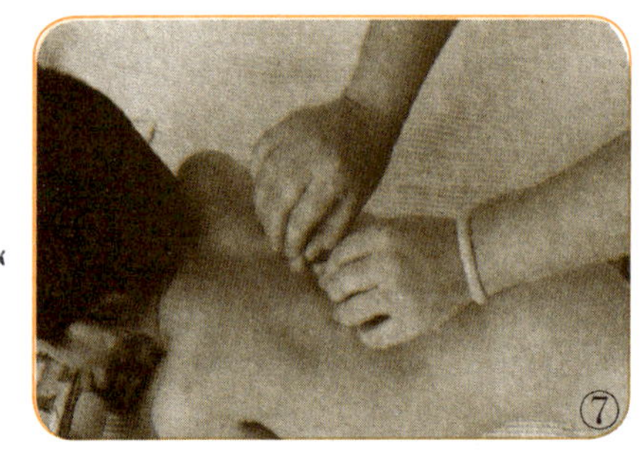

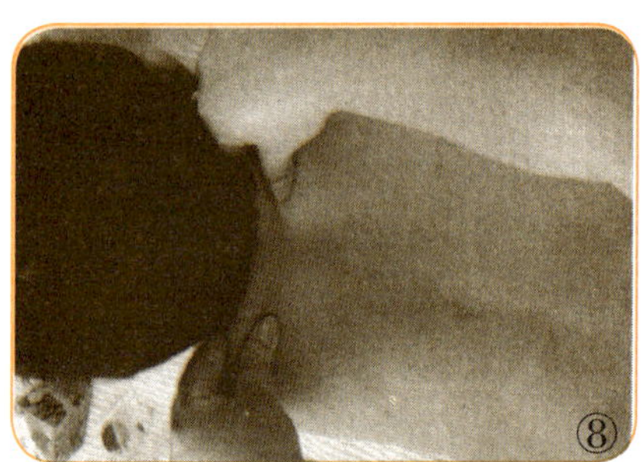

以上手法每次操作2遍，每天2次。

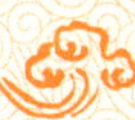

眼部保健法

孩子学习负担越来越重，眼睛的负担自然也随之增加，父母们平时给孩子做做以下眼部保健按摩，可改善孩子的视力。

1.父母用大拇指自孩子印堂穴上推至前发际（图①），两手交替操作30～50次。然后自额中向两侧分抹至太阳穴30～50次（图②）。

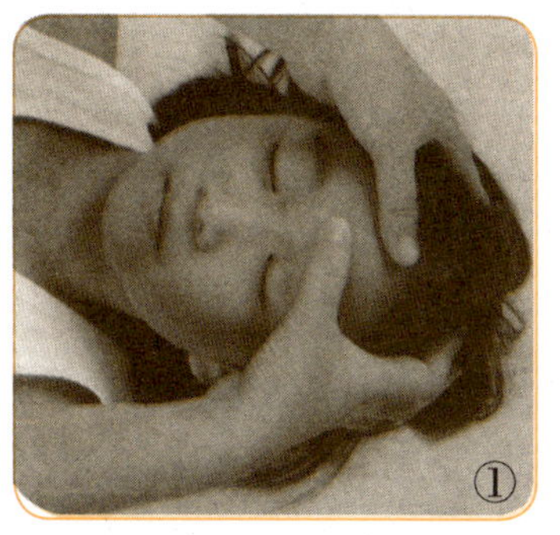
①

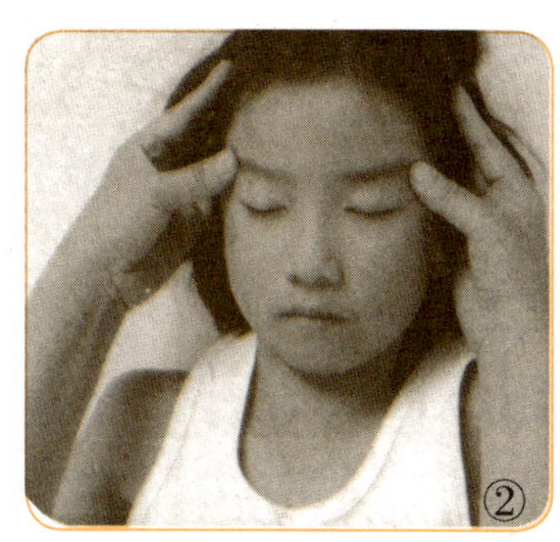
②

2.按揉孩子睛明、攒竹、鱼腰、阳白、瞳子髎、四白穴各50次（图③）。

3.让孩子闭上眼，父母用大拇指指腹轻轻按揉眼球20次（图④）。

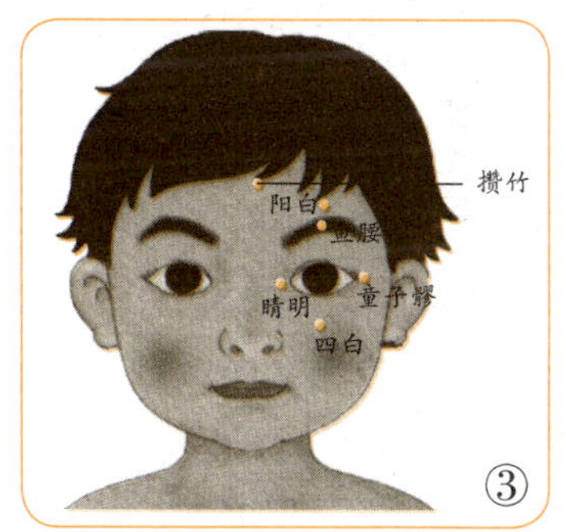

③

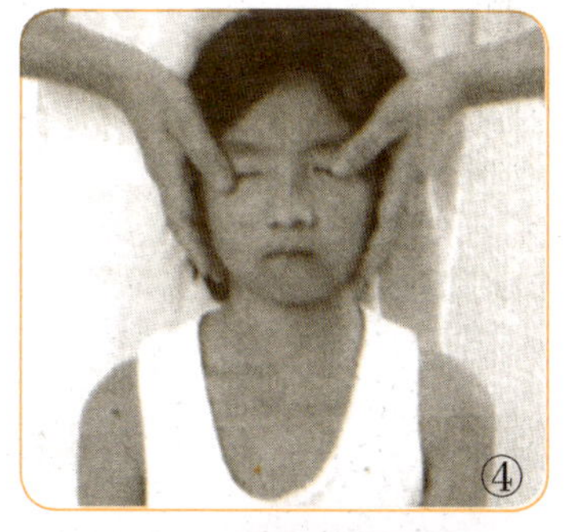
④

4.用食指点揉太阳穴1分钟；揉抹眼眶30～50次（图⑤）。

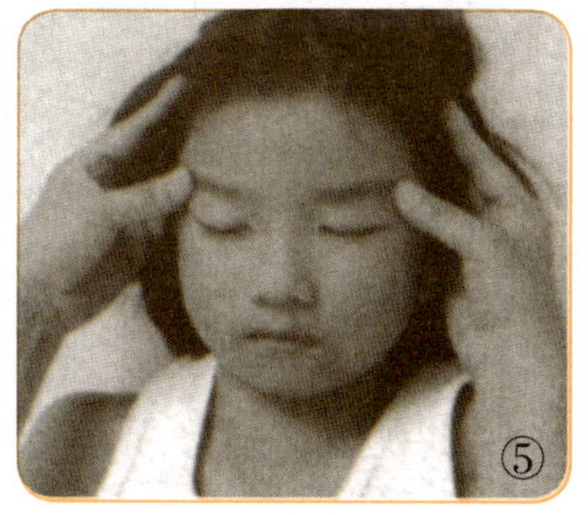
⑤

预防感冒保健法

感冒是孩子经常容易得的疾病之一，尽管不是什么大毛病，但每次经历感冒都会对孩子造成或多或少的损伤，下面这套针对于孩子感冒的保健按摩对防病毒和增强孩子体质都有不错的效果。

1.父母用两手掌快速互擦，发烫为度。然后用擦烫的手按在孩子前额，先按顺时针方向环摩面部50次，再按逆时针方向摩面部50次，使孩子面部有温热感（图①）。

2.父母用两手食指在孩子鼻子两侧做快速上下推擦，用力不要过重，以局部产生的热感向鼻腔内传导为度（图②）。

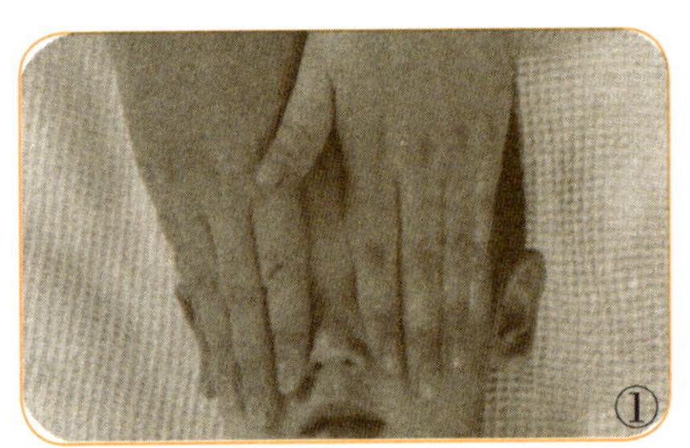
①

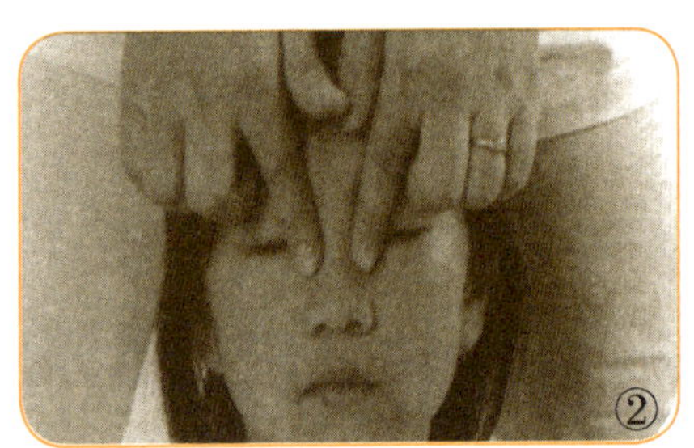
②

3.用双手大拇指和食指搓揉孩子双侧耳垂，反复操作1～3分钟，以耳垂发热为度（图③）。

4.用全掌横擦孩子肩背部（图④），以透热为度；按揉合谷（图⑤）、曲池穴各50次（图⑥）。

以上手法要长期坚持才能达到远离感冒的目的，每天最少进行1次。

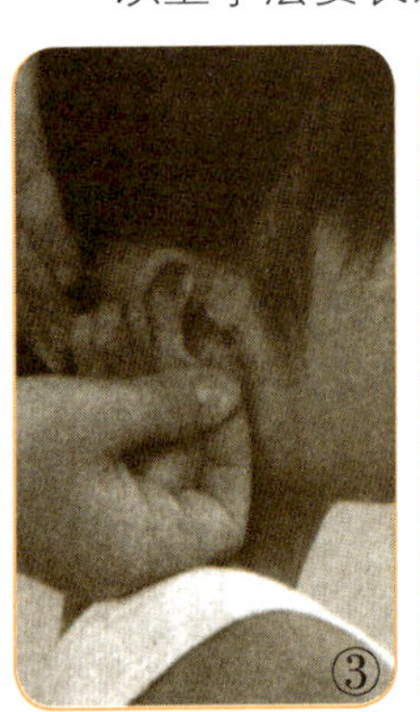
③

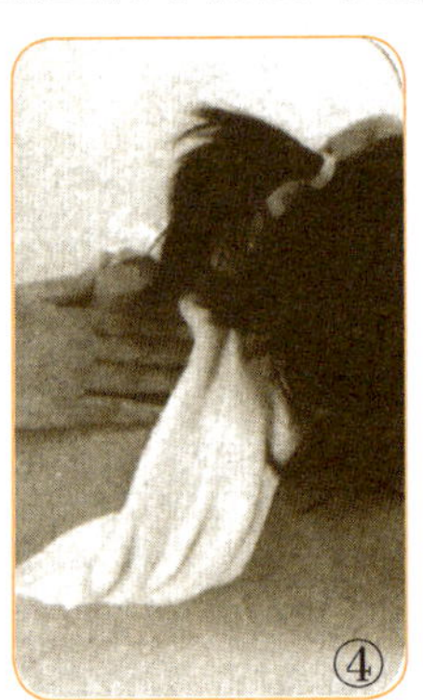
④

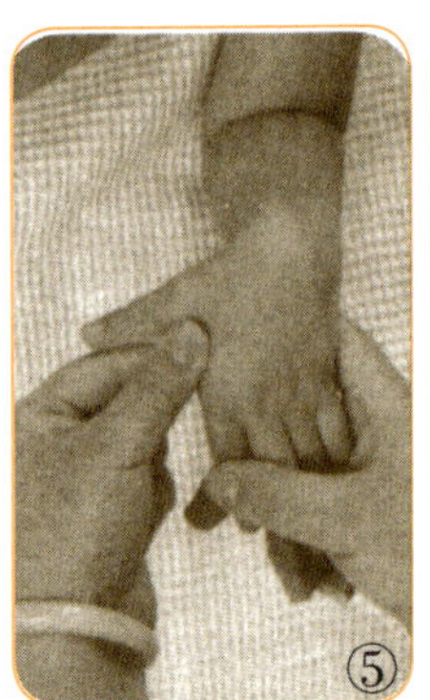
⑤

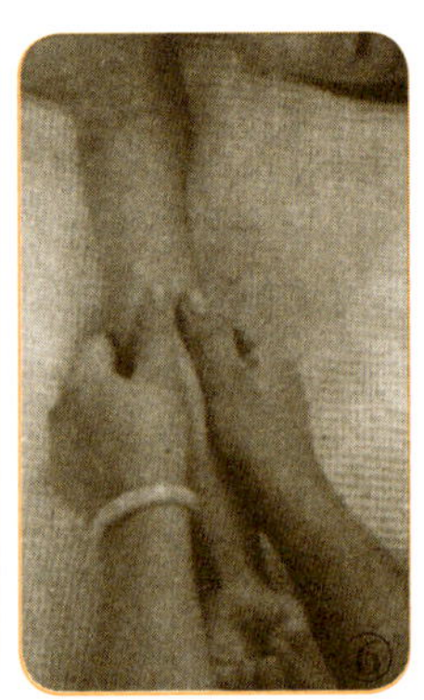
⑥

增高保健法

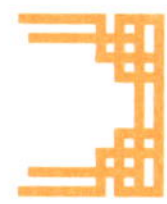

父母如果想要孩子充分发挥孩子身高增长的潜力，首先要保证均衡的饮食营养和充足的睡眠以及科学地锻炼身体。在这些基础上，可以配合以下有利于孩子长高的按摩，效果会更好。

按压孩子脚底涌泉穴（图①）和后背命门穴（图②），每个穴位操作3分钟，再加上捏脊5遍（图③），长期坚持，就能促进孩子长高。

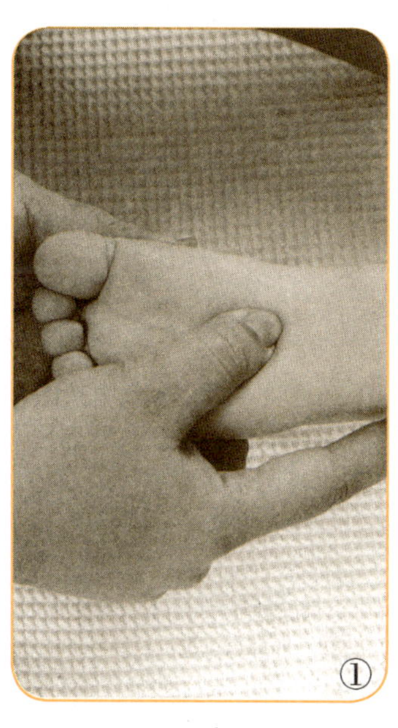

①

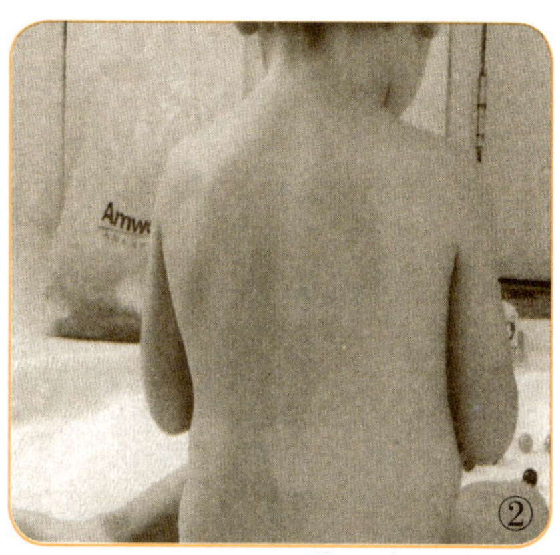

②

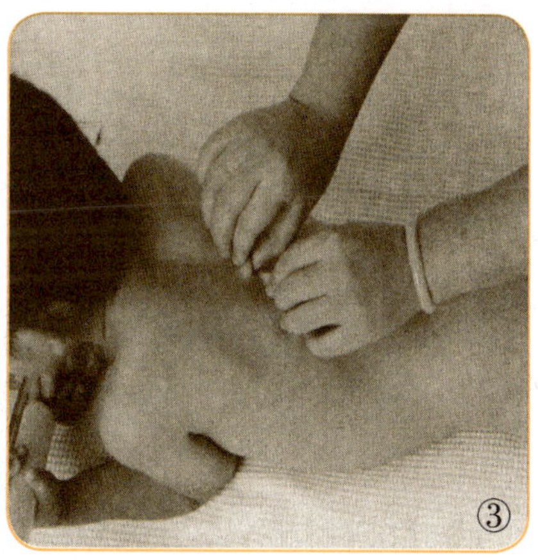

③

足部按摩六步操

人体各器官和部位在足部有着相对应的区域，可以反映相应脏腑器官的生理病理信息，这就是所谓的“足部反射区”。运用按摩手法刺激这些反射区，可以调节人体各部分的机能，取得防病治病、自我保健的效果，医学上称之为“足部反射区健康法”。让孩子从小掌握简单的足部按摩，可以有效预防疾病，提高免疫力。

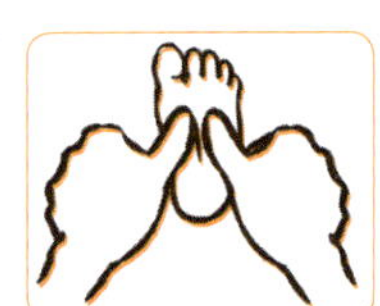

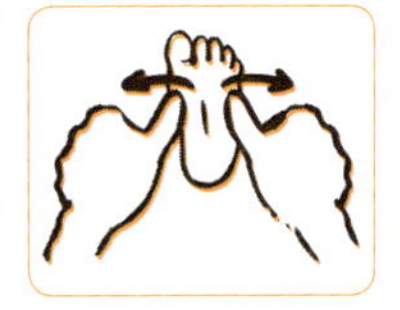

第一步：从脚心开始

方法：首先，先从脚掌心开始，用双手拇指往外抚摸，压过太阳神经丛的位置。

功效：可使宝宝放轻松、释放出紧张情绪，也会加深宝宝的呼吸，有助于食物的消化。

第二步：轻揉脚跟内外部

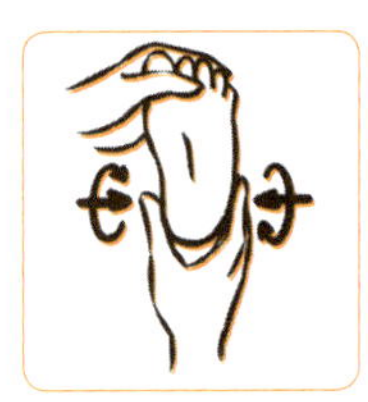

方法：一手抓住宝宝的脚趾，另一手轻轻搓揉宝宝脚跟的内外侧。

功效：有助于宝宝臀部与腹部的压力释放，对于消除宝宝胀气问题特别有效。

第三步：从宝宝的脚跟轻按至大脚趾

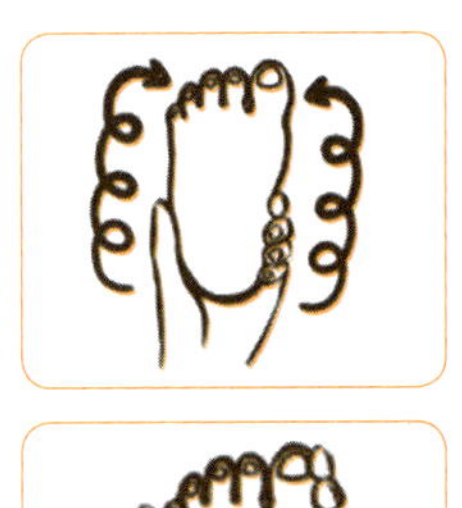

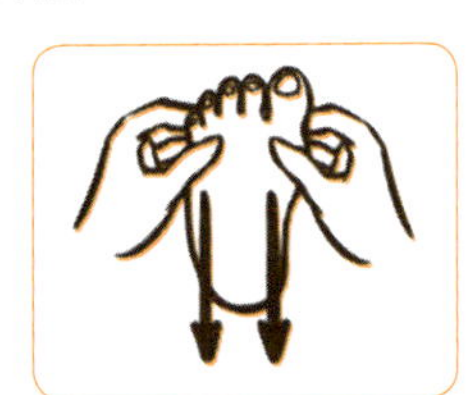

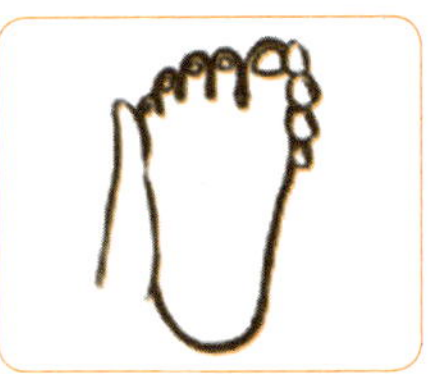

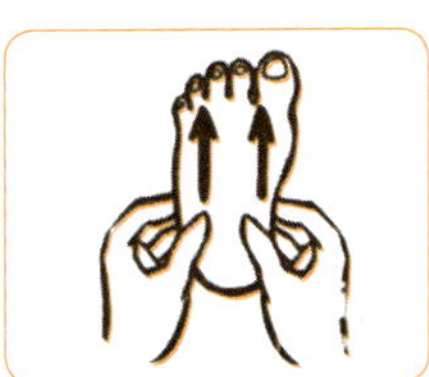

方法：用指头从宝宝的脚跟到大脚趾轻按或画小圆圈，然后沿着脚背推过去再推过来，重复2～3次。

功效：可松弛宝宝的神经系统。

第四步：脚趾与脚掌相接点

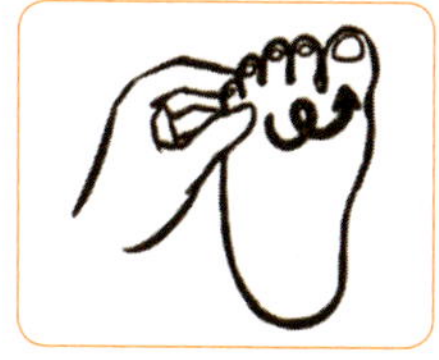
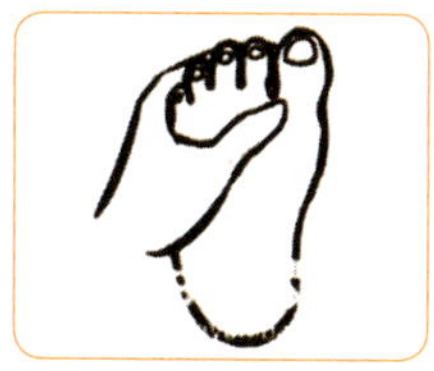

方法：在脚趾与脚掌相接处画小圆圈，而且要从小脚趾往大脚趾按，然后从头再按1次即可。

功效：宝宝鼻腔不适时按摩此处，可改善症状。

第五步：脚趾

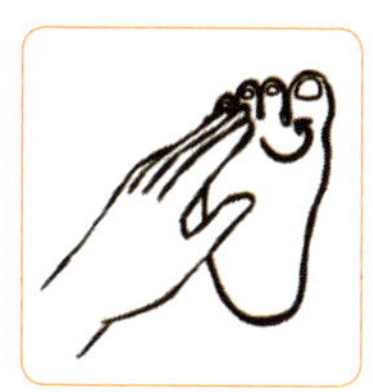

方法：你可以哼唱一首宝宝熟悉的歌曲，并将手指在宝宝的脚趾上绕圈圈，一次即可。

功效：对于宝宝的耳朵、眼睛、骨骼与牙齿不适症的舒缓都会有所帮助。

第六步： 脚背

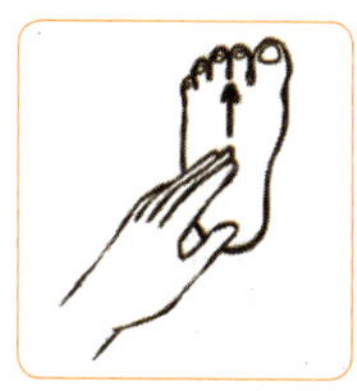
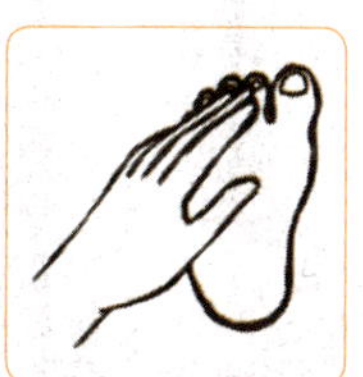
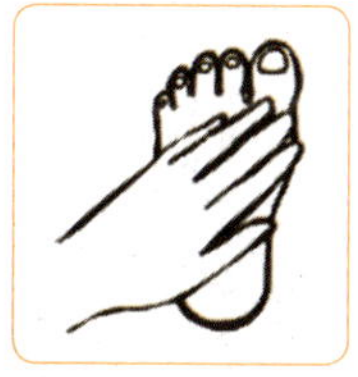

方法：1．轻柔地用手指从宝宝的脚背朝脚趾处画过去。

2．轻拍脚背。

功效：1．这可有效地促进宝宝的淋巴引流。

2．轻拍脚背则和胸腔有关，可以帮助宝宝擤出鼻涕。

强身健脑手指操

第一套　手指兄弟

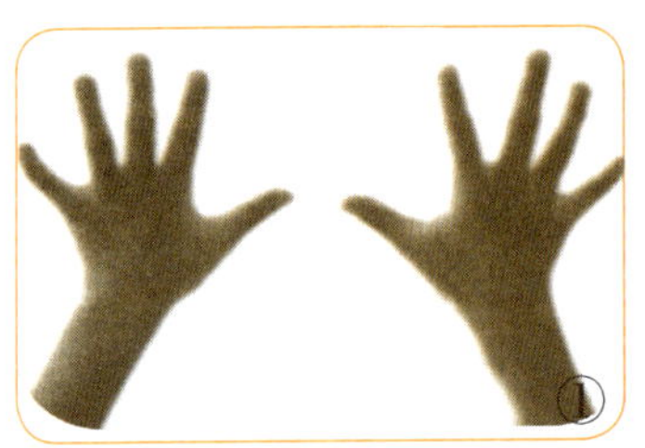

兄弟十个分两组（图①），（十指伸展手心向外）。

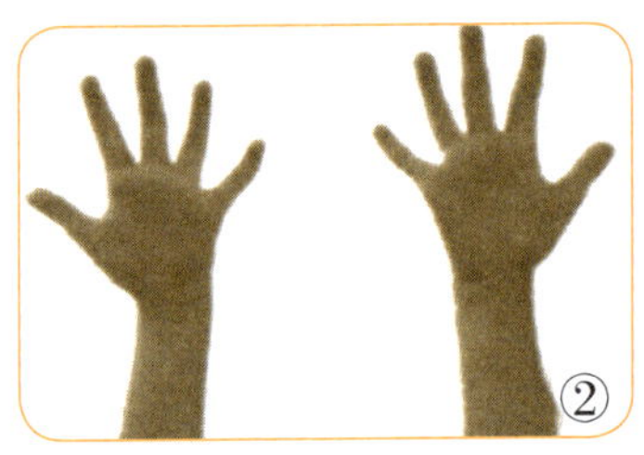

生来个子有高低（图②），（翻动两手手心向内）。

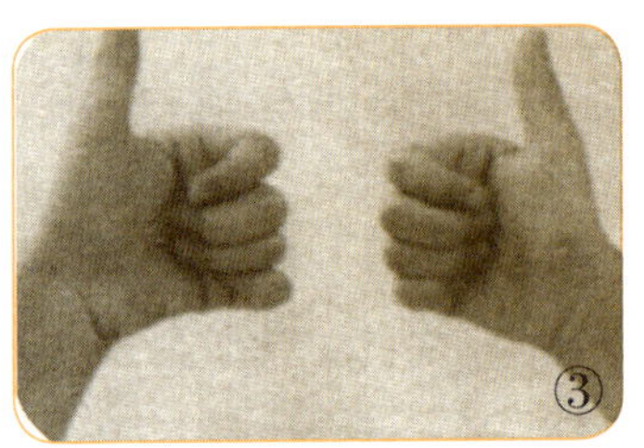

老大长得最粗壮（图③），（两手伸拇指）。

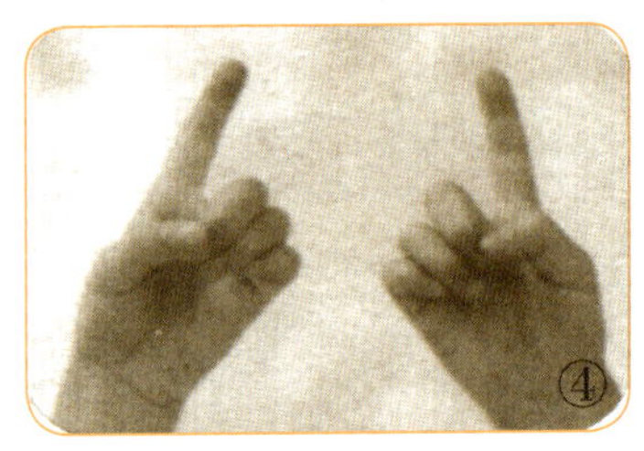

老二生来有主意（图④），（两手伸食指）。

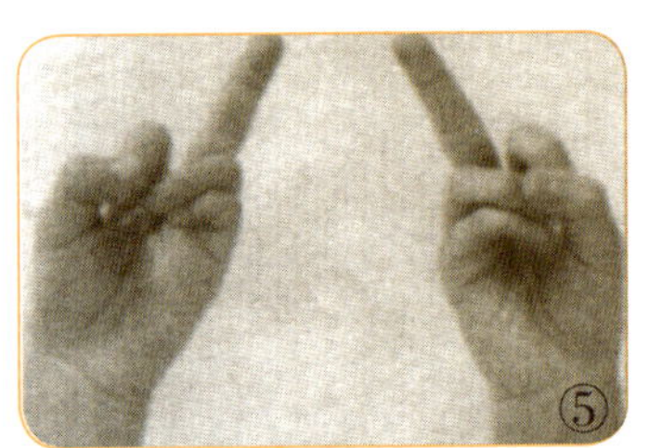

老三长得个子大（图⑤），（两手伸中指）。

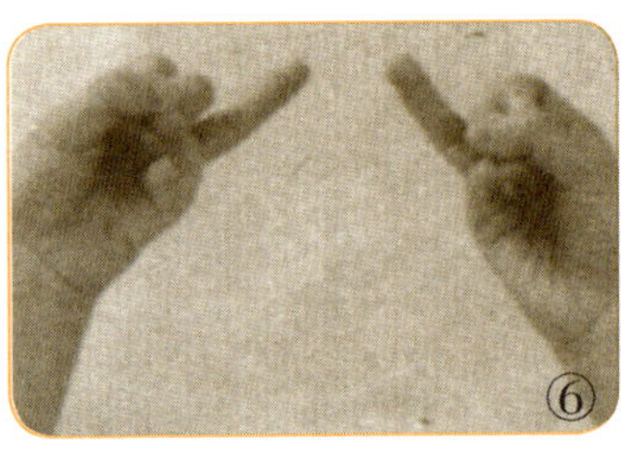

老四生来没出息（图⑥），（两手伸无名指）。

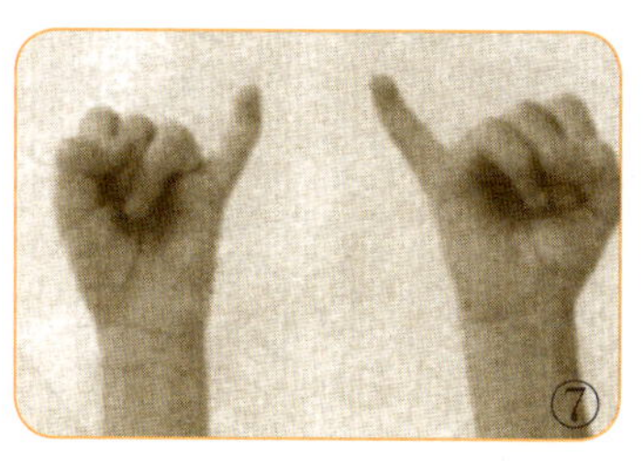

老五别看个子小（图⑦），（两手伸小拇指）。

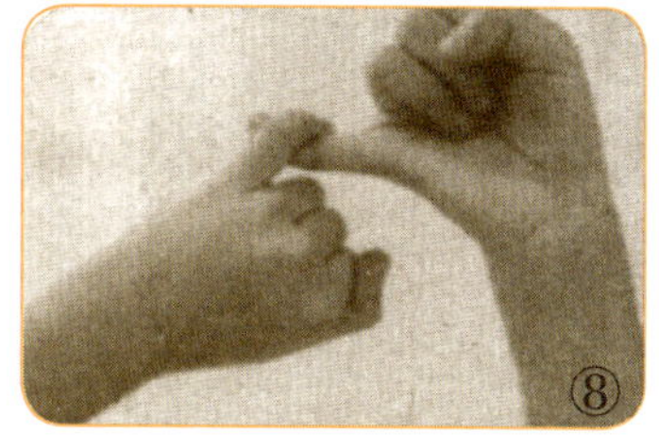

拉起勾来有本事（图⑧），（两手小指互勾）。

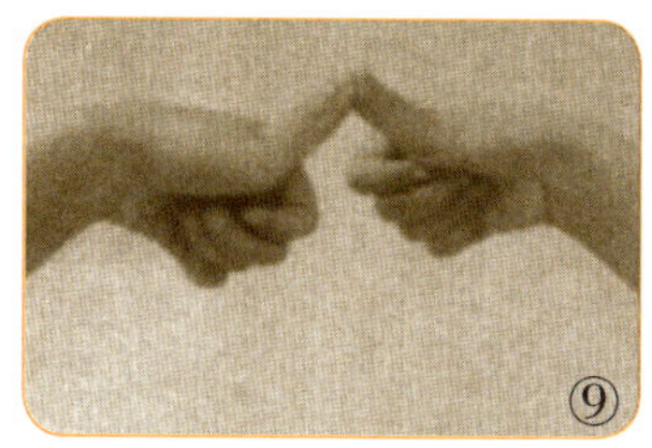

老大碰碰头（图⑨），（两手大拇指相碰）。

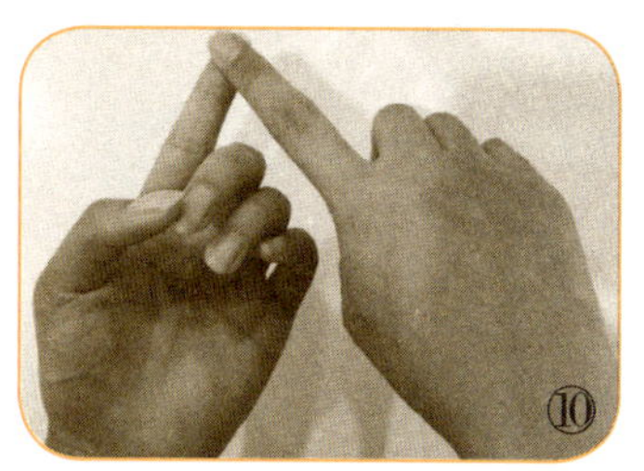

老二碰碰脸（图⑩），（两手食指相碰）。

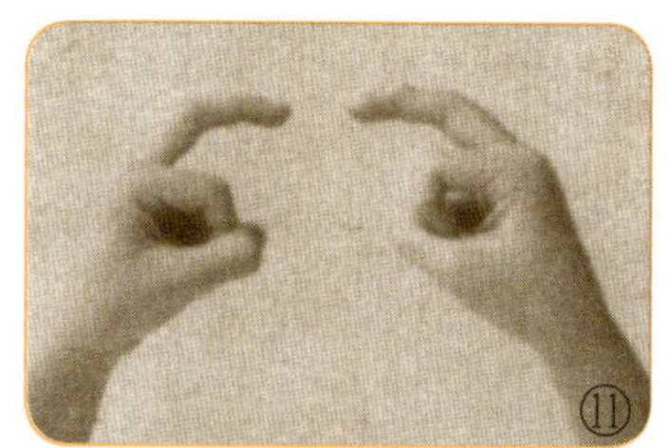

老三弯弯腰（图⑪），（两手中指上下运动）。

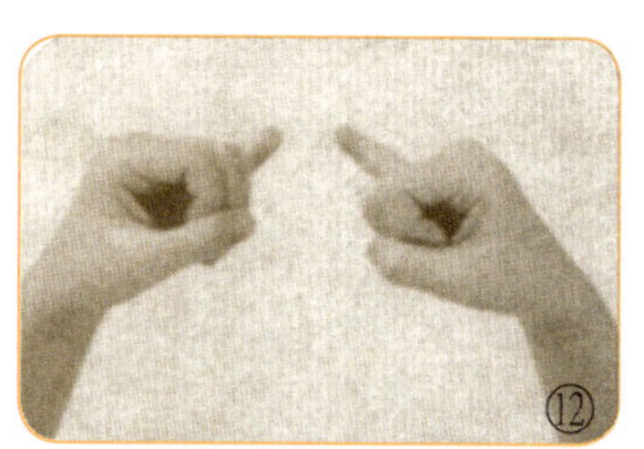

老五伸伸腿（图⑫），（两手小指伸展运动）。

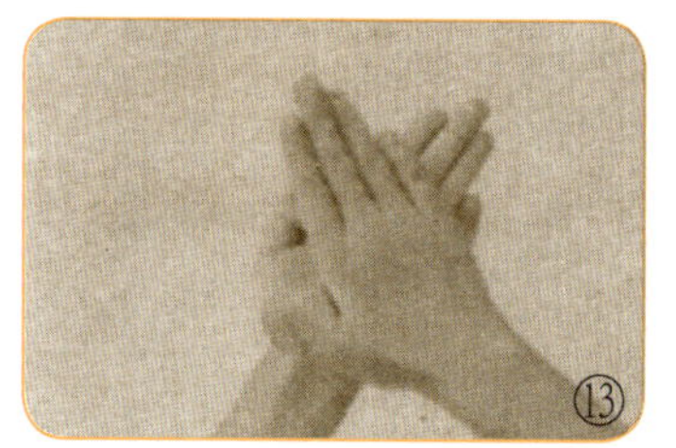

大家拍手把歌唱（图⑬），（两手拍掌）。

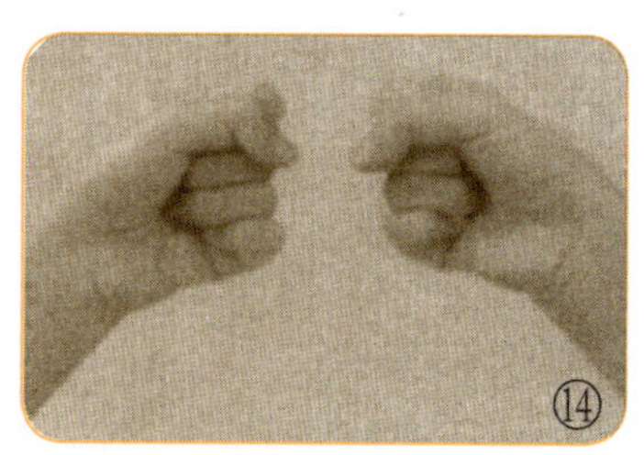

握紧拳头有力气（图⑭），（握拳举双手）。

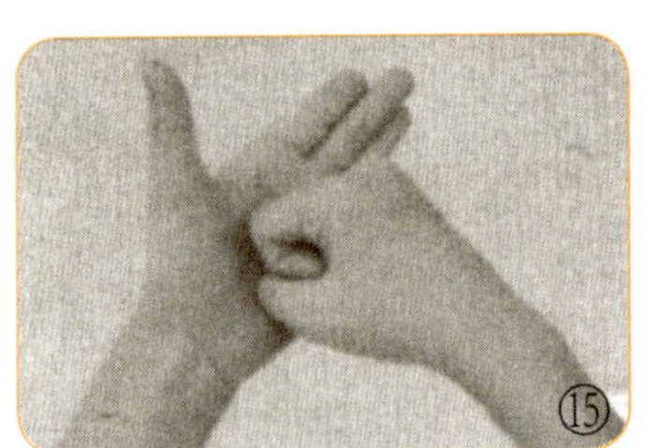

东一捶（图⑮），（右手捶左手心）。

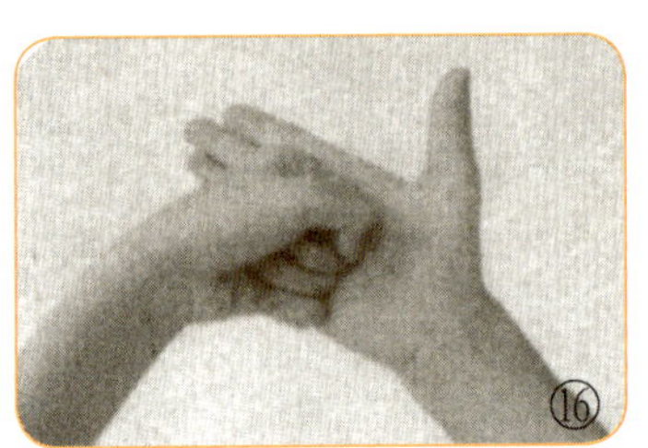

西一捶（图⑯），（左手捶右手心）。

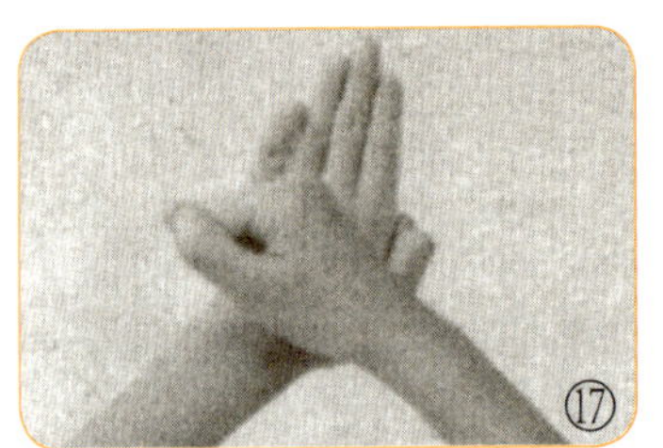

南一捶（图⑰），（右手捶左手背）。

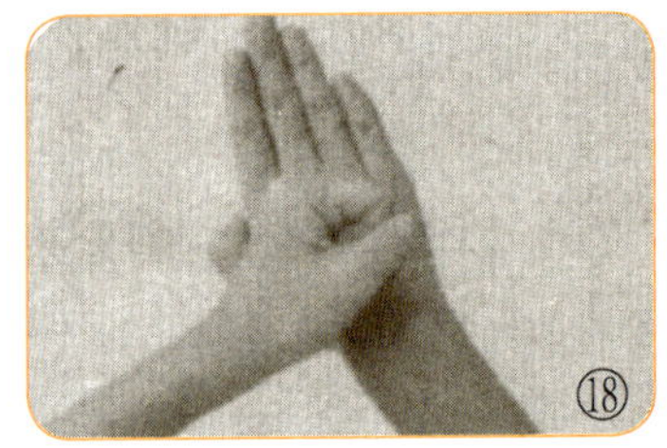

北一捶（图⑱），（左手捶右手背）。

第二套　手指睡觉

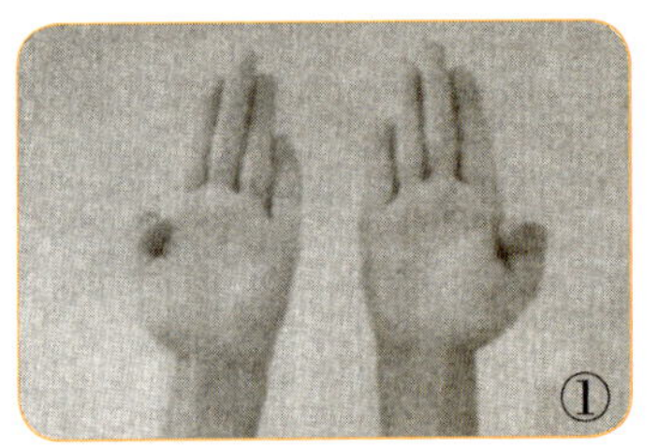

老大睡了（图①），（两手心向上，拇指弯曲）。

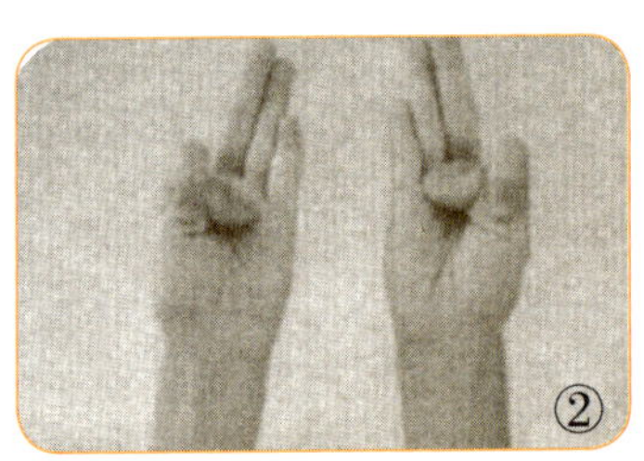

老二睡了（图②），（食指弯曲）。

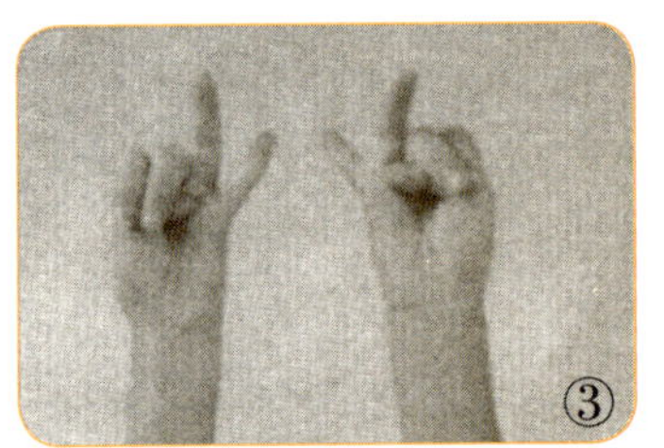

大个子睡了（图③），（中指弯曲）。

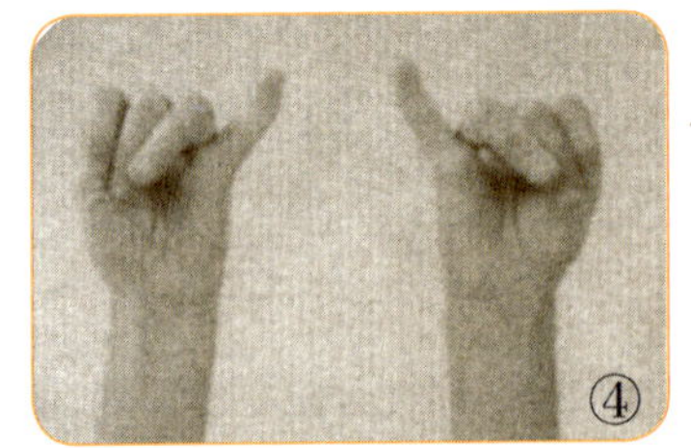

你睡了（图④），（无名指弯曲）。

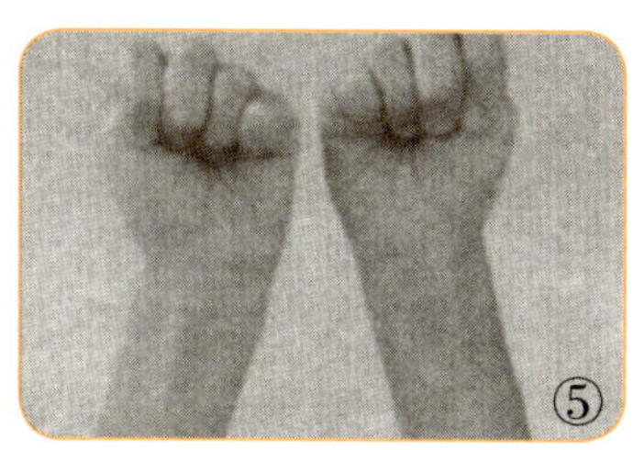

我睡了，大家都睡了（图⑤），（小指弯曲，同时两手心转向下方）。

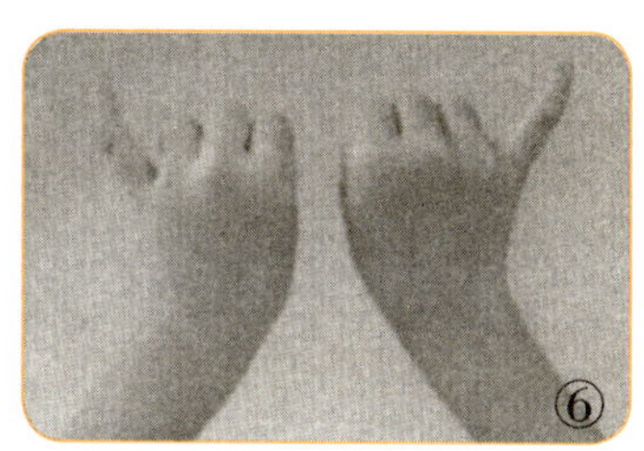

小不点醒了（图⑥），（小指伸直）。

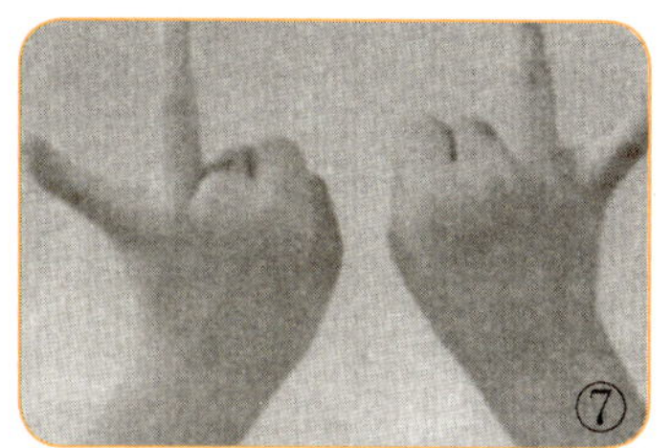

老四醒了（图⑦），（无名指伸直）。

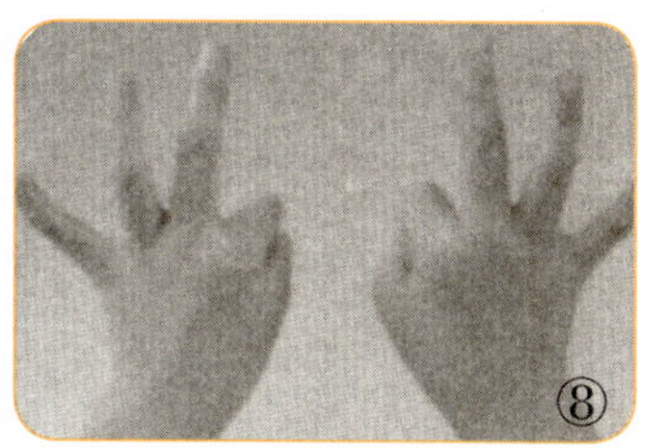

大个子醒了（图⑧），（中指伸直）。

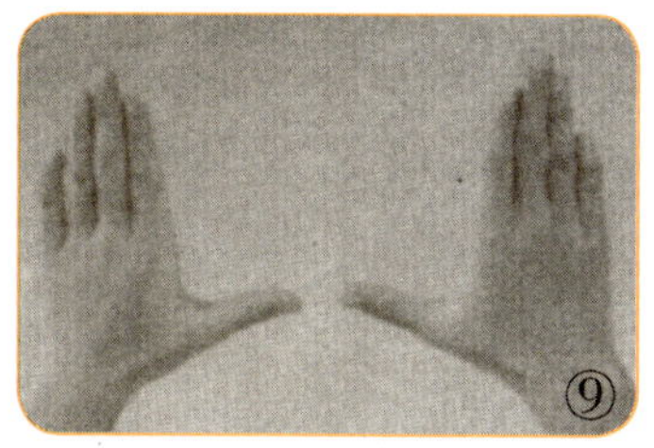

你醒了，我醒了（图⑨），（食指、拇指先后伸直）。

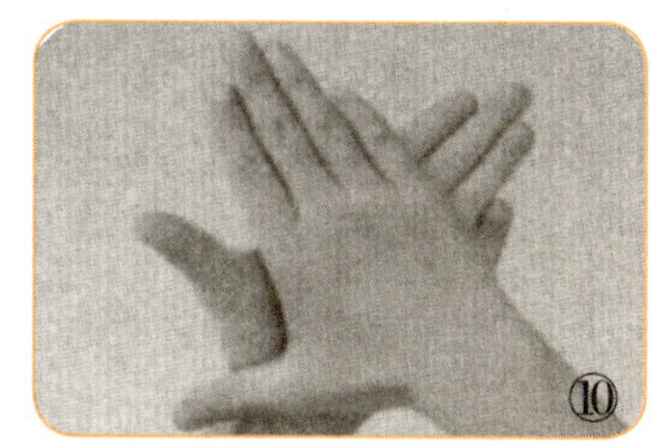

大家都醒了（图⑩），（两手相互拍）。

第三套 手指宝宝

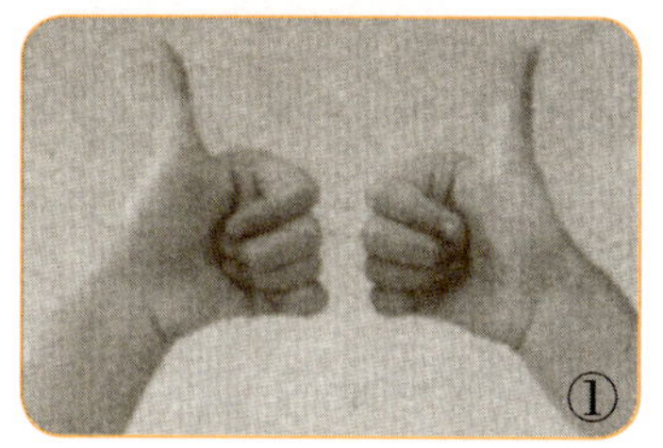

两个大拇指（图①），（两手成拳相对，拇指伸直）。

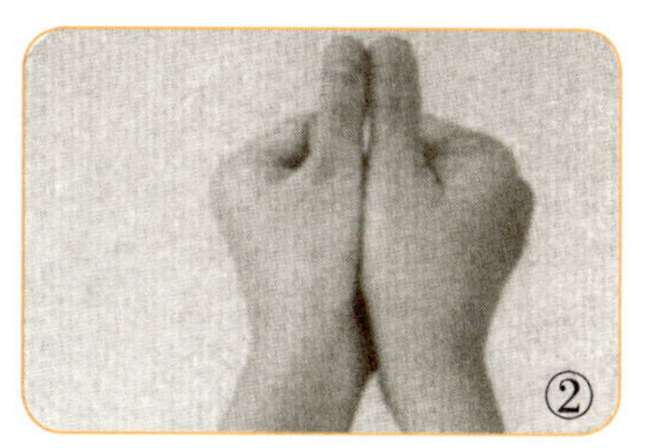

比比一样高（图②），（两拳相合，拇指并在一起）。

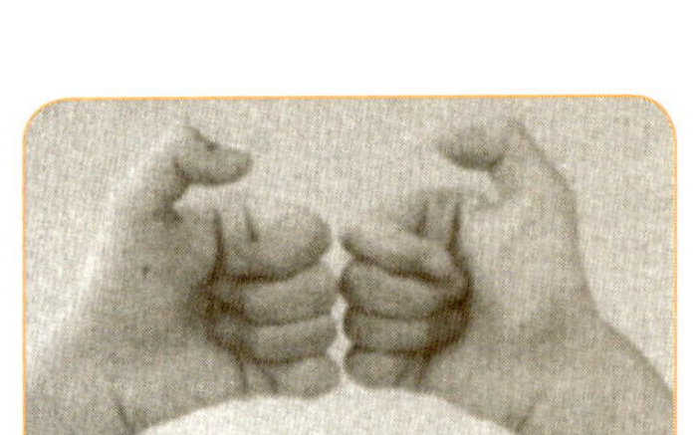

相互点点头（图③），（两手拇指向前弯屈）。

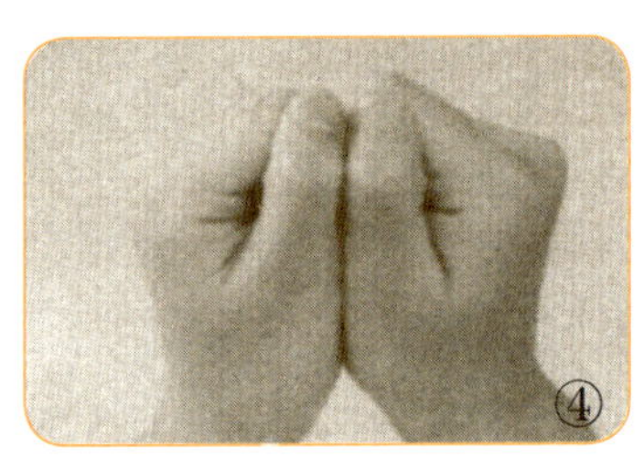

接着弯弯腰（图④），（两手拇指向前弯）。

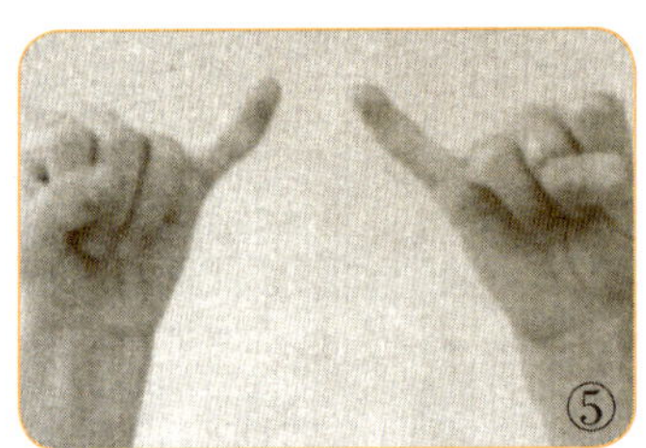

两个小拇指（图⑤），（两拳打开，两手小拇指伸直）。

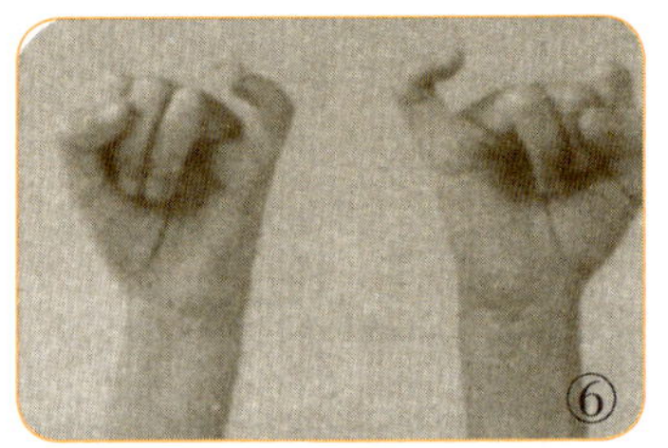

一样都灵巧（图⑥），（两手小指弯屈运动）。

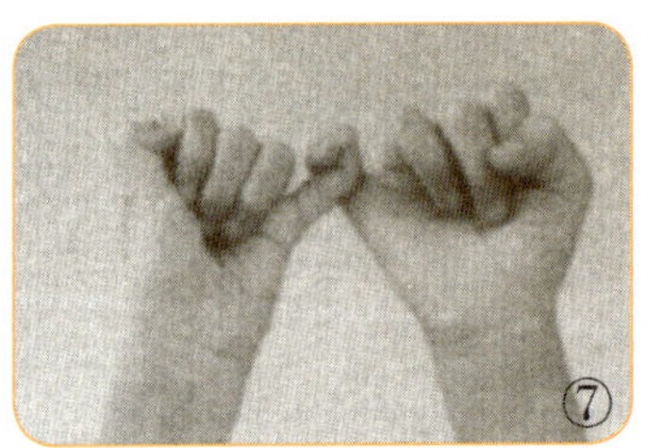

相互拉拉勾（图⑦），（两手小指反复互勾）。

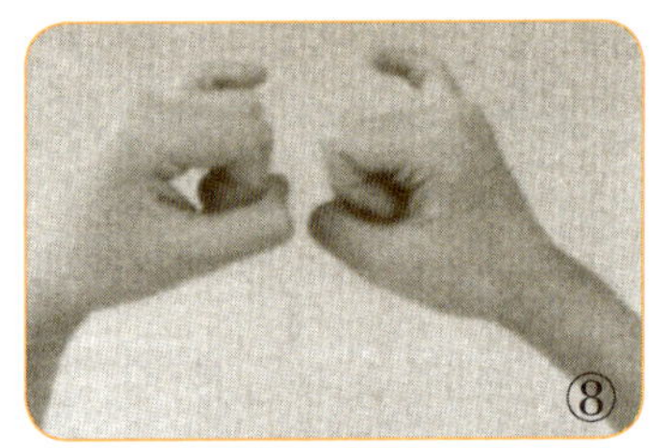

点头问问好（图⑧），（两拳竖起两手小指相互弯屈运动）。

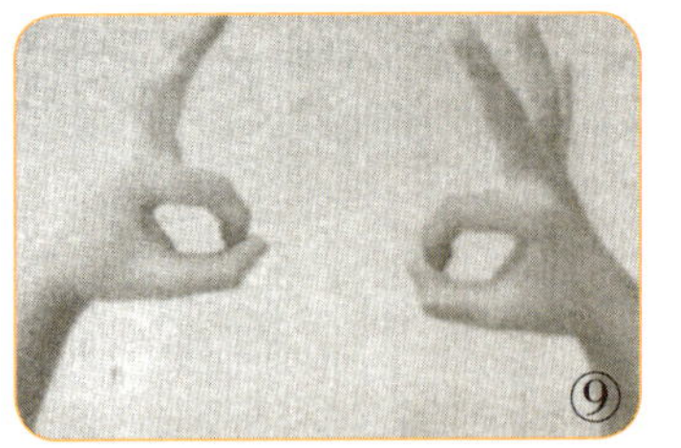

食指（图⑨），（弹食指）。

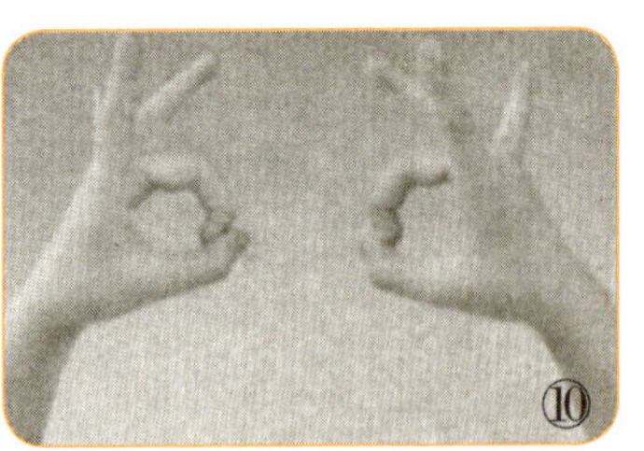

中指（图⑩），（弹中指）。

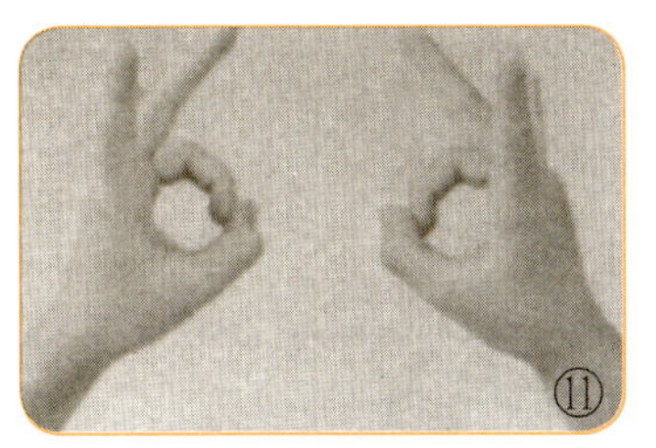

无名指（图⑪），（弹无名指）。

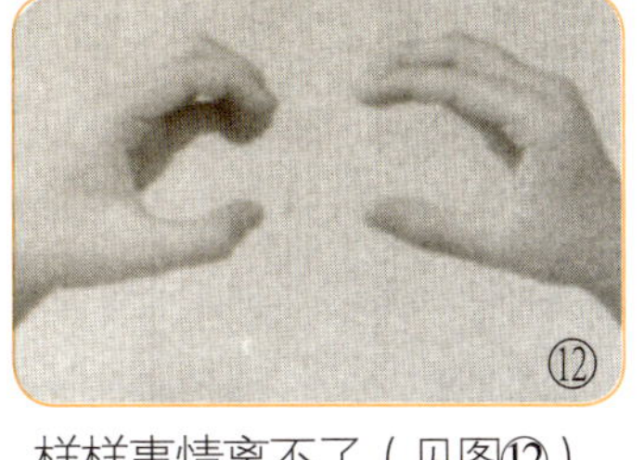

样样事情离不了（见图⑫），（两手食指、中指和无名指弯屈运动）。

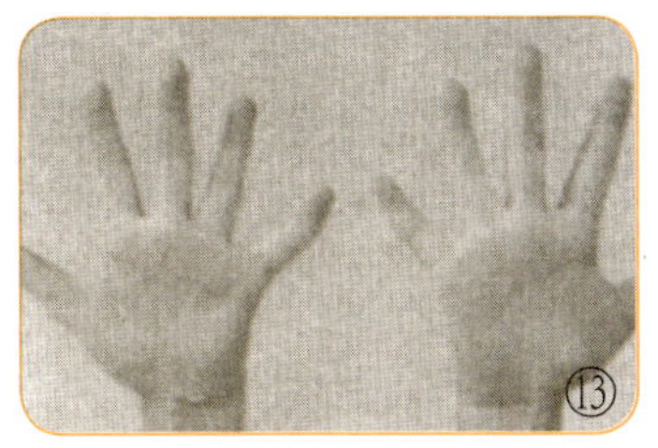

摊开双手数数（见图⑬），（两手心向上，十指伸展）。

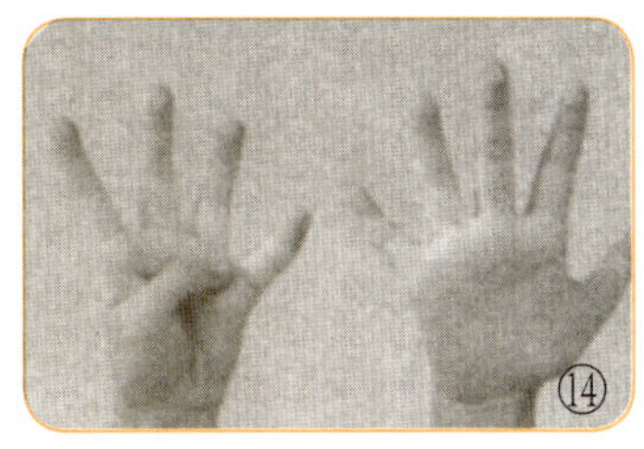

一（见图⑭），（左手拇指弯曲）。

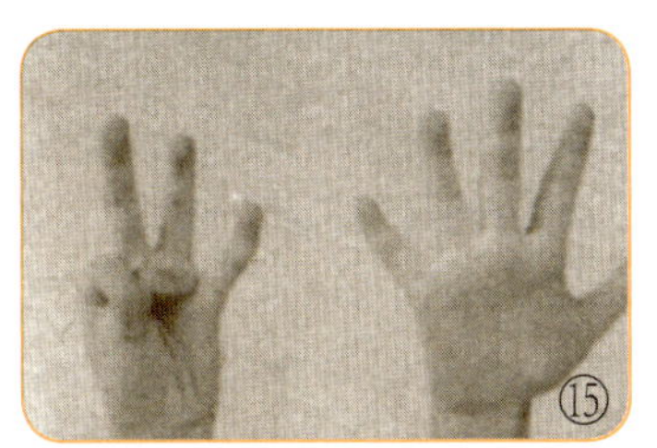

二（见图⑮），（左手食指弯曲）。

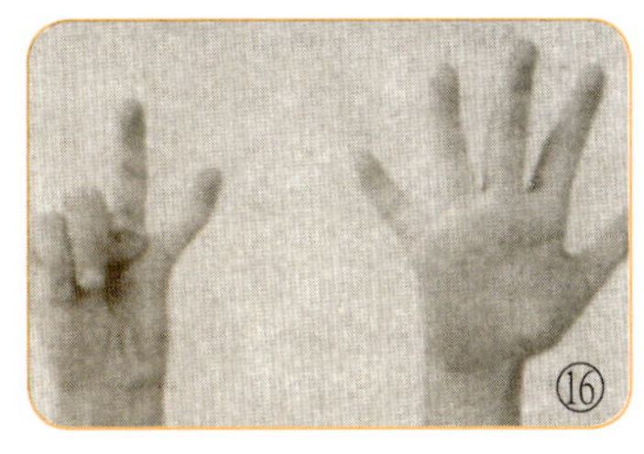

三（见图⑯），（左手中指弯曲）。

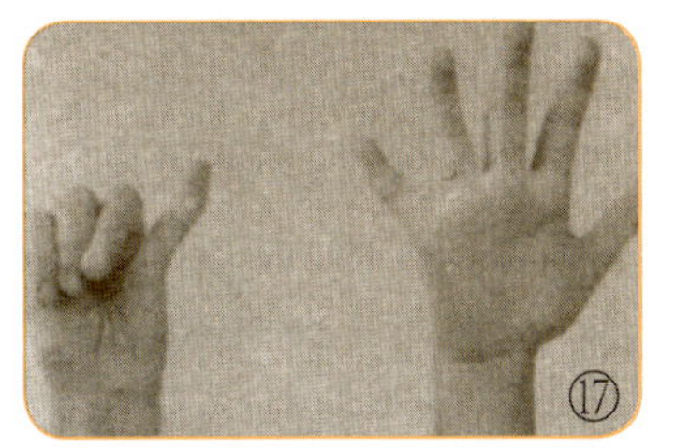

四（见图⑰），（左手无名指弯曲）。

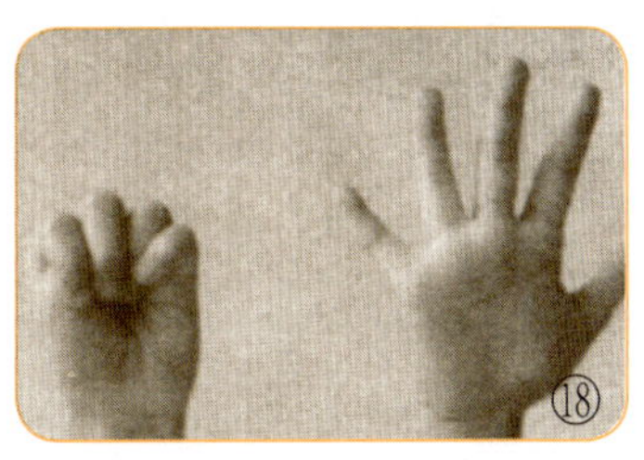

五（见图⑱），（左手小指弯曲）。

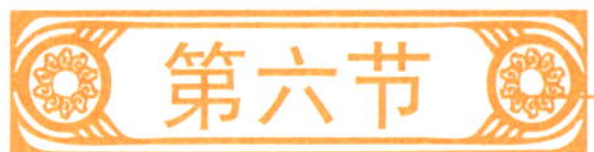

第六节 儿童呼吸系统疾病按摩刮痧

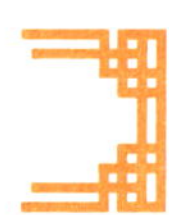

支气管炎

杜绝孩子成为“老慢支”

支气管炎在小儿时期很常见，一年四季都可发病，在冬春季节的时候达到高峰。发病过程伴随鼻塞、流涕、咳嗽、发热等症状。大都继发于上呼吸道感染之后。在发病开始时，先有上呼吸道感染的症状，如鼻塞、流涕。同时，婴幼儿时期，有一种特殊类型的支气管炎，称喘息型支气管炎，多见于2岁以下虚胖小儿，往往有湿疹及过敏病史，若治疗不及时往往发展成为支气管哮喘，家长应该特别注意。

取穴刮痧与刮拭流程

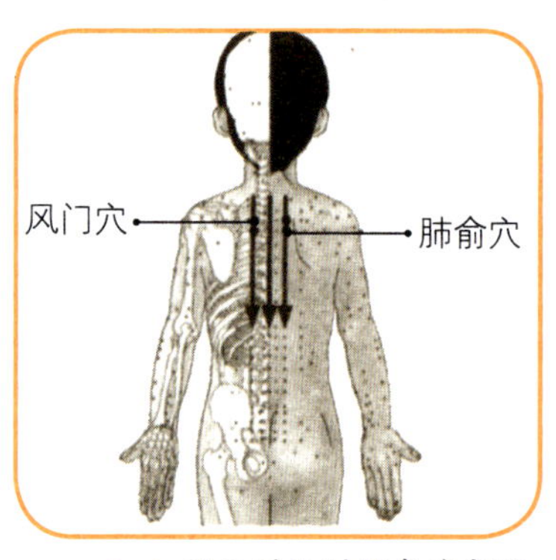

◆ 1 用面刮法刮拭脊背部风门穴、肺俞穴。

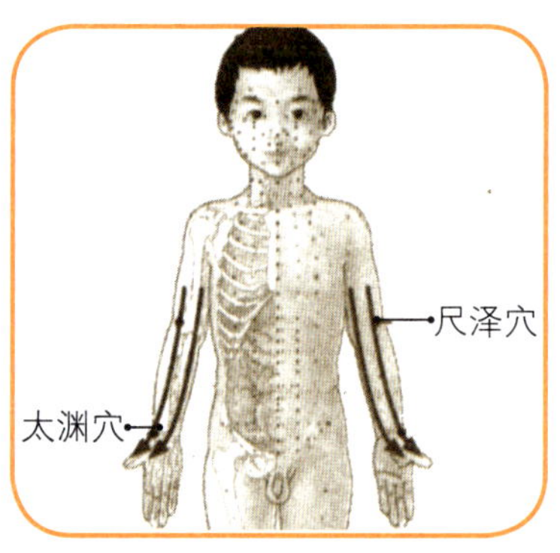

◆ 2 用面刮法从上向下分别刮拭上肢的尺泽穴、太渊穴。

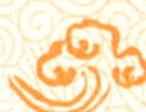

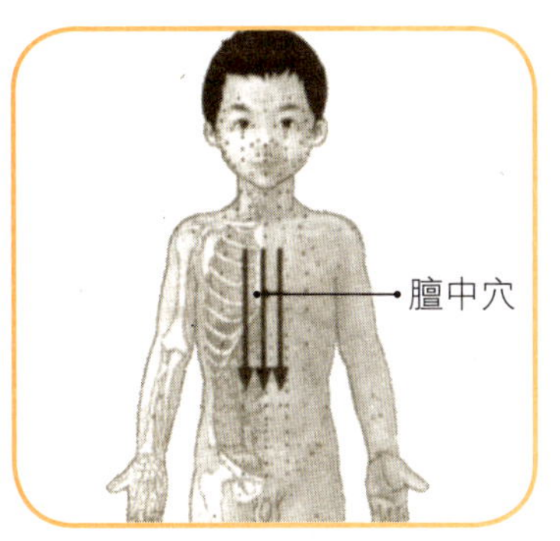

◆ 3 用面刮法刮拭乳头中间的膻中穴。

父母刮痧

时间	运板	次数
10～15分钟	面刮法	20～30次

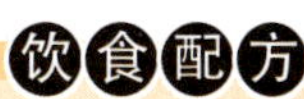

木瓜腌黄糖：木瓜去籽后切成片，用黄糖腌制，每次吃一两片木瓜，或者过一两个月出来木瓜汁之后，用温水泡着喝，效果也很好。

取穴按摩与按摩步骤

精准取穴

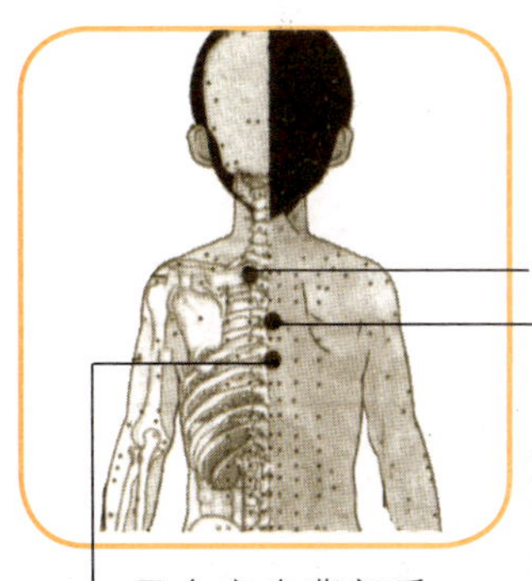

大杼穴在人体背部，当第一胸椎棘突下，旁开1.5寸。

巨阙俞穴在背部当第四胸椎棘突下凹陷处。

灵台穴在背部后正中线上第六胸椎棘突下凹陷处。

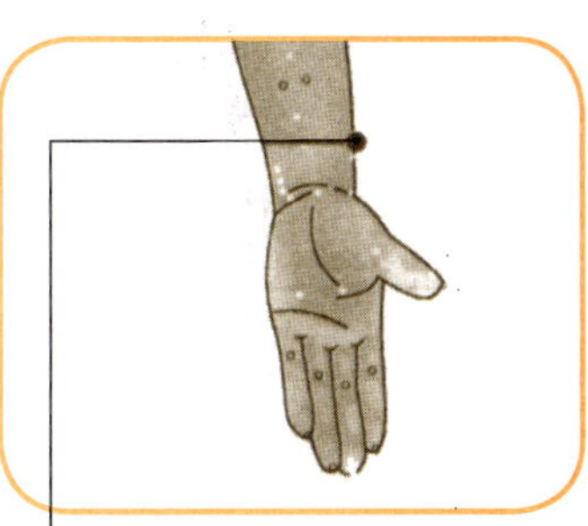

列缺穴在桡骨茎突的上方，腕横纹上1.5寸处，即左右两手虎口相互交叉时，当一手的食指压在另一手腕后桡骨茎突上之小凹窝处，约距腕关节1.5寸处。

按摩步骤

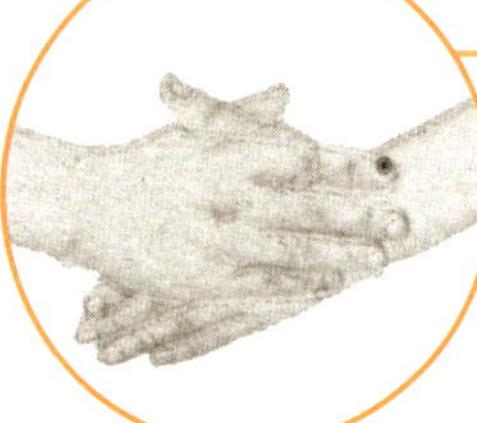

1

按摩穴位：列缺
按摩手法：拇指压法
按摩时间：1～3分钟
按摩力度：轻

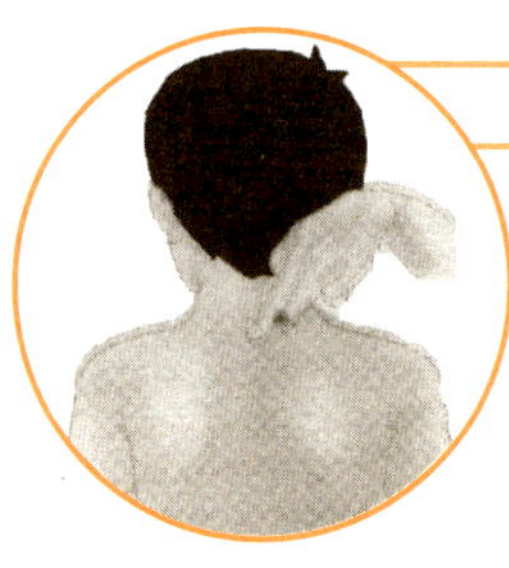

2

按摩穴位：大杼
按摩手法：中指折叠法
按摩时间：1～3分钟
按摩力度：适度

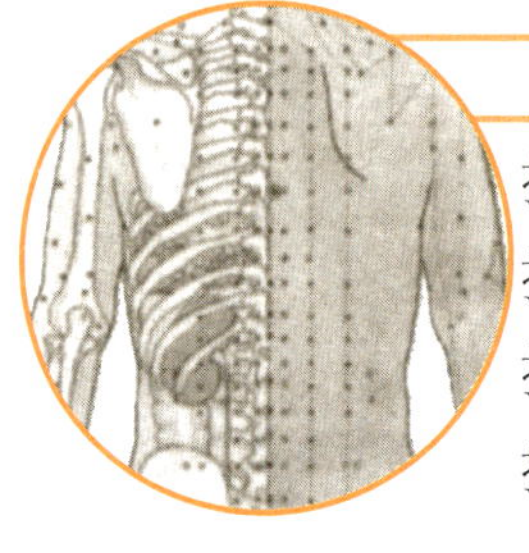

3

按摩穴位：灵台
按摩手法：中指折叠法
按摩时间：1～3分钟
按摩力度：适度

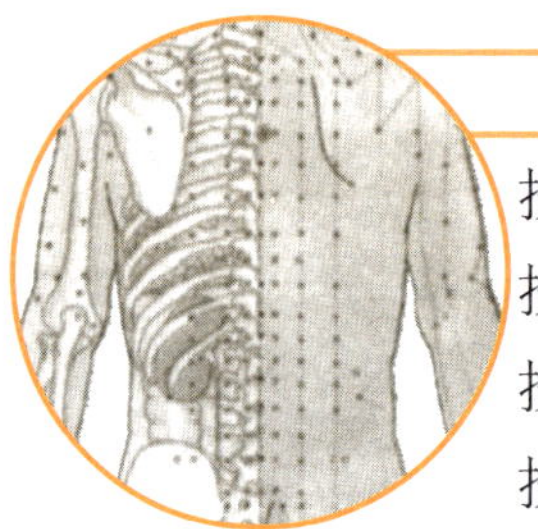

4

按摩穴位：巨阙俞
按摩手法：中指折叠法
按摩时间：1～3分钟
按摩力度：适度

小儿气喘

别让孩子喘气大如牛

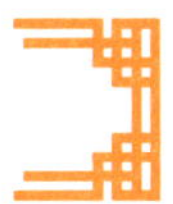

儿童气喘的发病常与外部环境的变化有关。另外，家庭病史对患儿的影响也很大。预防小儿气喘，父母要做好前期保护工作，尽量避免环境引发的病症，须特别留意患儿是否有呼吸衰竭的征兆，例如嘴唇发紫、用力呼吸但胸部起伏小、呼吸音微弱、急躁不安、意识改变等缺氧现象，遇到这种紧急的状况，应该尽快就医，安排住院检查治疗。在日常生活中，父母可以通过按摩和刮痧来预防孩子气喘的发生，具有很好的效果。

取穴刮痧与刮拭流程

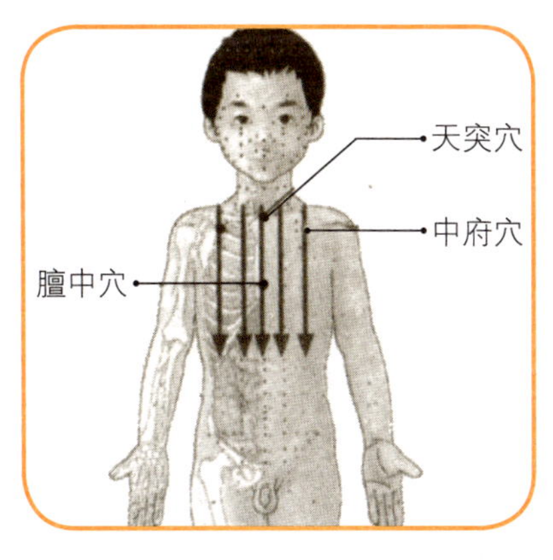

◆ 1 用角刮法刮拭前胸天突穴、中府穴至膻中穴一带，由上到下，由内向外。

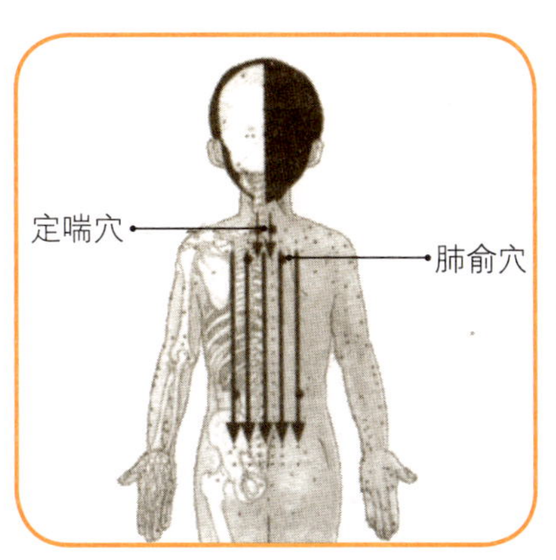

◆ 2 用面刮法刮拭背部脊椎定喘穴至肺俞穴处。

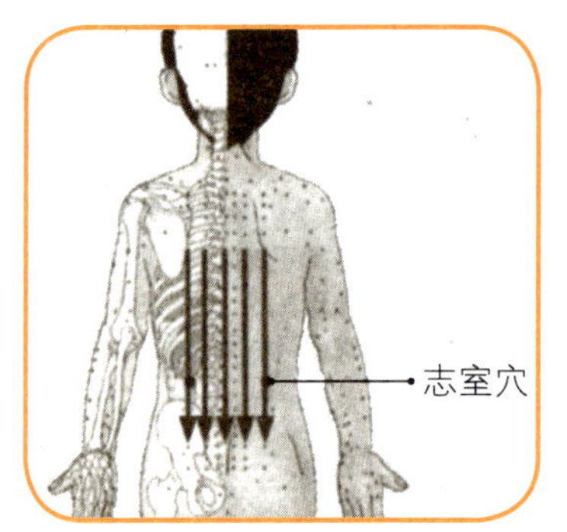

◆ 3 用面刮法刮拭腰部志室穴一带。

父母刮痧

时间	运板	次数
10～15分钟	面刮法 角刮法	20～30次

注意事项

避免使用地毯、毛棉质品，尽量不饲养猫、狗、鸟等小动物，父母不要在家中吸烟，家中要经常打扫卫生，同时要注意控制室内湿度。

取穴按摩与按摩步骤

精准取穴

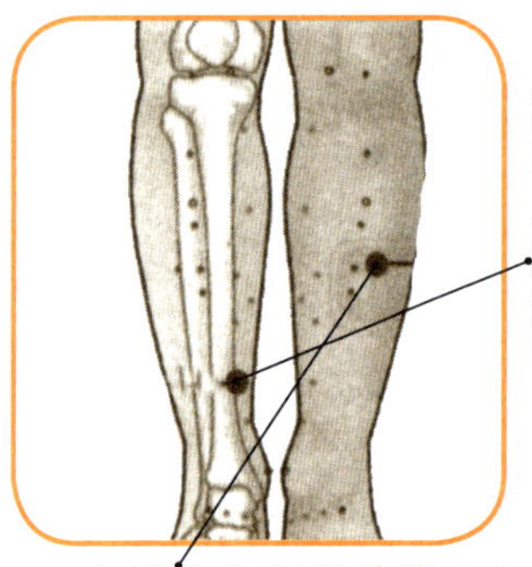

三阴交穴在人体小腿内侧，足内踝上缘三指宽，踝尖正上方胫骨边缘凹陷中。

丰隆穴位于足外踝上8寸（大约在外膝眼与外踝尖的连线中点）处。

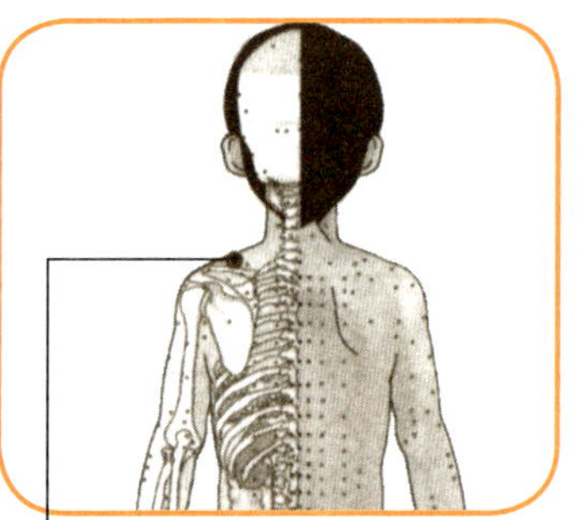

肩井穴位于人体肩上，前直乳中，大椎与肩峰端连线的中点，即乳头正上方与肩线交接处。

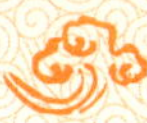

按摩步骤

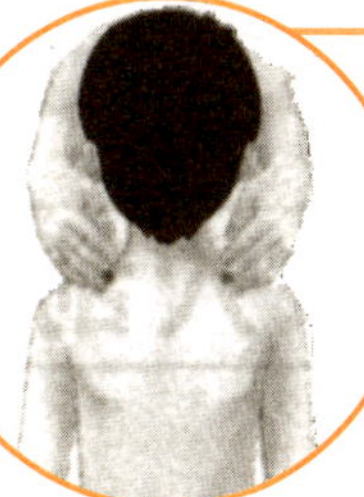

1

按摩穴位：肩井
按摩手法：中指压法
按摩时间：3～5分钟
按摩力度：重

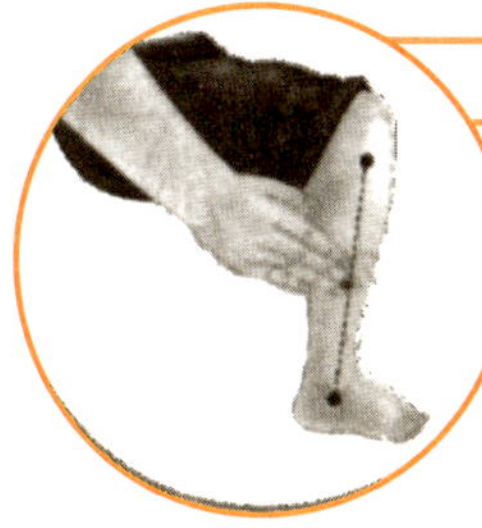

2

按摩穴位：丰隆
按摩手法：三指压法
按摩时间：1～3分钟
按摩力度：适度

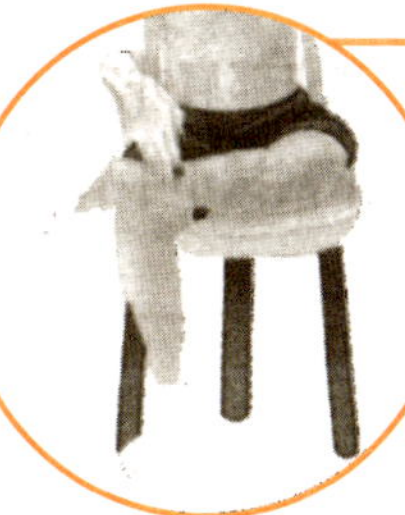

3

按摩穴位：三阴交
按摩手法：拇指压法
按摩时间：1～3分钟
按摩力度：适度

饮食宜忌

忌食：鱼、虾等海鲜、盐、肉类。

多食：豆类及豆制品、苹果、蔬菜。

支气管肺炎

呵护孩子的肺，畅快呼吸

支气管肺炎是小儿常患的肺炎的一种，引起儿童肺炎的原因多为病毒和细菌及支原体引起，小孩一旦感冒，应该赶快治疗，并对孩子细心观察，预防出现支气管肺炎。小儿肺炎多为急症，常表现发热、咳嗽、睡眠不安、腹泻、恶心呕吐等症状。中医疗法在小儿支气管肺炎方面有显著疗效，父母可以通过按摩和刮痧的方法为孩子治疗，免去西药打针之苦。

取穴刮痧与刮拭流程

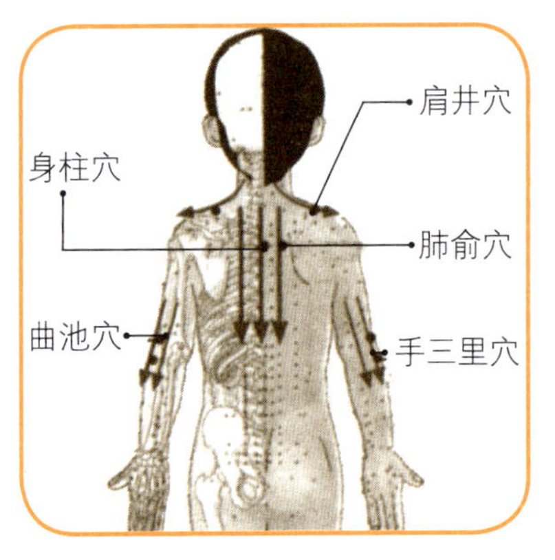

◆ 1 用面刮法刮拭身柱穴、肺俞穴；用面刮法从内向外刮拭肩部肩井穴；用疏理经气法从上往下刮拭小手臂阳面曲池穴、手三里穴。

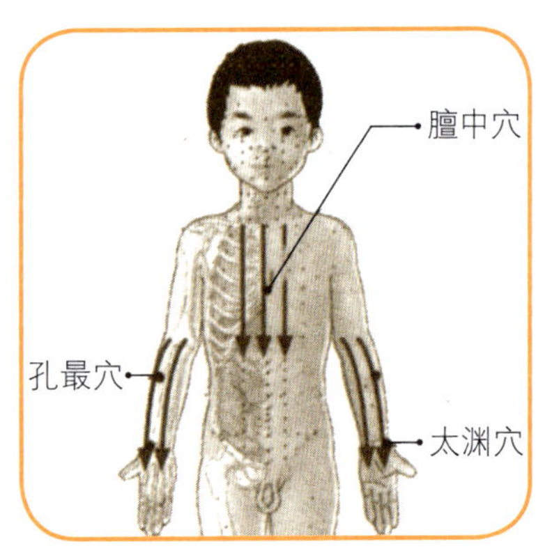

◆ 2 用面刮法从上往下刮拭前胸任脉膻中穴。用同样方法刮拭小手臂阴面孔最穴、太渊穴。

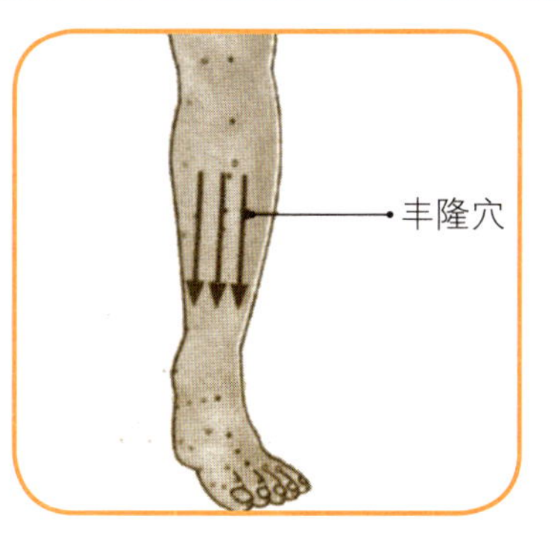

◆ 3 用面刮法刮拭小腿下方丰隆穴。

父母刮痧

时间	运板	次数
10～20分钟	面刮法 疏理经气法	20～30次

注意事项

患有支气管炎且经常反复的患儿，父母平时要帮助孩子加强体育锻炼，多喝水，以助出汗退热，同时注意保持居室空气湿度，避免干燥空气吸入气管，痰液不易咳出。

取穴按摩与按摩步骤

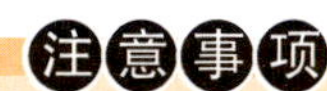

精准取穴

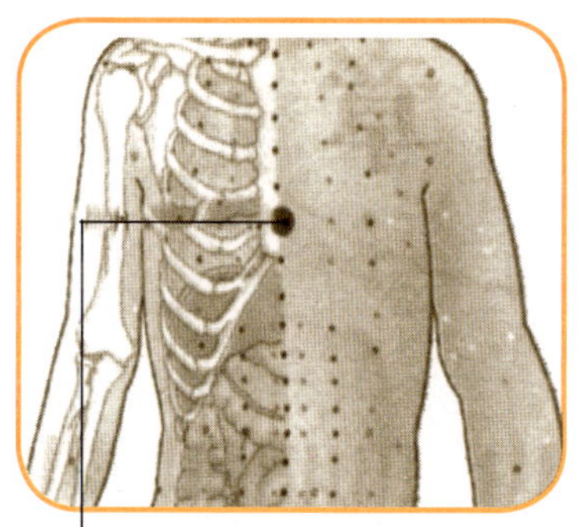

膻中穴在人体的胸部，人体正中线上，两乳头之间连线的中点。

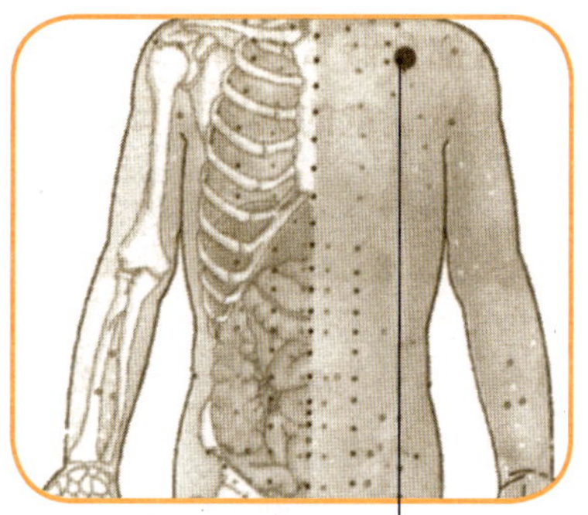

中府穴在孩子乳头外侧旁开两横指，往上直推三条肋骨处即是本穴（平第一肋间隙）。

按摩步骤

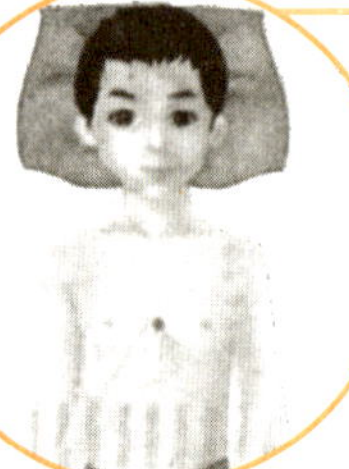

1

按摩穴位：膻中

按摩手法：中指压法

按摩时间：1～3分钟

按摩力度：重

2

按摩穴位：中府

按摩手法：摩揉法

按摩时间：1～3分钟

按摩力度：适度

饮食宜忌

忌食：辛辣、油腻食品，甜食、冷饮。

多食：梨、牛奶、稀粥、鸡蛋羹、米汤。

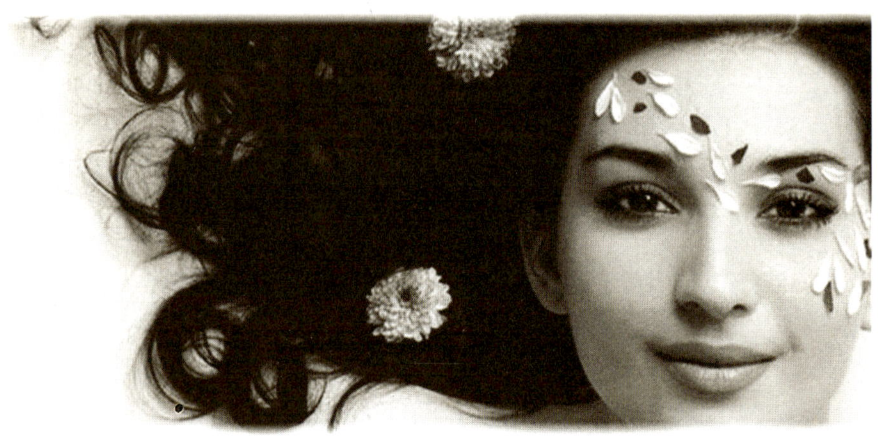